病院 早わかり 読本

第6版

編著 **飯田修平** 公益財団法人東京都医療保健協会
練馬総合病院理事長　医療の質向上研究所所長

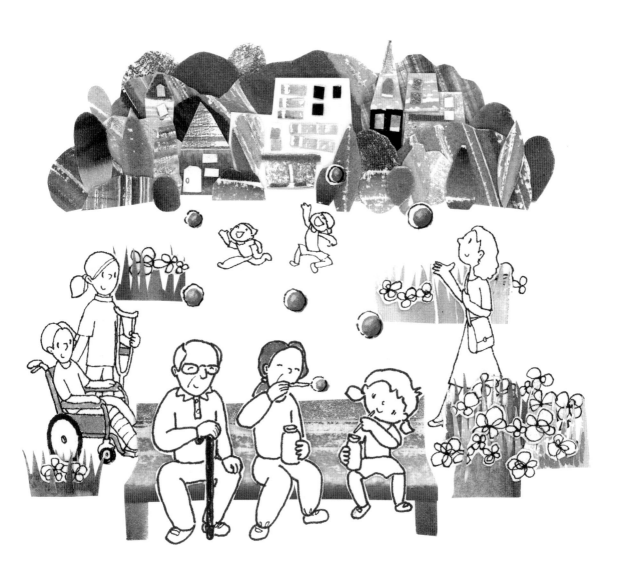

医学書院

病院早わかり読本

発　行	1999 年 4 月 1 日	第 1 版第 1 刷
	2000 年 9 月 1 日	第 1 版第 4 刷
	2002 年 4 月 1 日	第 2 版第 1 刷
	2003 年 3 月 15 日	第 2 版増補版第 1 刷
	2005 年 12 月 1 日	第 2 版増補版第 4 刷
	2007 年 1 月 1 日	第 3 版第 1 刷
	2010 年 4 月 1 日	第 3 版第 5 刷
	2011 年 3 月 15 日	第 4 版第 1 刷
	2011 年 8 月 15 日	第 4 版第 2 刷
	2015 年 4 月 1 日	第 5 版第 1 刷
	2017 年 3 月 15 日	第 5 版増補版第 1 刷
	2020 年 7 月 1 日	第 5 版増補版第 2 刷
	2021 年 7 月 1 日	第 6 版第 1 刷ⓒ
	2022 年 3 月 1 日	第 6 版第 2 刷

編　著　飯田修平
いいだしゅうへい

発行者　株式会社　医学書院
　　　　代表取締役　金原　俊
　　　　〒113-8719　東京都文京区本郷 1-28-23
　　　　電話　03-3817-5600(社内案内)

印刷・製本　三美印刷

本書の複製権・翻訳権・上映権・譲渡権・貸与権・公衆送信権(送信可能化権を含む)は株式会社医学書院が保有します.

ISBN978-4-260-04752-4

第6版　序

　"医療は医学の社会的適応である"という故武見太郎氏の定義を引用するまでもなく，医療は社会活動の一部です。したがって，社会情勢の変化に適応しなければなりません。

　"あれから40年"の漫談ではありませんが，"あれ（本書第5版増補版出版）から4年"の間に，重大事件・事象が頻発しました。変革を促す極めつけは，新型コロナウイルス感染症（COVID-19）蔓延です。

　周りを見渡すと，良くなったとは思えません。人々は内向きで，目先の損得にとらわれ，筋の通らない言動をし，世知辛く，荒んでいます。東日本大震災後に協力し合った"あの同胞"はどこへ行ったのでしょうか。自分を大事にすることが，結果として周囲に良い影響を与えるという，本書で述べる"自分中心"の意味を理解していただきたいと思います。

　本書の主題は，「医療は特殊ではない，一般企業と同じ部分のほうが多い」と考える「病院職員および患者や国民の意識改革」と，「継続的質向上の実践を通した，医療における信頼の創造」です。継続的質向上には環境への適切な対応が必須です。本書も，社会・医療情勢の変化に対応するために，頻回に大改訂しております。

　本書出版・改訂の経緯を振り返ります。"なぜ「今」意識改革が必要かを認識することが重要である"という趣旨で『病院職員のための病院早わかり読本』を出版しました（1995年）。

　"時間が経過し，環境が激変した現在，意識改革した後の行動，行動による変化，その成果が問われている。議論したり，考えている段階ではない，行動・実践あるのみ"という趣旨で，『病院早わかり読本』を出版しました（1999年）。

　社会情勢の変化や，頻繁な医療制度改正等に対応して，改訂・増補しています。

　2006年の第5次医療法改正を受けて"社会の変化に対応し，変革の流れを作ることに寄与するように"と，第3版として改訂しました（2007年）。その後，医療崩壊，病院崩壊と呼ばれる状況が進みました。2008年10月16日読売新聞朝刊の「医療構造改革・読売提言特集」は医療従事者の意欲低下を食い止め，2010年の診療報酬改定と健康保険法改正は約10年間の医療費削減の流れを止めた点で，意義がありました。流れを良い方向に変える努力の継続が必要です。

　第4版序で，「"医療崩壊""病院崩壊"と呼ばれる今こそ，構造改革・医療制度改革の好機と捉えるべきです。他組織や他人ではなく，自らが変わること，意識改革することが必要です。そして，組織を挙げた継続的な質向上の努力が必要です」と述べました。予測不可能な社会の変化に対応するには，原理原則に基づいて，現場で現物を現実に実践すること（五ゲン主義）が必

要である，という趣旨で改訂しました（2011年3月15日）。出版に合わせたように，東日本大震災が発生し（3月11日），社会が大きく変わらざるを得ませんでした。

　2014年には，消費税増（損税増），診療報酬実質マイナス改定，「地域における医療及び介護の総合的な確保を推進するための関係法律の整備等に関する法律（医療・介護総合確保推進法）」の成立（2014年6月）があり，医療界は混迷しました。医療事故調査制度への対応がその象徴です。第5版は，次の一歩を踏み出す方策を考えるために，"視点を変え"て，自らの言動を変えることから始めようという趣旨で，改訂しました（2015年）。

　第5版増補版は，社会，医療情勢の変化を受け，第1部を中心に改訂しました（2017年）。

　医療従事者も安心して医療を提供し，患者さんが安心して医療を受けるためには，医療の仕組みを正しく理解し，相互の理解を深める努力が必要です。その実践の過程で，「医療における信頼の創造」が実現できると確信します。

　信頼とは安心です。安心の基本は安全の確保です。事故を起こすべきではない，けしからぬ，誰の責任かなどと考えては解決できません。安全の確保には，質向上，とくに，医療機関の「職員の質」とともに「組織経営の質」向上が必須です。

　情報が錯綜し，先行きが不透明で，意思決定が困難な時期にこそ，基本に立ち返ることが必要です。基本とは質向上であり，質管理の手法が参考になります。質を機軸にした経営であり，総合的質経営（Total Quality Management：TQM）が必要です。質管理関係者をはじめとする他分野との連携が進展し，多くのプロジェクトが成果を挙げています。

　本書の特徴は，第1部「医療の仕組み」で，医療とは何かから説き起こし，医療制度（医療提供のしくみ）と医療保険制度（医療費の報酬と支払いのしくみ）を，第2部「医療の質向上を目指して」で，質とは何か，医療の質とは何か，質重視の経営を解説していることです。他にはない構成です。

　「早わかり」といいながら，複雑かつ難解な医療制度や質管理を，できるだけ正確かつわかりやすく伝えたいという二律背反に，挑戦しています。欄外の用語解説による補足がその一つです。

　医療制度を考え，また，質を向上させるための参考書として活用し，医療従事者と患者さんを含め多くの方々との相互理解に役立てていただければ幸いです。

　ご示唆をいただいた医学書院の大橋尚彦さんに感謝申し上げます。

　　2021年3月

　　　　　　　　　　　　　　　　　　　　　　　飯田修平

第1版　序

　医療職の方も，これから医療にかかわる仕事に就こうと勉強している方も，病院にかかっている方も，現在は健康で病院とは関係がない方も，この小冊子を手にしているすべての方が，「病院とはどんなところなのだろうか？」「医療とは何だろうか？」という疑問をたくさん抱え，病院の組織・運営や医療の仕組みについて具体的かつ簡便に知りたいと望んでいることでしょう。

　本書は，そのような疑問や希望をもつすべての方のために，分かりやすく，しかも重点を詳しくまとめたものです。「病院職員のための病院早わかり読本」（平成7年に日本医療企画から出版）の趣旨を生かして，医療情勢の変化に対応して，内容も充実させ，全面的に書き下ろしました。

　「病院職員のための病院早わかり読本」は多くの方にご利用いただきました。医療関係者はもとより，医療関係以外の方からも，「これまでにない本である」「見やすい」「分かりやすくて参考になった」等多くのご意見をいただきました。

　しかし，この4年の間に，社会情勢や医療制度が大きく変わり，内容が現実と合わない部分が多くなりました。改訂の要望も多くありました。また，編著の東京都私立病院会教育人事委員会が発展的に解消し，東京都病院協会教育倫理委員会に変わりました。本書では，東京都病院協会教育倫理委員会委員と練馬総合病院職員が分担執筆したものを，飯田が内容と文体を統一するために書き改めました。

　どんな組織にも，新入職員や中途入職者がいますが，病院は季節にかかわりなく職員の入れ替わりがある職場です。また，組織の大きさの割に，多くの専門職種が働いている職場です。それだけに入職者の研修が大切であるにもかかわらず，研修がしにくい職場でもあります。

　どのような病院にも当てはまり，一冊で病院のことが一通り分かる簡便な手引きとして今回，一般の方にも分かるように『病院早わかり読本』として出版しました。

　先に述べましたが，本書は読者として二つの対象を考えております。一つは，医療関係の学生と病院の職員です。病院職員として「これだけは理解してほしい，こんなことに気をつけてほしい，このくらいは身につけてほしい，こんな役割を期待しています」ということをまとめました。新入職員だけではなく中堅職員の自己啓発・研修用にも使えます。管理職の方も本書をもう一度熟読していただくと，今までうっかり忘れていたことや新しい視点に気づくことでしょう。

　もう一つの対象は，一般の方です。病院関係者だけではなく，患者の視点からも内容を検討してあります。選択権や決定権を主張し，権利を執行するためには，病院や医療に関して正確に理解していただきたいと考えます。病院や医療を考える基盤を共有し，よりよい医療を共に創造し，実践したいと考えるからです。

　病院は特別であるとお考えの方が大部分だと思いますが，医療は社会経済活動の一部であり，病院は組織として機能している以上，一般企業と同じ部分の方が多いのです。

　病に苦しむ患者さんの役に立ちたい，意義ある仕事がしたいとの思いを抱いて，この職場に入ってこられた方も多いと思います。そのような素晴らしい理想をもった方と一緒に仕事をしたいと思います。しかしその前に，皆さんが自分自身のために，自分が満足できるように努力しなければなりません。なぜなら，自分自身が不満をもちながら患者さんに接すれば，患者さんに良い印象を与えるとは思えないからです。わたくしたち医療従事者が仕事に満足できなければ，患者さんに満足していただける医療は提供できません。自分たちのためにも，また後からくる若い医療従事者のためにも頑張ってください。

　本書をもとに，医療従事者は，病院とは何か，医療制度，医療の倫理，人間性の尊重，協調性，技術，組織の風土・習慣，人間関係等を習得してください。そして，上司や先輩等の指導のもとに，“あせらず恐れず”仕事を一つ一つ正確に覚えるように努力してください。

　本書に書かれていることは病院だけでなく，どのような組織にも当てはまることばかりです。「組織における生き方」の手引きでもあります。サービスは現場での対応が問われます。サービスは結果がすべてですが，良い結果を出す前提として，すべての職場，職員の業務の円滑な流れが重要です。直接患者さんに接する職場だけではなく，それを支援する部門との連携が必要です。患者さんが来院されてから帰宅されるまでに，多くの職種の，多くの職員の中のたった一人でも，一回でも患者さんに不安や不快な思いをいだかせる言動や失敗があれば，患者さんは満足しません。最後の最後まで，安心し喜んでお帰りいただけるような対応をしなければなりません。そのような医療を提供してこそ患者さんから信頼を得ることができます。信頼を得て感謝される職場にこそ誇りと生きがいを感ずることができるのです。

　患者さんにお願いしたいことは，医療従事者も皆さんと同じ，普通の人間であることを理解していただきたいことです。聖人君子を期待されることは，医療従事者に過大な負担を課すことになります。医療従事者も患者さんも同じ人間であるという視点から出発することが，継続的な良い関係を保つ秘訣であると確信します。

　患者さんは，批判者になるだけではなく，医療従事者や病院の実態を理解し，自分の健康を守るために，医療に積極的に関与してください。患者さん自身が適切かつ安心できる医療を受けるためにも，医療従事者や医療の実態を理解してください。実際に病院管理に携わっている役職者が，そんな思いを込めて本書を作りました。

　本書を「病院職員の意識改革」と「医療における信頼の創造」の第一歩として活用していただければ幸いです。

　各章の分担を決めて執筆しましたが，全体の構成と内容の整合性や文体の統一等を飯田が調整したために，分担執筆者の原稿を大きく変更した部分があることをお断りいたします。短期間に編著者の注文にお応えいただいた執

筆者に感謝申し上げます。とくに，資料整理と編集の協力をいただいた大石
洋司氏の労を特記します。

　編集にご示唆をいただいた医学書院の方々と本書の意図を汲んだ絵を描い
てくださったかとうゆみこさんに感謝申し上げます。

　1999 年 3 月

飯田修平

▎編者・著者一覧

● 編著者

飯田修平　公益財団法人東京都医療保健協会　練馬総合病院　理事長
　　　　　　　　　　　　　　　　　　　医療の質向上研究所所長

● 著者

飯田修平　公益財団法人東京都医療保健協会　練馬総合病院　理事長
　　　　　　　　　　　　　　　　　　　医療の質向上研究所所長

安藤高夫　永生病院理事長〔担当：第1部第9章（公的）介護保険制度〕

宮澤　潤　弁護士　宮澤潤法律事務所所長
　　　　　（担当：第2部第10章　組織としての問題への対応　08，09，10，第13
　　　　　章　患者の権利）

● 質向上活動協力者

柳川達生　公益財団法人東京都医療保健協会　練馬総合病院　院長
　　　　　　　　　　　　　　　　　　　医療の質向上研究所主任研究員

佐藤松子　公益財団法人東京都医療保健協会　練馬総合病院　看護部長

阿部哲晴　　　　　　　　　同　　　　　　　　　　　　　事務長

栗原直人　　　　　　　　　同　　　　　　　　　　副院長・診療部長
　　　　　　　　　　　　　　　　　　　医療の質向上研究所研究員

小谷野圭子　公益財団法人東京都医療保健協会　質保証室室長
　　　　　　　　　　　　　　　　　　　医療の質向上研究所研究員

小林裕子　　　　　　　　　同　　　　　　　　　質保証室
　　　　　　　　　　　　　　　　　　　医療の質向上研究所庶務担当主任

堀　裕士　　　　　　　　　同　　　　　　　　　質保証室

金内幸子　　　　　　　　　同　　　　　　　　　医療の質管理室室長

佐久間貴裕　公益財団法人東京都医療保健協会　練馬総合病院　医療安全管理室室長

安藤敦子　　　　　　　　　　　同　　　　　　　　　　　　　　師長

| 目次

第 **1** 部

医療の仕組み

1

時代背景

01　変革は好機である

　今まさに，変革の時代です。変化は，新たな飛躍に向けて再出発する絶好の機会です。しかし，単に，心機一転頑張ろうというかけ声だけでは，何も変わりません。

　20世紀とは何であったか，バブル崩壊，リーマンショック，東日本大震災，新型コロナウイルス感染症（COVID-19）蔓延とは何であったか，何を課題として残したか，21世紀に入り20年経過した今，何をすべきか，何ができるか，過去を振り返り，基本的な事項を確認する必要があります。明治維新，太平洋戦争敗戦，平成維新を経て，令和となりました。

　変革をどう捉えるかによって，取るべき**行動**とその結果が大きく異なります。情勢や世間の考え方が大きく変わるのですから，同じ制度や仕組みが，

行動
意思をもって行なうこと。
実践すること。
無意識の行動，意図しない行動，意図した不遵守の行動の場合には，不具合に繋がる。

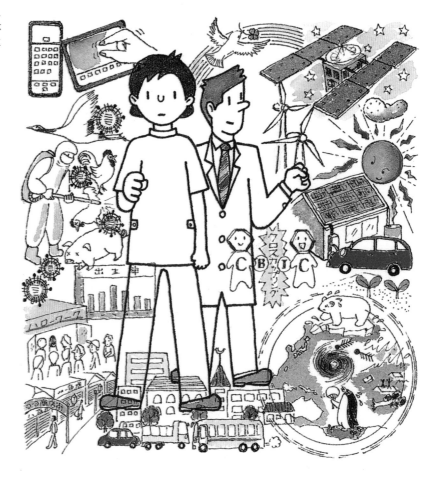

好機
状況を前向きに捉えたとき。主観的なものである。危機（ピンチ）は好機（チャンス）ともいう。
変化・変革のとき。

事実認識
当該事実の存在およびその意味を認識すること。
事実は一つではなく、認識する主体の立場・観点ごとに異なる。紛争の原因となる。
「群盲象をなでる」の喩えがある。

時代認識
時間の流れを把握すること。
「過去」の射影。
「今」の意味の理解。
「未来」から見た現在。

価値観の転換
転向のこと。
基本的考え方を見直すこと。

意識改革
自分が変わらなければならないと気づくこと。他人の意識を変えることではない。

境界の撤廃
切れ目やつなぎ目のないこと。障壁の撤廃。縄張りの廃止。自由。開放（オープン）。

事業継続計画（BCP）
BCPとは、地震・暴風雨・火山噴火等の自然災害、大火災、感染症蔓延、テロ・暴動等の組織の存亡に係るあらゆる緊急事態への対応計画をいう。

そのまま通用すると考えるのは不自然です。大きな変化、変革に遭遇することを、不運と考えるか、**好機**、幸運と考えるかはその人次第です。受け身で対応するか、変化や流れを改善・質向上に利用するか、さらに、積極的に流れをつくるかの違いです。激動の時代に、変化を嫌い、安定を求めることは、後退を意味します。好みの問題ではありません。**事実認識**、**時代認識**の問題です。

　仕組みを根本的に変えなければ改革にはなりません。基本的な考え方を変えて見直すこと、すなわち**価値観の転換**、パラダイム・シフト、**意識改革**が必要です。

02　社会情勢の変化

　社会情勢が急速に変化しています。平成不況、構造不況から回復しつつあったときに、世界的には9.11テロ（2001年9月11日の航空機による米国における多発テロ）、リーマンショック（2008年9月15日の米国のリーマン・ブラザーズ破綻に端を発した世界的金融危機）、2009年のギリシャ危機、世界各地でテロ頻発、中国の南沙諸島海域における埋め立て、北朝鮮のミサイル連続発射と核実験、2020年1月の英国EU（欧州連合）離脱、等々がありました。わが国では、3.11（2011年3月11日の東日本大震災とそれに伴う原発事故）という"大事件"が発生しました。しかも、政権が不安定で、国家戦略の欠如ともいわれる状況でした。

　これらを契機に、社会、世の中の人々の思考の基本が急激に変化しました。その変化は、❶グローバル化、❷不連続、❸高齢化、❹少子化、❺高速化、❻情報化、❼高度技術化、❽知化、❾開示という言葉で代表されます。換言すると、時間・空間の**境界の撤廃**です。

　変化は境界・辺境から起こります。境界・接点は自由度が高く、乱れ、摩擦が起き、種々の問題が露呈しやすいからです。変化の本質は境界の乱れによる境界の変質です。境界や障壁を越え、あるいはそれを消滅させて、高く、遠くへの跳躍が求められています。跳躍するためには、跳躍点と着地点を固め、目標を定めて、助走して勢いをつけ、勇気と意欲をもって踏み切ることが必要です。

　2012年、再度の自民党への政権交代があり、デフレ脱却のアベノミクスが推し進められ、ゼロ金利、マイナス金利と驚きの政策がありました。また、2016年6月熊本大地震、8〜9月の連続的台風による風水害が発生し、2020年には、COVID-19が全世界を震撼させました。予期・予測とは何か、どこまで準備し、どこまで対応すべきかが、再度、問われました。すなわち、**事業継続計画**（BCP：Business Continuity Plan）の再検討を迫られました。

　時代の流れは上記の❶〜❾ですが、COVID-19により、❿境界の再設置、⓫自国主義、⓬分断化の動きが顕著に出ており、一方向ではなく、大きく揺れています。

　したがって、個人個人あるいは各組織が、原理・原則に立ち返り、足元を

当事者
自分が当該事項に関して，何らかの責任あるいは役割・義務があると認識すること。当事者意識。

参画
単に参加することではなく，役割と責任を果たすこと。
当事者意識をもって参加すること。

自分で考え，実践する
指示命令を待つのではなく，能動的，主体的に行動する。

連携，連帯
グループや組織内限定の情報共有，差別化，囲い込みの否定。
複数かつ多様な連帯（連携），組織横断的なネットワークが必須。
単なる協力ではなく，参画が必須。共存共栄が必要。

ISO（161頁参照）
国際標準化機構。
国際的な取引の円滑を目的に，「世界中で同じ品質，同じレベルの製品やサービスを提供するため」の国際的な基準。

基準
比較して考えるよりどころ。

標準
標準化により決められた「取り決め」。

規制緩和
既得権保護の撤廃。
レッセフェール（lais-sez-faire），なすに任せる。自由放任主義。

想定外
予期しない。
発生の事実だけではなく，確率・頻度，時間・時刻，場所・場面，大きさ・程度等が想定を超える。
発生は予期しても，対応しないと決めること。

高齢者
65歳以上の人。
70歳以上または75歳以上に変更する意見が

確認して，自分で考えて，再出発しなければなりません。

　棚ボタの成果を期待するのではなく，自分自身が**当事者**であると認識し，**参画**（コミットメント）しなければなりません（240頁図参照）。国家や組織に頼るのではなく，自分は何をすべきかを考え，行動しなければなりません。「**自分で考え，実践する**」を重視します。

❶グローバル化

　グローバル化とは，単なる国際化（インターナショナル）ではありません。国境あるいは地域を越えて，人，物，金，情報が移動することです。地球規模の**連携**，**連帯**，ネットワーク形成，一体化です。文化交流の結果，国や民族や宗教の垣根もなくなります。EUは境界の撤廃（ボーダーレス）の典型であり，**ISO**や通貨等をはじめとする**基準**や**標準**を統一した結果，実現したものです。基準や標準は統制や規制でもありますが，共通の物差し，共通の取り決めです。**規制緩和**も重要ですが，それを超える，より積極的な大きな流れがあります。

　世界銀行は，グローバル化を「個人や企業が他国民と自発的に経済取引を始めることができる自由と能力」と定義しています。筆者は，これを修正して，「個人，企業，組織や国が他国の個人，企業，組織と自発的に経済取引のみならず文化交流すること」と定義します。すなわち，基本的考え方の相互理解は必要ですが，均質化，一律化を意味しません。それぞれの国，民族，地域，企業，組織，個人が特徴や個性をもち，個を尊重し，違いを認識して，共通点や妥協点を探ることが重要です。EUは経済を主眼に置いたためか，経済停滞を契機に内部の問題が露呈しました。

　着眼大局・着手局所（Think globally, act locally）の意味で用いる造語に，グローカル（Glocal）があります。全体最適かつ部分最適を求めることです。

❷不連続

　変化が急速かつ大きく，不連続（non-linear）であることが特徴です。物理的，意味的（論理・思考）につながりがない，あるいは，つながりが認められません。したがって，経験や実績が通用しません。予測できない，"**想定外**"の事柄が多くなります。

❸高齢化

　高齢化とは，65歳以上の**高齢者**人口の相対的な比率の上昇を言います。日本の**高齢化率**は28.7%（2020年）であり，高齢者人口は3,617万人で，前年に比べ30万人増（総人口比で0.3ポイント上昇）です。75歳以上人口は，1950年の1.3%から1991年には5.0%，2008年は10.4%と総人口の1割を超え，2020年は1,871万人（14.9%）でした。総人口が2006年をピークに減少したため，2020年には，高齢者は総人口の28.7%となりました。

　高齢者が多くなることは，経験者，熟練者，人生の達人が多くなることです。健常者はもちろん，環境整備により，疾病や障害がある高齢者でも社会的な役割，活躍の場ができます。高齢者を活かせば，深刻になる必要はありません。日本老年学会・日本老年医学会は，高齢者を75歳以上とすると提案しました（2017年）。日本は，高齢社会の最先端にあり，団塊の世代が一斉に定年を迎えました。団塊の世代の存在が，半世紀以上様々な社会問題の

ある。
一生勉強，一生青春（相田みつを）。
青春とは心の様相をいう（サミュエル・ウルマン）。

高齢化率
総人口に占める 65 歳以上の人口の割合。
高齢化社会：高齢化率7％以上 14％未満。
高齢社会：同 14％以上 21％未満。
超高齢社会：同 21％以上。
日本は 1970 年（昭和45 年）に高齢化社会に，1994 年（平成 6 年）に高齢社会になり，2007 年（平成 19 年）には超高齢社会となった。

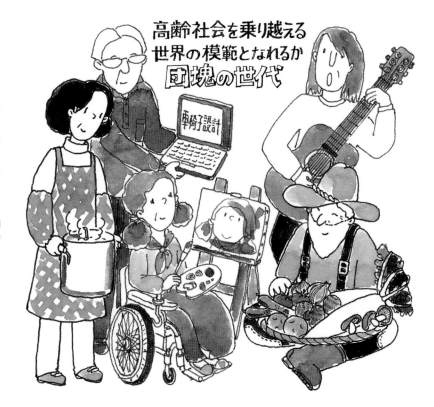

要因でした。団塊の世代が後期高齢者になる 2025 年からの約 10 年間を，この世代の最後の社会問題として，国および国民の対応が問われています。人口減少と高齢社会を乗り越える世界の模範として，団塊の世代が率先して，壮大な実験をすることが，世界平和への近道です。

❹少子化

　少子化とは，生産年齢人口（15 歳～65 歳未満）の相対的な比率の低下です。生産年齢人口は，1972 年（67.5％）以降上昇を続けて，1992 年（69.8％）をピークに低下し 2020 年は 7,465 万人（59％）です。

　年少人口（15 歳未満）は，1975 年（24.3％）以降一貫して低下を続け，2020 年（11.9％）に過去最低となりました。**合計特殊出生率**は，2005 年の 1.26 を底に，横ばいから上向きの基調が続き，2015 年は 1.46 で，2 年ぶりに上昇しました。2020 年の出生数は前年より 2 万 5,075 人減り，過去最少の 87 万 769 人です。一方，死亡数は 1 万 9,617 人増の 137 万 1,242 人で，人口減少は続いています。

少子化
15 歳未満は 2020 年11.9％で過去最低。

出生率
人口千人あたりの出生数。
合計特殊出生率
一人の女性が一生の間に産む子供の数。
国家の人口減少を防ぐためには出生率 2.0 以上が必要である。
統計的事実はそうだが，個に対して言うと問題になる。

　少子化の要因は，晩婚化，未婚化，子供を産まないことです。その原因は，育児と仕事の両立が困難，育児・教育の経済的負担，老後の不安等々です。

❺高速化

　高速化とは，物だけではなく，情報の移動が高速化することです。変化が「速く」「大きく」「広範に」なるほど，人間の状況判断と行動する決断と行動に移るまでの時間が遅れ，また，視野が狭くなり，対応が困難になります。

移動する「物」や「情報」だけではなく，変化する「物」や「事」に置き換えても，同様のことがいえます。

社会の変化が極めて速くなり，迅速な判断や決断が求められる時代となりました。

❻情報化

情報化の意味は，効率的に事実やデータを集積，統合，分析し，判断の材料にすることです。情報化の要点は双方向性・共有・公開（オープン）です。

従来は，もの（ハード）に価値がありましたが，情報すなわち知恵・ノウハウ（ソフト）に価値が移りました。さらにいえば，ソフトやアプリケーションではなく，集積したデータの活用が目的です。情報化の目的はデータの2次利用（203頁参照）です。

❼高度技術化

高度技術化とは，科学および技術の進歩による高度技術の実用化のことです。高度技術とは，**デジタル技術とアナログ技術**の統合を意味します。軽薄短小すなわち集積化は高度技術化の結果です。代表的なものは，携帯電話，携帯端末（PDA），デジタルカメラ，ノートパソコン，ペースメーカー等です。医療における高度技術化は，CTやMRI等の画像診断機器に代表される高額医療機器や検査機器の導入や，高額医薬品の使用につながり，医療費単価の上昇と，寿命の延長による老人医療費の高騰を生む要因とされています。

❽知化

知化とは，情報技術を駆使して知識を蓄え，経験を知恵に変える（知恵化）ことです。知識だけでは成果が上がらないからです。分析だけではなく，統合，すなわち，体系化が必要です。知化とは，効率的にデータとノウハウを蓄積し，目的に合わせて活用することです。

❾開示

関係者に参画を求めるには，垣根を取り払い，個人あるいは組織が，目的，方針，活動概要，考え方等を開示する必要があります。開示の範囲と度合は目的により異なります。開示とは透明性の確保です。開示すると，単純な原理や技術はすぐに模倣されます。成功体験に甘んじては競争相手に追いつかれるので，常に，前に進まなければなりません。

❶〜❾により，時間・空間・文化の境界の撤廃が進みました。しかし，政治・経済情勢が厳しくなり，❿境界の再設定，⓫自国主義，⓬分断化の動きが著明になりました。

政治・経済のみならず，宗教対立，人種対立，文化交流途絶，文字通り国境閉鎖等がありました。この反動は，COVID-19により急速に進展しました。しかし，COVID-19の影響が甚大であったことにより，⓭繋げること・連帯の重要性が再確認できました。

03　価値観の多様化

社会の急激な変化に伴い，国民の価値観が大きく変化し，多様化していま

（左傍注）

情報化
情報を活用すること。情報の価値を知ること。情報に振り回されないこと。知価社会になること。

高度技術化
物理的，技術的密度が高くなること。集積化。複合化。軽薄短小が鍵。
デジタル
数えられるもの，計数のこと。離散量。
アナログ
計れるもの，計量のこと。連続量。

知化
知識の統合化，Intelligenceのこと。知恵化。付加価値をつけること。

成功体験
いつも柳の下にどじょうはいない。
油断, 慢心の土壌。胡坐をかくと失敗の源泉となる。

個の尊重
自分ではなく, 他人の立場を理解すること。
相互の違いを認めること。
個人個人が, 好き勝手にすることではない。
自律と自立を求める動きである。

自由
自らを由とすること。
自分の考えに束縛されることにもなる。矛盾がある。

自由な生き方
自分が納得する生き方である。
勝手気ままにすることではない。

契約の概念 (247頁参照)
約束を守るという決意。
他人ではなく自分を拘束すること。
権利と義務を相互に確認する意思表示。
文書の有無ではない。

神との契約
神との契約は, 対等ではなく, 一方的に神を信じると誓うことである。一神教は, 絶対神である。
人と人との契約は, 立場は異なるが, 双務である。
相手を信用できるとは限らないので, 共に, 違えた場合には罰を負うと約束することである。

権利と義務 (261頁参照)
一対である。片方だけということは許されない。

自由と責任
同上。

説明責任
アカウンタビリティ。
物理的に説明することではない。

す。むしろ, 国民の価値観の変化に伴い社会が変化しています。鶏と卵の関係です。これは, 変革ともいえるもので, 従来の**成功体験**や学習体験では対応が不可能な状況です。また, 他を真似しても成果を上げられなくなりました。むしろ, 成功体験を忘れて, あるいは捨てて, 新たな発想で, 再構築しなければなりません。意識改革すなわち価値観の転換が求められています (次節で解説します)。頭の切替ができない人や組織は時代の流れに取り残されます。

変化の基本となる考え方は, 個の尊重と多様性, 契約の概念, 情報の開示と評価であり, 一言でいえば, 権利の主張です。

個の尊重とは, 価値観の多様性を認めることです。**自由な生き方**を求める個人の選択が可能になりました。多様性とは, 相違, 創造性や新規性を尊重し, それに (付加) 価値を認めることです。

自由を求める交換条件として, 自由を保障してくれる自分が帰属する組織を維持・発展させる責任を伴います。帰属する組織とは, 国家, 地域, (職能) 団体, 職場, 病院, 家族などです。

契約の概念を根拠として権利が主張されます。欧米では, **神との契約**という宗教的な背景や, 国境を接して多様な価値観をもつ他民族との交流が日常的であるので, 契約の概念が必要です。日本では, 古来, 血縁・地縁の関係が強く, 以心伝心, 任せることが重視されていました。しかし, 近年, 核家族化, 地縁社会の崩壊により, また, 個の尊重の観点からも, 契約の概念が浸透しています。すなわち, 権利意識が高まり, 知る権利, 自己の情報を制御する権利, 選択権, 決定権等が主張されています。契約の概念とは, すなわち, **権利と義務, 自由と責任**がそれぞれ対であるという認識です。一方だけを主張することは許されません。

情報開示や情報公開が議論されています。なぜ情報開示が必要なのでしょうか。個の尊重が重視され, 自由な選択をする前提として, 信頼しうる情報の開示が必要だからです。知る権利の主張です。開示あるいは公開する情報の内容は, 情報の発信側と受信側の両方あるいは, いずれかに関するものです。留意すべき事項が2つあります (133頁, 253頁参照)。

一つ目は, 情報開示には**説明責任**と自己責任が伴うことです。説明責任とは, 事実に基づいた確かな情報を相手に理解できる方法で説明することです。提供する情報は必要かつ十分でなければなりません。自己責任とは, 説明を受けた側が, 理解しようと努力し, 結果を自分の責任で処理することです。処理とは受け入れることも含みます。

二つ目は, **情報開示**と**情報公開**の違いです。情報開示とは, 当事者や関係者に情報を開示することです。公開とは**公** (公衆) に開示することです。**個人情報**の公開は, プライバシーを公衆に暴露することです。

情報化の要点は双方向性・共有・オープンであると述べました。情報開示とは関係者との**情報共有**を意味します。

組織内の構成員の情報共有が重要です。病院を例にとれば, 理事長 (法人の最終責任者) あるいは病院管理者 (病院長) が最初にすべきことは, 法人あるいは病院の理念を職員に明示し, 共有することです。

相手に分かる方法・内容で情報提供すること。

情報開示
関係者に知らせること。開示の主体と客体の両者に責任が生じる。

情報公開
差し障りない内容を不特定多数に広めること。

公（公衆）
公とはオオヤケ（public）であり，お上（官）のことではない。
不特定多数のこと。

個人情報
個人を同定できる情報をいう。個人識別情報。個人に関する情報という意味ではない。個人情報保護法（254頁）参照。

情報共有
意思疎通の基本。情報の意味を分かり合うこと。
同じ価値観とは限らない。

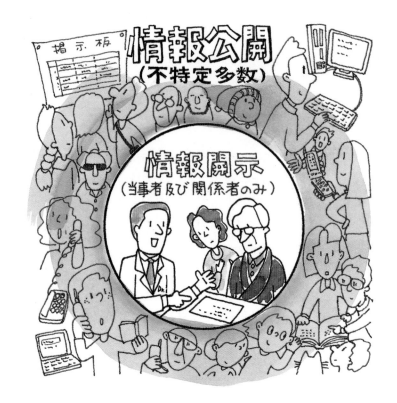

04　価値観の転換（パラダイム・シフト）

社会変革と均衡

　これまで推進してきた，拡大，成長，壁の撤廃，グローバル，連携，自由，個の（人権）尊重等の変更を迫られています。すなわち，縮小，維持，境界（壁）設定，閉鎖，ローカル（地域限定），区別，識別，孤立，自組織・自己の成果追求，自由制限，人権制約等々の風潮です。

　組織と個，連帯と孤立，公益と人権のそれぞれの均衡を保っていましたが，前者を優先し後者を抑制する傾向があります。これは，国家体制，主義主張，思想にかかわらず，世界的な風潮です。これらの均衡が著しく崩れることを危惧します。あれかこれか，All or None ではなく，均衡が重要です。

COVID-19 による価値観の転換の促進

　2020年には，COVID-19 が全世界を震撼させました。予期・予測とは何か，どこまで準備し，どこまで対応すべきかが，再度，問われました。時代の流れは，一方向ではなく，大きく揺れています。

　新興感染症である COVID-19 は，未知の部分が多く，対応は想定外の連続です。すでに進行している価値観の転換を促進しています。

　COVID-19 流行以前から，経済成長や公益目的と称して拡大解釈して，人権侵害，個人情報の目的外使用の傾向がありました。公益のためには，ある

程度の一時的な権利の制約はやむを得ません。しかし，COVID-19 対応を口実に，人権侵害，個人情報の目的外使用，社会監視への利用，検閲，弾圧に利用する例があります。携帯端末の GPS 機能を利用した個人の行動追跡システムです。わが国（COCOA）では任意ですが，強制監視する国もあります。

新型コロナウイルス感染症（COVID-19）の問題点

❶想定外への対応

COVID-19 の本質的問題は，新興感染症であり，不確定要素，未知の部分が多いことです。したがって，逐次，情報を集積し，修正して，不確実な情報でも即時即断せざるを得ません。

特徴は不顕性感染が多く，突然重症化し，高齢者や心疾患，糖尿病等の基礎疾患をもつ者の死亡リスクが高く，突然死する場合があり，有効な治療薬がない等のために予後の判断が困難であり，不確定要素が多いことです。これらは季節性インフルエンザとの根本的な相違です。

どの状況でも通用する考え方は，5W1H（Why, What, Who, When, Where, How）です。順番が重要であり，最初は Why（目的思考）で，次に What（重点思考）です。立場により，目的，目標が異なるのは当然であり，その均衡点をどこに採るかは政治判断です。また，短期・中期・長期のいずれで考えるかの時間軸が重要です。

❷情報管理の問題

不確定情報に基づいて判断せざるを得ませんが，情報管理が不徹底で，種々の組織が勝手に情報を発出しています。また，頻繁な改訂があり，改訂部位とその根拠は不明確であり，現場では対応に苦慮しています。

さらに，疑問点を行政に問い合わせても，「担当でない，担当部署が分からない，知らない，分からない，未定である」等々の回答を得ることがあります。

個人あるいは私的組織が意図的に誤情報を流すことも頻繁です。感染者に対するのみならず，医療従事者およびその家族に対する故無き非難中傷，排除は目に余るものがあります。

❸基準の変更

種々の基準変更が頻繁にあります。基準は根拠があって定めるものですが，現状追認，政策的と考えられる科学的根拠のない変更があります。また，前提条件が変わったにもかかわらず，そのまま放置して，重要な政策決定の資料とすることもあります。

不確定要素を基とする決定であり，結果として間違えることもあります。しかし，状況に応じた臨機応変の対応をすべきであり，その根拠を明確に提示する必要があります。

経済効率性重視から，持続可能な社会構築へ

持続可能な社会構築に関して，国内外で長年，議論しています。しかし，経済効率性重視の傾向が強く，あるいは反対に，極端な制限を主張する人々・団体があり，実現には至りません。しかし，COVID-19 を契機に，持続可能

な社会構築の必要性が再認識されました。

目指すべき指標として，経済効率（GDP 等）以外を併用する必要があります。数値化不可あるいは困難な指標も重要です。また，短期のみならず中長期成果も重視すべきであり，その均衡が必要です。COVID-19 では，効率性より組織の存続の危惧および破綻があります。

BCP（Business Continuity Plan：事業継続計画），BCM（Business Continuity Management：事業継続管理）の考え方も様変わりしています。すなわち，東日本大震災，原発事故，異常気象による風水害等々で，想定外は許されなくなったはずですが，「喉元過ぎれば熱さ忘れる」，「台風一過」が現実です。

COVID-19 の規模，影響，期間が極めて大きく，あらゆる国・組織において，BCP・BCM の根本的な変革が必須となりました。理想や理論だけではなく，実効性のある具体的な運用を考慮した提案が求められます。

社会体制の変革を要する

価値観を転換して，社会体制の変革を進行させることが重要です。

従来は，ヒト・モノ・情報の移動が境界（国・地域・分野）を意識せず，大量，高速，かつ，自由にできました。しかし，COVID-19 により，突如として，移動・集合・活動を制限する必要が出てきました。

国境閉鎖・出入国規制，都市封鎖，自宅待機，在宅勤務等の人の移動制限が典型です。全体主義国家のみならず，自由・権利（人権）を強く主張する諸外国も，法的規制・命令を発しています。しかし，わが国においては，緊急事態宣言，東京アラート，まん延防止等重点措置も法的規制は弱く，自粛（自主規制）です。2020 年 3 月に続き，2021 年 2 月に新型インフルエンザ特措法が改正されましたが，規制は緩やかです。一方では，"自粛警察" と呼ばれる暴力的集団の跋扈があります。

法的にせよ自主規制にせよ，経済活動を停滞させ，組織の運営困難・破綻・倒産（組織崩壊），家庭崩壊，自殺が増加しています。

負担が軽減あるいは解消して，COVID-19 が季節性インフルエンザと同様になったとしても，価値観の転換・社会体制の変革は一時的ではなく，中長期，永続的にならざるを得ません，

再び協調，連帯へ

自国優先であり，医療機器・材料・医薬品（ワクチンを含めて）の輸出制限や，独占的輸入を企図する動きもあります。また，これら物品を政治的・戦略的に利用し，勢力を伸ばす動きもあります。

個別の組織においても，同様の傾向がみられます。

短期的には，自国優先，自組織優先も可能ですが，影響が極めて広範囲，甚大かつ長期であり，協調・連帯しなければ自国も自組織も維持，継続できません。COVID-19 への対応は，協調と連帯すなわち "繋げる" ことが必須です。

05　規制改革

　変革の時代の現れとして，規制緩和・規制改革が社会のあらゆる分野で進んでいます。規制改革とは，自由，選択，権利，競争，変革を特徴とする社会の流れです。規制改革の基本方針は規制撤廃（Deregulation）であり，規制緩和ではありません。単に緩める・たがを外すことではなく，規制の再構築でなければなりません。

規制改革の経緯と意義

　規制改革の経緯とそれぞれの時点での意図・意義を概観します。

❶1967 年に最初の許認可等の一括整理法による許認可等の整理

❷第 2 次臨調（1981〜1983 年），第 1 次行革審（1983〜1986 年）および第 2 次行革審（1987〜1989 年）が示した，国民負担軽減，行革事務簡素合理化，民間活力助長等の観点で実施

❸1993 年「緊急経済対策」等で，国民生活の質的向上，産業構造の転換，市場アクセスの改善，新規事業の拡大等の観点を重視

❹第 3 次行革審の最終答申等を踏まえ，国際的に開かれ，自己責任原則と市場原理に立つ自由で公正な経済社会とする，1995 年規制緩和推進計画（1995〜1997 年度）を策定

❺1998 年に規制緩和推進 3 か年計画（1998〜2000 年度）策定
　・事前規制型の行政から事後チェック型の行政に転換
　・経済的規制は原則自由，社会的規制は必要最小限の原則

❻2001 年，内閣府に，総合規制改革会議を設置（2001 年 4 月〜2004 年 3 月）。医療の IT 化の推進による医療事務の効率化・質の向上，患者（被保険者）の主体的な選択の促進，保険者の本来機能の発揮，診療報酬体系の見直し，医療提供制度，医薬品に関する規制緩和

本来機能
目的を果たす機能。
基本的，必須の機能。
または，主たる機能。
反対語は，付随機能。
するべき機能を果たしていないという意味を感じる。

❼規制改革・民間開放推進会議を 2004 年 4 月から 3 年間の時限で内閣府に設置（2004 年 4 月 1 日〜2007 年 1 月 25 日）。「規制改革・民間開放推進 3 か年計画」を策定し，2006 年 3 月の 3 か年計画の再改定では，行政部門の徹底した効率化・経費削減および国民負担の軽減・民間部門の需要創出に資する規制改革・民間開放を重点計画事項として列記

❽規制改革会議（2007 年 1 月 26 日〜2010 年 3 月 31 日）医療分野に関する答申（2008 年 12 月）は，生命科学分野の規制改革，IT 化の推進による質の医療への転換，医師と他の医療従事者の役割分担の推進，医師の供給体制の見直し

❾2009 年 9 月，行政刷新会議設置を閣議決定し，規制・制度改革に関する分科会を設置（2010 年 3 月 11 日〜2012 年 12 月 26 日）
　「グリーンイノベーション WG」（環境・エネルギー分野），「ライフイノベーション WG」（医療・介護分野）および「農業 WG」を設置。17 項目の規制改革事項・対処方針を決定

❿行政刷新　規制・制度改革

　規制改革会議（2013 年 1 月〜2016 年 3 月）を設置。安倍内閣の経済財政政策の第三の矢「成長戦略」基盤として，経済再生に即効性をもち緊急度の高い規制改革から優先的に検討。規制改革ホットラインを開設し，「公開ディスカッション」を 2014 年 3 月に開催

　経済財政諮問会議，総合科学技術会議，国家戦略特区ワーキング・グループ，高度情報通信ネットワーク社会推進戦略本部，内閣官房健康・医療戦略室等と情報共有を図る，とした。

　国家戦略特別区域法が成立（2013 年 12 月）し，規制改革等の施策を総合的かつ集中的に推進するために必要な事項を定め，医療にも特区が認められ，事業が計画されている。

⓫日本再興戦略 2016

　2016 年 6 月 2 日に政府が新たな成長戦略となる「日本再興戦略 2016」を閣議決定した。

　変革の時代を乗り越え，成長軌道に乗せ，日本を世界で最も魅力的な国とする羅針盤が，日本再興戦略 2016 である。

　中短期工程表『国民の「健康寿命」の延伸❶』

　中短期工程表『国民の「健康寿命」の延伸❷❸』（医療関連産業の部）

　第 4 次産業革命の IoT，ビッグデータ，人工知能等の情報技術は，第 2 部第 8 章（202 頁）参照

工程表
作業手順（書），進捗管理表。目標に至る道筋をまとめた表
行程表（ロードマップ）

骨太方針 2020 と成長戦略実行計画

　2020 年 7 月 17 日，「第 11 回経済財政諮問会議及び第 41 回未来投資会議」が合同で，「**骨太方針 2020**（経済財政運営と改革の基本方針 2020）」と「**成長戦略実行計画**」を取りまとめ，同日，閣議決定されました。

　COVID-19 対応が喫緊の課題であることから，以下が主題です。

骨太
基本や骨格がしっかりしていること。2001 年から自民党政権が毎年発表する，経済財政の基本方針の通称。

❶新型コロナウイルス感染症の下での危機克服と新しい未来に向けて
❷国民の生命・生活・雇用・事業を守り抜く
❸「新たな日常」の実現

2 | 第2章 医療とは

01　医療とは何か

医療とは医学の社会的適用
武見太郎(元日医会長)が『老人学と社会保障』(中央公論 1955.3) で、老人医学は社会医学と臨床医学とを結合させ、将来の臨床医学の社会的適用の方向、すなわち実際に運用されていくことが必要と言った。
社会性
社会（世間）とのかかわり。
社会への影響と社会からの影響がある。
安全
許容不可能なリスクがないこと(212頁参照)。
安全と便益
換言すれば、リスクと利益は一対である。
ハイリスク・ハイリターンという言葉を想起すると理解しやすい。

医療とは医学の社会的適用であるといわれています。医療は**社会性**、すなわち、他の分野との関係をもつことです。社会性とは、**安全と便益**（自由と権利）を享受する代わりに、個人としても、組織としても、社会の一員であると自覚し、役割（責任と義務）を果たすことです。良いことをしている、診（看）てやるという、独りよがりの医療行為は認められません。いま、医療界に問われているのが、"社会の中の医療"という認識です。医療も一般産業と同様です。

医療とは何かは、法律（医療法）で定義されていません。定義できないのです。その理由は、医療は日進月歩の科学技術と社会情勢の変化に適切に対応しなければならないからです。また、国民の価値観の変化や、生活の質向上に応じて、あるいは、その水準以上に、医療に求める質が常に上がるからです（179頁図）。つまり、医療は極めて文化性が高く、国や地域により、時代により大きく異なります。医療制度が常に大きく変化を続けている理由です。医療制度は、社会情勢に合わせて改定されるので、極めて複雑になり、一般国民はもとより、専門職にも理解しにくくなっています。

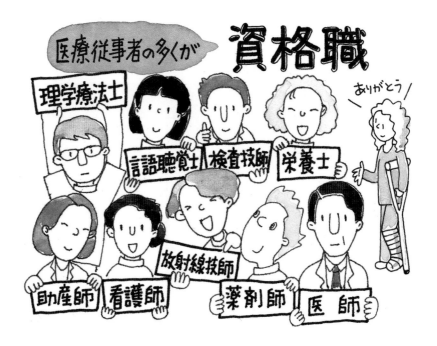

医療とは，狭義には診療（Medical Care）であり，広義には健康に関するお世話（Health Care）です。反対に，Health Care を和訳すれば，療養であり，保健・医療・福祉を含む広い意味にも用います。療養というと，長期療養を想像しがちですが，法律上（医療法，健康保険法，療養担当規則等）も，療養は，急性期と慢性期，短期と長期，介護の一部を含み，Health Care と同じ意味で用いられています。健康に関するお世話と考えればよいでしょう。

医療行為とは何か

医療行為とは何かと問われれば，医の行為であると答えるしかありません。医療行為は，その内容だけではなく，状況に規定されます。すなわち，何の目的で，どのような状況で，どこで，どの行為を，誰が，誰に行なったか，によって，同じような行為でも医療行為である場合と，そうではない場合があります。後述しますが，医療行為は，本来，危険行為あるいは傷害行為であり，専門資格職にだけ刑法の適用を例外的に除外されています。医療職の多くが専門資格職である理由です。

医療類似行為

医療に似た行為でも，医療行為（19 頁参照）とはいえないものもあります。いわゆる民間療法や加持祈祷の類です（**代替医療**ともいいます）。病気に効く，治るといって，何らかの物質を投与し，あるいは，何らかの処置を実施（医療行為である）すれば，医師法違反や薬機法違反等になります。特定の資格をもった者だけに行為が許されることを**業務独占**といいます。医師，薬剤師，看護師でない者がその名称を名乗ると，違法行為になります。これを**名称独占**といいます。

医療行為
医療は不安全行為，危険行為である。
臨床外科 58 巻 1 号，『医療制度と外科診療』参照。
医療における業務範囲の拡大と移譲に関する議論が活発である。
業務独占，名称独占が法で規定されている理由を再認識する必要がある。

代替医療
科学的未検証の医療。近年，科学的検証が行なわれているものもある。

業務独占
特定の業務を国家資格として認めたもの。お墨付き資格者による業務。

名称独占
職種や施設（基準）の名称を国家資格として認めたもの。お墨付き資格。

医療行為とは何か

目的 何のために	行為者 誰が	対象 誰に	場所 どこで	内容 何を	医療行為か 否か
状態把握（養護）	母	子供	自宅	体温計で 測定	医療類似行為
状態把握（治療）	看護師	患者	病院		医療行為
状態把握（養護）		友人	公民館		医療類似行為
状態把握（養護）	母	子供	自宅	傷の消毒	医療類似行為
治療	看護師	患者	病院		医療行為
治療			居宅		医療行為
養護		友人	公民館		医療類似行為
治療	外科医	患者	病院	腹部切開	医療行為
諍い		友人	公園		犯罪行為
窃盗	泥棒	市民	市民の自宅		犯罪行為

02　医療の特性

医療の特性として，❶科学性，❷個別性，❸緊急性，❹地域性，❺継続性（常時応需性），❻不具合への対応，❼不確実性，❽侵襲性，❾リスク性，❿物語性があります。

❶科学性

医療は古来，伝承や経験に基づくものでした。民間療法や医療類似行為です。そのすべてが間違いで，治療効果がないとはいえませんが，安全性や有効性は明らかではありません。科学技術の進歩した現在は，安全性，有効性等を**科学的**に説明できなければなりません。

❷個別性

工業製品と異なり，サービス業では，サービスの提供と利用が同時に行なわれます。また，利用者の要望や状況は一律ではなく，利用者ごとの個別の対応が必要です。医療ではその傾向が顕著であり，製造業，特に大量生産と異なります。

❸緊急性

健康診断や慢性疾患であれば，予定を立てること（待機）ができますが，急性疾患や慢性疾患の急性増悪の場合には，緊急の対応が必要になる場合があります。しかし，緊急の必要性があったかどうかは，診察の結果分かることです。たとえば，発熱と咳が出る場合には，感冒かインフルエンザか，COVID-19か，肺炎かは，診察および経過観察の結果，判明します。つまり，医学的な必要性，緊急性と患者の要望，不安の解消との**落差**があります。

❹地域性

病院は，大学病院や一部の専門病院も含めて，一般的には近隣の地域住民を対象にして運営されています。一部の例外を除いて，患者が外国から来院することはなく，病院が外国に出かけていくこともありません。地域の範囲は病院の規模や機能により異なりますが，医療は極めて地域性が高いといえます。行政の医療圏も地域の一つですが，むしろ，生活圏と捉えたほうがよいでしょう。病態や疾患により，地域の捉え方が変わります。救急や急性疾患では居住地に近く，慢性疾患や長期療養では遠方まで含まれます。

❺継続性（常時応需性）

病院は，24時間，365日，年中無休で応需の体制が必要です。また，施設・設備・人員配置も最大負荷時に対応できるように準備しておかなければなりません。したがって，外来の救急診療体制と入院患者に対しては交代勤務が必要です。

❻不具合への対応

医療は，疾患，老化，障害，欠陥，不安，苦痛等の不具合を有する患者を対象とします。不具合の軽減あるいは消失，さらには，現状維持を期待して医療機関を訪れます。また，生物は，加齢と終局的な死をまぬがれません。製造業のように，均質かつ良質の材料（良品）を選択することはできません。

科学的
事実やデータに基づいた，合理的，論理的，一般化，再現できること。これらを敷衍して，実証可能性，反証可能性をいう。

科学
自然を扱う自然科学と，社会の問題を扱う社会科学がある。科学の考え方は多様であり，絶対に正しい考え方はない。科学は，絶対的真理の探究ではなく，ある前提のもとで現象を説明しうる仮説の検証である。前提が変われば，再度，仮説を検証しなければならない。

落差
食い違い・問題・ギャップである。
"Crossing the Quality Chasm"（質の谷間を越えて）という書がある。

❼不確実性

　医療の対象（患者）は，元来，苦痛や障害等の不具合を有します。また，加齢と終局的な死をまぬがれません。さらに，病態の変化があり，生体の反応は個体ごとに異なるという特徴があります。**不確実性**と変化への対応こそ，医療の特徴です。

❽侵襲性

　医療行為とは，生体に侵襲を与えることです。侵襲とは，物理的，化学的，心理的刺激のことです。ストレスともいいます。医療は**安全**ではなく，元来，**不安全行為**です。不具合を有する者に侵襲を与えるのですから，細心の注意が必要です。**専門資格**取得と継続的な研修が必要な理由です。

❾リスク性

　上記の理由により，医療行為は，極めてリスクが高いだけではなく，リスクと治療効果を勘案して選択することが特徴です。リスクは，患者にとってのリスクだけではなく，医療提供側にとってのリスクもあります。近年，故意でなくても，治療の結果が悪いと，業務上過失傷害，致死罪に問われる虞がでてきました。

❿物語性

　医療を受ける患者には，それぞれ，家族および個人として生きてきた経過（家族歴・既往歴あるいは生活歴）があり，受診の動機となった不具合に関しても，経過（現症）があります。その経過すなわち患者が置かれた環境や背景，さらには，患者の要望や考え方すなわち価値観を考慮に入れなければ，適切な医療を提供することができません。それを**物語性**といいます。一律ではなく，個の尊重，個別対応が求められる理由です。後述する，質の基本である，**顧客要求**，特に**潜在要求に適合**するための要素です。

不確実性
複雑性，予見不能性をいう。

安全
危険が受容可能な状態。
不安全行為
安全の反対語は危険とは限らないので，不安全という。
結果としての危険はある。
医療は不安全行為である。
専門資格
名称独占，業務独占があること。

物語性
データ重視過剰の反省から，物語性が再認識されている（200頁参照）。
登場人物（関係者）の経験談。
顧客要求
ジュランの質の定義（166頁参照）。
顕在要求と潜在要求がある。
潜在要求に適合
真の顧客要求への適合である。
顧客満足につながる（172頁参照）。

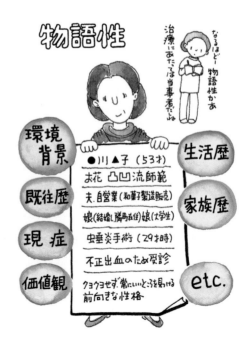

3

社会保障制度としての医療制度・医療保険制度の成立

01　医療制度と医療保険制度

社会保障
個人ではつくれない，大きな安全網。社会的連帯の基本。
社会保険，公的扶助，公衆衛生および医療，福祉の4つに分類される。

国家財政
家計に置き換えて考えると，理解しやすい。
他人の金でなく，自分の金であれば切実で，無駄を省く努力をするだろう。

自費
自己負担には，自費診療と，保険診療のうちの自己負担分の2種類がある。

目的
趣旨，何のために，何故，制度や業務を遂行するか，という問いに答えることが重要である。目的思考である。

成立過程
制度の目的への適合性と，成立過程の合理性（筋が通っているか）。

社会保障制度は，国の基本的な政策課題であり，**国家財政**（国の経済情勢）との関連で議論されてきました。社会保障制度には，医療・介護，福祉，年金がありますが，本書では医療・介護，特に医療を扱います。

医療制度とは，広義には医療の仕組みをいい，狭義の医療制度と医療保険制度に分かれます。狭義の医療制度とは医療提供体制に関する制度です。医療保険制度とは，医療費の支払い（受け取り）に関する制度です。日本の医療の大部分が保険診療であり，保険外診療（**自費診療**）はわずかです。本書では，混乱を避けるために，断わらない限り，医療制度を狭義の意味に用います。

制度の問題や課題を理解し議論するためには，その**目的**や**成立過程**を理解することが必要です。しかし，医療制度・医療保険制度は頻繁に改正があり，その改正が必ずしも合理的とはいえず，極めて複雑かつ専門的であるため，一般の方はもちろん，医療従事者にも理解しにくいものです。そこで，予備知識なしに，ある程度は理解できるように，医療制度・医療保険制度の目的と成立経緯を概観します。医療保険制度の詳細は，第6章以降で説明します。

02　医療制度の成立

仁術
金持ちから医療費を取って，貧者に施すこと（施療）。
昔の所得再配分，社会保障の役割があった。

人類の歴史とともに，それぞれの民族，地域や集落において，経験に基づいた医療行為がありました。古事記と日本書紀に，古墳時代中期（390～500）に朝鮮の良医（くすし）や医博士（くすりのはかせ）が日本に大陸の医療を伝えたと記されています。その後，遣唐使に随行した医学留学生が勉学の成果を携えて帰国しました。

日本で最初の医療制度は，大宝律令の医疾令として定められました。

仏教の伝来以来，近世に至るまで僧医が医療提供の役割を果たしました。

保元・平治の乱（1156・1159）を契機に律令制が崩壊し，禄を失った官医がいわゆる開業医として生計を立てるようになりました。

キリスト教布教を目的とした宣教師に随伴した医師が，西洋の科学的な医療を紹介しました。漢方と加持祈祷を主体とした当時の人々にとって驚異の出来事でした。

古来，江戸時代までは，医は施療であり，**仁術**と考えられていました。す

なわち，貧しい人からは診療費を徴収しないかあるいは支払い能力に応じて受け取り，富める人からの診療費で全体として経営を維持していました。ある意味では，所得再分配と，福祉の役割を果たしていました。したがって，最近まで，医師が報酬や経営を口にすること自体，不見識と考えられていました。また，自由開業制であり，誰でも自由に薬を処方し，治療し，薬を売ることができました。医業も薬業も家業として行なわれており，一部の例外があるものの，医療は社会制度としては機能していませんでした。

　日本の医療制度・医療保険制度は，諸外国の例に違わず，明治以来，富国強兵と社会防衛を目的に，主に伝染病対策として整備されました。当時は，医療提供の量が不足し，医療機関を受診すること自体が贅沢であり，かつ困難でした。量的な整備は，1985年に地域医療計画が実施されるまで続きました。

03　医療制度の確立の経緯

　年代を追って医療制度の概要を説明します。

1）太政官布告

　制度としての医療が確立されたのは，明治元年，医業取締りと医学奨励に関する太政官布告によってです。「医師の義，人之性命に関係し，実に容易ならざる職に候。然るに近世，不学無術の徒，猥りに方薬を弄し，生命を誤る者少なからず，聖朝仁慈のご趣旨に背き，甚だ以って相済まざる事に候。今般医学所お取り立て相成り候については，規則を設け，学の成否，術の功拙を篤と試して免許を得た者でなければ医業を行なう事が許されなくなるから，その様に覚悟して益々学術に励むべき事」という政府の厳しい方針を示しました。政府は横浜に軍陣病院を設置し，鳥羽・伏見の役等の負傷者の治療を行なわせました。

　同年，これを東京に移し「医学所」に合併して「東京大病院」を設立し，医学教育体制を整えるために，1869年「医学校兼病院」に改称し，長崎精得館を長崎大学に，1871年大阪に仮病院および医学校を設ける等して準備を整えました。1886年に東京帝国大学医学部として，卒業生に医学教育の主導的役割を担わせました。

2）医制

　1874年文部省による開業免許制度，すなわち「医制」が東京，大阪，京都の3市に布達されました。わが国の医師法と医療制度の根源をなすもので，総則，医学校令，教員並外国教員職制，医師の開業制度，産婆，鍼灸，薬舗及売薬規定の76か条より成り，1906年に「医師法」が規定されるまで，医師の身分について法的根拠を付与していました。「院長は公私病院に関わらず医術開業免許を所持するものを謂う」と規定されました。

　第37条では「医学校の卒業証書及び内科，外科，眼科，産科等専門の科

目を2か年以上修得した証書の所持者を対象に試験を行ない，その合格者に免許を与える」と医師免許制度を規定し，第41条では「医師たる者は，自ら薬を鬻（ひさ）ぐ（売る）ことを禁ず，医師は処方書を病家に附与し，相当の診察料を受くべし」と規定し，**医薬分業**の考え方を示しました。医薬分業と医師の技術料が明記されたことは，医業を経済行為であると規定していることになります。

1875年には，衛生行政が内務省に移管されました。「医制」を参考にして，各県に医則ができました。

3）漢方医・蘭方医と医会

漢方医と蘭方医等の医会もありましたが，特に漢方医は一家相伝の風習があり，医会はあっても親睦の会でした。洋方医が増加し，また，医学医術の研鑽や情報交換，医師の使命を遂行するために医師会が組織されました。

1877年，1879年のコレラ流行の防疫体制として各地に医師組合がつくられました。各地医会が独自に「薬価表」という報酬規定を作成しました。

1883年に医師免許規則が成立しました。

1891年に制定された東京府の「私立病院並びに産院設立規則」によれば，病院とは患者を10人以上収容する施設をいいました。

1895年に漢方医学存続法案が否決され，漢方では医師免許を取れなくなりました。

1906年に医師法と内務省令による医師会規則が制定されました。医師会が診療報酬の協定料金を決め，違反者には法的な制裁を科しました。医師会規則は，医師会設立の手順や運営，会員の資格，義務等を定めたものです。

4）身分法の制定

医師法は，1909年に第1次改正，1914年に第2次改正，1919年には医師会の強制設立と医師の強制加入を骨子とする第3次改正が行なわれました。第3次医師法改正に伴い，従来の「医師会規則」は廃止され，新たに「医師会令」（勅令）が公布されました。

これは，現在の弁護士会と同様に，医師会を**専門職**能団体として**自律した組織**として機能させて，質を保証するためです。

「医師法施行規則」の一部を改正し，従来，「警察犯処罰令」で取り締まられていた医師の応招義務に関する規定が「医師法施行規則」に移されました。

1913年大審院判決において，「人の疾病を治療するは**医の行為**にして之を常業とするは医業なり」，1915年の判決では，「医業とは**常業となすの目的を以てなす行為**を云う」と規定しています。

1915年に看護婦規則が成立しました。

1925年に薬剤師法が成立しました。

5）健康保険制度制定

「国民生産力の本源である，中人以下賤民労働者の健康を保護し，その生活を安全ならしむることにより，一国の富源を培養し，治安を保持する」こ

後藤新平
庶民の生活の安全を目的に医療保障制度成立に心血を注いだ。戦略思考の見本。令和の新平登場が待たれる。

人頭払い
特定集団の人数による一括払い。
いいとこ取り（クリーム・スキミング）の危険がある。

労働基準法
労働者の最低限の権利を擁護する法律。
改正されたが，時代の変化に追いつけない法律の代表。

医療法
医療提供体制の法律。
現在は，医療の基本法の役割を果たしている。
実態は，医療保険制度（経済）に引きずられている。

医療法人
民間医療機関の資本集積が目的。
民法ではなく，医療法に基づいて設立された，公益を目的とする法人。

法人
責任の継続性を図るために，組織を擬人化したもの。
責任と権利の明確化。
法律で権利と義務の主体となる地位，すなわち人格を認められた，民法で規定された団体。

とを目的に，**後藤新平**が力を注いだ恤救法，救貧税法は成立しませんでしたが，1922年にわが国初めての健康保険法が成立しました。しかし，関東大震災の影響もあり，審議が延長され，施行（保険給付が開始）されたのは1927年でした。

健康保険では，政府が直接官公立病院に委託する場合を除き，すべて日本医師会に請け負わせ，診療報酬を**人頭払い**で支払いました。医師会内では，診療報酬点数計算規定を決め医師に配分しました。しかし，予想以上に多くの患者が受診したので，1点単価が予定の基準を大きく下回り，医師の不満が高まりました。地域格差が大きくあり，1件当たり点数では3倍以上，1点単価では6倍以上でした。したがって，政府は，「健康保険はわが国で初めてのことであり，…患者が多いために金が足りなくなれば，保険料の値上げも考えねばならない。それでもなお金が足らぬときは，医療の方法や範囲を極端に制限せねばならぬかもしれません」と現在と同様の発言をしています。

1932年，内務省「診療所取締規則」で「病院と称するは診療所にて患者10人以上の収容施設を有するものを謂う」と病院が規定されました。

1937年，保健所法が制定されました。

1938年，厚生省が誕生しました。

1938年，国民健康保険法が制定されました。

1942年，国民医療法および同施行規則が制定され，戦時統制的性格を有しました。

1943年，薬事法が成立・施行されました。

1946年，公布の新憲法第25条に，社会保障という言葉がわが国で初めて使われました。

1947年，**労働基準法**と同時に，労働者災害補償保険法（労災保険）が制定・施行されました。

6）医療法制定

1948年，**医療法**が成立しました。これは主に病院施設基準を規定する法律でした。病院と診療所が明確に区分され，病院の規定は従来の10床から20床以上になりました。総合病院が制定され，営利目的による病院・診療所の開設禁止規定が明記されました。

1948年，医師法，歯科医師法，保健婦・助産婦・看護婦法等が制定あるいは改正されました。ここで，戦後の医療制度の基礎がほぼ整備されることになりました。

1950年，医療法の一部改正により，**医療法人**ができました。敗戦後の荒廃は医療にも及びました。制度としては整備されましたが，国公立・公的病院だけでは日本の医療提供体制は不十分でした。民間の力が必要でしたが，民間は大部分が個人医院・個人病院でしたので，病院を建設する資本が不足していました。そこで，**法人化**を促進することで資本の集積をはかりました。優遇税制，医療金融公庫（現福祉医療機構）が創設されました。保険制度を確実に機能させるために，社会保険診療報酬支払基金法が制定されました。

1953年，国民健康保険に2割の国庫補助が導入されました。医療保険に初めて公費が投入されました。各保険組合の財政状況は悪化していましたが，これにより医療保険の財政状況が改善されました。

当時は，社会保障といっても，まだ医療は贅沢なものであり，国民の約半数は保険未加入でした。被用者保険（健保）の給付率は100％でしたが，国保加入者は自営業・農業者や中小零細企業のサラリーマンとその家族であり，しかも，給付率は50％でした。したがって，特別の場合や金持ち以外は容易には医療を享受できませんでした。

7）国民皆保険制度の導入

1961年に国民皆保険制度が導入され，国民が誰でも医療を受けることができるようになりました。しかし，医療保険制度の整備に比較して，医療制度（提供体制）の整備は不十分でした。医療機関が偏在しており，当時は約2,000の無医地区の問題がある等，どこでも，誰でも，いつでも，受診できるようになるには，なお時間が必要でした。

現在の医療制度の3大特徴である，国民皆保険，**出来高払い**，自由開業制は1961年に達成されました。その当時はまだ，医療の提供体制が量的に不足していたので，各都道府県に医科大学あるいは医学部が設立されました。右肩上がりの経済成長に支えられて，量と質の向上がみられました。どこでも，誰でも，いつでも，低額の負担で医療を受けられるようになりました。社会保障（医療保障）制度は世界に類がない優れた制度となりました。

出来高払い
診療行為単価の積み上げ。
皆保険制度3大特徴の一つ。実態は，包括が混合している。

8）病床規制の萌芽

1962年の医療法の一部改正によって，公的性格を有する病院の開設等について，医療機関の地域的偏在防止等の見地から新たな規制が行なわれました。すなわち，都道府県，市町村，日本赤十字社，健康保険組合，厚生農業協同組合連合会等が病院の開設，増床等を行なおうとする場合，保健所の所管区域等一定地域の病院の病床数がその地域の必要病床数にすでに達しているか，または，その開設等によって必要病床数を超えるときは，都道府県知事は，許可を与えないことができるというものです。

9）高齢化への対応

1963年，老人福祉法が成立しました。戦後，核家族の増加，家族が担ってきた老親扶養の仕組みの変化，高齢化社会に対応するために，福祉政策を総合的に進めることが目的でした。所得に関わりなく社会的支援を必要とする高齢者を幅広く対象として，特別養護老人ホーム，訪問介護（ホームヘルパー）等が制度化されました。

1968年に定められた必要病床数の数値の適用期間が2年間延長されました。この場合，地域の必要病床数の算定にあたって使用する数値は，2年ごとに再検討が行なわれており，1970年12月31日には適用期間が満了することとなりました。

1972年から公的病院の**病床規制**が行なわれました。

病床規制
病床の定義に留意すべき。
長期療養病床と介護施設等の区別が，国により異なる。
一つでも病床をもつ施設を病院という国もある。
病床数が国民医療費を規定する考えの発露。
供給が需要を創造するという経済の一般法則（セイの法則）である（74頁用語解説参照）。

老人保健法
老人の健康の保持と適切な医療の確保を目的とする。
保険（事後）＋保健（予防）である。
2006年の医療法改正で改称され，後期高齢者医療制度になった。

医療費抑制
医療費抑制を医療費適正化と称することが問題である（74頁参照）。
適正化とは，合目的性，妥当性，納得性が担保された状態である。
目指すべき言葉であるが，掛け声と実態の食い違いが問題である。

地域医療計画
全国を355の2次医療圏に区分し，医療圏ごとに整備目標を立てた。
自由開業の制限である。
実態は，医療費抑制を目的とした病床規制。

薬価差益
正当な取引の成果。
薬剤管理の付加価値。
かつて，リーゾナブル（ゾーン）といわれた。
今や，諸悪の根元と誤解される。
仕入れ値で販売しなければならない業種は皆無である。
購入価格交渉をする意味がない。

機能分担
真の意味は役割分担である。
実態は，名称分担である。

医療提供の理念
本改正で，現在，医療に問われているほぼすべての事項が規定された。この観点から，基本法ともいえる。

機能分化
専門分化と機能連携が必要である。
機能分化とは名ばかりである。

療養
健康に関するお世話。
医療を提供すること。

1973年から，70歳以上の老人医療費の無料化が行なわれました。この結果，老人医療費が急激に増大し，高齢者を多く抱える国民健康保険の財政が悪化しました。

1982年，**老人保健法**が成立しました（79頁参照）。各医療保険制度間の負担の公平を図る観点から，各制度が老人医療費を拠出し，老人医療費の一定額を受給者本人が自己負担することになりました。

10）医療費高騰と医療費抑制

日本の経済力に十分な余力があり，科学技術や医療技術の高度化により，誰でも高度な医療を期待できるようになりました。しかし，国民や患者の要求水準がとどまるところなく高まり，日本経済の沈滞による国家の財政難によって，高齢者医療費の高騰の負担に耐えられなくなりました。

医療費抑制と年金財政の健全化が，国家政策の最大の課題となりました。医療費抑制政策として**地域医療計画**，診療報酬への包括化導入，**薬価差益**削減，医療機関の**機能分担**，特定療養費，患者自己負担率の増加，診療報酬への減点の導入等，様々な手法が取り入れられました。

04　医療制度改革

日本社会の構造改革の一環として，医療制度改革が進行しています。

第1次・第2次医療法改正

1985年，第1次医療法改正における地域医療計画で，全国を355の2次医療圏に分け，それぞれの地域の病床数を規制しました。すべての運営主体に適用されました。

1992年，第2次医療法改正は，施設基準法であった医療法の第1条に，**医療提供の理念**が明記されたことが重要です。医療基本法といえるものに近づきました。医療施設機能の体系化すなわち**機能分化**として特定機能病院と**療養型病床群**が制度化され，医療に関する適切な情報提供として，広告の規制緩和と院内掲示が義務付けられました。医療機関の業務委託（142頁）の基準が規定されました。

第3次・第4次医療法改正

1998年の医療制度改革の先駆けとして，第3次医療法改正が実施されました（1997年）。入院期間が48時間以内と規定されていた診療所に療養型病床群が導入されたことは，極めて大きな政策転換でした。地域医療支援病院が創設されました。総合病院は1998年4月に廃止されました。しかし，総合病院の承認を得ていた病院が，引き続き「総合病院」を称することはできます。特別医療法人の業務範囲が拡大されました。

1999年の第4次医療法改正は，**介護保険制度**との整合性を図るためです。医療情報提供の推進，医師の卒後臨床研修の必修化と医療計画の見直しと都

短期療養と長期療養がある。

その根拠は,「保険医療機関及び保険医療養担当規則」という法律名とその内容から明々白々である。

短期か長期かは問わない。

療養病床

療養の定義からして,この名称に矛盾がある。

すべての病床は,"療養"が目的である。

正確には,長期療養病床と命名すべきである。

診療所に療養型病床群が導入された。

48 時間以内と療養型とは,論理矛盾があった。

診療所は外来,病院は入院を主体とする,という方針を転換したといえる。

介護保険制度（89 頁参照）

長期療養および介護保険制度のこと。

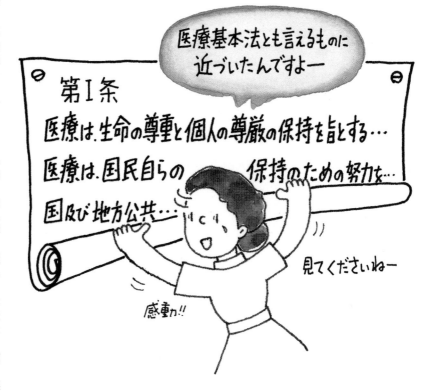

世代間競争

扶養義務の放棄。人口構成の不均衡が原因である。

聖域なき

有無をいわさず方針通り。

重点 6 分野

過保護に慣れて,自主的改善ができない分野と指摘されている。

病院経営と医療管理とを分離

病院で行なう業務を医療と呼び,組織運営を経営という。

経営と管理は同義であり,Management と訳す。

分離ではなく統合・総合の努力,総合的質経営（Total Quality Management：TQM）が必要。

道府県知事の権限規定が整備されました。

改正の要点は,以下の 3 つです。

❶入院医療を提供する体制の整備

❷医療における情報提供の推進

❸医療従事者の資質向上―医師の卒後臨床研修の必修化

高齢者医療費高騰の負担を誰がするか,という世代間の問題と,どの保険組合（保険者）が負担するか,という老人医療費拠出金の問題があり,高齢者医療制度創設が検討されました。

年金の破綻は時間の問題であり,**世代間競争**として大きな課題です。

小泉改革以後

2001 年,小泉内閣は,**聖域なき**構造改革を掲げて,経済財政諮問会議の基本方針を閣議決定し,総合規制改革会議の**重点 6 分野**に関する中間とりまとめ,厚生労働省の「医療制度改革試案―少子高齢社会に対応した医療制度の構築」,政府・与党社会保障改革協議会の「医療制度改革大綱」,総合規制改革会議最終報告書「規制改革の推進に関する第 1 次答申」が矢継ぎ早に出されました。

2002 年には,「規制改革推進 3 か年計画（改定）」が閣議決定されました。❶民間企業経営方式の導入,❷**病院経営と医療管理とを分離**して医療機関運

営の効率化を促進するために，合理的な欠格事由のある場合を除き，理事長要件を原則として廃止されました。

経済財政諮問会議「経済財政運営と構造改革に関する基本方針2002 構造改革と経済財政の中期展望」が報告され，❶次世代育成支援（少子化対策）の強化，❷年金制度の改革，❸医療制度の改革の他，構造改革を進めるために，「構造改革特区」の導入が明記され，構造改革特区推進本部が設置されました。

総合規制改革会議は中間報告で，医療分野への**株式会社の参入**や，規制改革特区制度の創設を提案しました。また，健康日本21を推進する健康増進法が成立し，2003年5月から施行されました。

健康増進法は，国民の健康の増進の総合的な推進に関し基本的な事項を定めるとともに，国民の栄養の改善その他の国民の健康の増進を図るための措置を講じ，もって国民保健の向上を図ることを目的とし（第1条），健康診査の実施等に関する指針策定（第9条），国民健康・栄養調査の実施（第10条），生活習慣病の発生の状況の把握（第16条），市町村による生活習慣相談等の実施（第17条），受動喫煙の防止（第25条）を規定しています。

05　医療制度改革試案

内閣府の**総合規制改革会議**の中間とりまとめ（2001年）を受けて，厚生労働省は「医療制度改革試案─少子高齢社会に対応した医療制度の構築」を提出しました（2001年9月）。別添の「21世紀の医療提供の姿」には，改革のスケジュール（工程表）を示しました。

2005年10月，厚生労働省は医療制度構造改革試案として，次の5項目を挙げました。

❶予防重視と医療の質向上・効率化のための新たな取組
❷医療費適正化に向けた総合的な対策の推進
❸都道府県単位とする医療保険者の再編統合等
❹新たな高齢者医療制度の創設─高齢者に係る医療費負担の公平化・透明化
❺診療報酬体系の在り方の見直し

06　病院団体の提言

全日本病院協会（全日病）は，「**病院のあり方に関する報告書2000年版**」で，医療のグランドデザインを描き，医療および病院のあるべき姿と，現状の問題点への対策を提示しました。理念の策定・明示，提供体制，標準化，質向上の必要性，情報開示・情報活用，データ重視等の7つの提言を示しました。

「2002年版」では，病院の基本的あり方，医療の質向上，すなわち，基本

特区
法律の適用を除外した特別な区域をいう。
実験的な，あるいは，賛否両論のある事項を試みる区域。

株式会社の参入
既に，株式会社立病院が多く存在する。
賛否両論がある。営利目的は怪しからぬという議論が大部分である。しかし，問題はそこではない。株式会社が医療に参入するのは，医療本体で利益を上げることではなく，医療本体で利益を上げなくても，医療関連分野で利益を上げることが目的である。営利企業であれば，現在のような，再生産が困難な医療本体だけに参入するはずがない。
医療本体で再生産できる制度にするべきである。そのうえで，同じ土俵であれば，営利企業が医療に参入しても，対等以上に競争できるはずである。営利企業の参入を恐れるよりも，利益が多く出て，営利企業が参入したくなるような状態にしたい。

総合規制改革会議
内閣府に設置されたことに意義がある。
経済財政の趣旨が強すぎるという難点がある。是々非々で論ずるという期待もある。

病院のあり方に関する報告書
病院団体が理念・あるべき姿に基づいて医療のグランドデザインを描いた意義は大きい。単なる利益誘導団体ではないことを示した。

的事項を第 1 章，第 2 章に配置し，前回以上に重点を置き，また，地域一般病棟（37 頁図参照）という新たな概念を提案しました。

「2004 年版」で，従来以上に質・情報・安全を重視しました。

「2007 年版」では，第 5 次医療法改正を受けて，❶医療・介護機能の分化と連携の促進―継続的ケアの確保，❷組織の質を継続的に高める―質・安全の評価測定と情報活用の仕組みづくり，❸医療安全・医療事故対応のための第三者機関の設置，❹望ましい終末期医療に向けた教育・啓蒙とガイドラインの作成，❺地域特性を踏まえた医療提供体制と適切な診療報酬体系の構築の 5 つを提言しました。

「2011 年版」では 2025 年の医療介護のあり方を想定し検討しました。取りまとめ最終段階で東日本大震災が発生し，経済復興や政府「社会保障と税の一体改革」の行方を検討中に，政権与党の交代があり，政策の転換がありました。

「2015-2016 年版」では，2025 年に向けた国の議論も踏まえ，医療機関の運営に必要な取り組みとして，以下を提言しました。

1. 理念–運営方針の再確認と提供する医療の決定
   ・運営環境の再確認
   ・国の政策の動向
2. 継続的な質向上への取り組みと医療情報の開示
3. 地域連携あるいは広範な機能の確保
4. 費用の管理
5. IT 化の推進
6. 人材育成の観点に立った人事労務管理

「2020 年版」を，2040 年に向けて検討していましたが，COVID-19 の影響を反映して「2021 年版」として再編し，7 月に公表予定です。

07　第 5 次医療法改正

2006 年，第 5 次医療法改正法が成立しました。

医療法第 1 条に関して，『(1)「医療を受ける者による医療に関する適切な選択を支援するために必要な事項」「医療の安全を確保するために必要な事項」及び「医療提供施設相互間の機能の分担及び業務の連携を推進するために必要な事項」をこの法律に定める事項として追加するとともに，「医療を受ける者の利益の保護及び良質かつ適切な医療を効率的に提供する体制の確保」をこの法律の目的として明記すること』と大幅な改正でした。

医療基本法
32 頁参照。

民主党が提出した「医療を受ける者の尊厳の保持及び自己決定に資する医療情報の提供，相談支援及び医療事故等の原因究明の促進等に関する法律案」は廃案となりました。**医療基本法案**ともいえる内容です。法案の題名も内容を表すものに変えて，議論を尽くすことが必要です。“看板に偽りあり”，“どさくさに紛れて出した” と言いたくなります。

08 　がん対策基本法

第5次医療法改正関連法として，がん対策基本法が成立しました。

第1条に，「がんが国民の疾病による死亡の最大の原因となっている等がんが国民の生命及び健康にとって重大な問題となっている現状にかんがみ，がん対策の一層の充実を図るため，がん対策に関し，基本理念を定め，国，地方公共団体，医療保険者，**国民および医師等の責務**を明らかにし，並びにがん対策の推進に関する計画の策定について定めるとともに，がん対策の基本となる事項を定めることにより，がん対策を総合的かつ計画的に推進することを目的とする」としています。

国民および医師等の責務
国民および医師等の責務を明記したことが重要。

09 　医療特区

2001年12月，構造改革特区推進本部が「構造改革特区推進のためのプログラム」を決定しました。医療については，「医療特区」として，温泉療養に関する事項，混合診療・特定療養費の拡大，特定承認医療機関の施設基準等25項目が提案されました。結局，厚生労働省や日本医師会等の反対があり，実施されませんでした。

2004年5月，構造改革特別区域法の一部を改正する法律が公布され，2005年10月から施行されました。「経済特区」の一つとして，特定の地域に限って，地方自治体や各種団体・組織からの申請によって，株式会社による病院・診療所の開設等の事項を認めました。

先端医療産業特区，かながわバイオ医療産業特区と**認知症高齢者グループホーム**が認定されました。

2008年11月，「先端医療開発特区（スーパー特区）」にiPS細胞応用，再生医療，革新的な医療機器の開発，革新的バイオ医薬品の開発，国民健康に重要な治療・診断に用いる医薬品・医療機器の研究開発の5分野から24プロジェクトが5年間の研究期間で採択されました。

国家戦略特区では，医療に関連して，東京圏（外国人医師の業務解禁・医学部の新設），関西圏（保険外併用療養に関する特例・病床規制の緩和・iPS細胞からの試験用細胞製造の解禁・革新的な医療機器，医薬品の開発迅速化・可搬型PET装置による撮影），福岡市・北九州市（遠隔服薬指導），養父市（遠隔服薬指導）が認定されました。

先端医療産業特区
https://www.city.kobe.lg.jp/documents/12092/iryou.pdf
認知症高齢者グループホーム
短期利用事業特区。

国家戦略特区
経済再生本部の提案を受け，第2次安倍内閣が成長戦略の柱の一つとして，国家戦略特別区域法2条で地域振興と国際競争力向上を目的に規定した経済特区。

10 　医師の偏在

2004年の新しい卒後臨床研修制度導入後，予想を超えて，医師の需給バランスが大きく崩れました。多くの研修医は，専門分野の研修よりも，実質的な初期臨床研修を求めて，地域の研修病院を選択しました。大学病院，特

に地方の大学病院には研修医が不足し，結果として，人材難から，関連病院への医師派遣を取りやめあるいは引き上げが頻発しました。当初は，小児科，産婦人科医師の不足が危惧されましたが，現在では，大学・大病院と中小病院，種別，規模，運営主体を問わず，すべての診療科で医師が不足しています。とくに，地方では深刻であり，人口 10 万人あたりの医師数が 200 人未満（2004 年当時）の青森・岩手・秋田・山形・福島・新潟・山梨・長野・岐阜・三重の 10 県は，医学部の入学定員数を 2008 年から 10 年間，毎年，10 人まで増員できるようになりました。人口 10 万人当たり医師数は，日本では 2019 年には 260 人，OECD 加盟国平均では 295 人です。医療費抑制を目的として，1997 年，医師過剰を理由に医学部定員削減が閣議決定され，増員は暫定措置でした。しかし，医師不足による救急，産科医療をはじめ，とくに，病院医療の崩壊を受けて，政府はやっと，医師不足を公式に認めました。

　「経済財政改革の基本方針 2009」（2009 年 6 月 23 日閣議決定）を踏まえ，2010 年度医学部入学定員を，「地域枠」「研究医枠」「歯学部定員振替枠」の 3 つの枠組みで最大 369 人の増員を認めることを示し，その後，2016 年度の医学部入学定員を 9,262 人にしました。増加分は 1,637 人で，約 16 大学医学部を新設したことと同じです。

　医師不足に対して，医学部の新設が議論され，東日本大震災で被災した沿岸部に教育拠点を置き，地域医療や災害医療に強い人材を育成する計画を提出した東北薬科大（仙台市）が選定され，2016 年に開校しました。また，

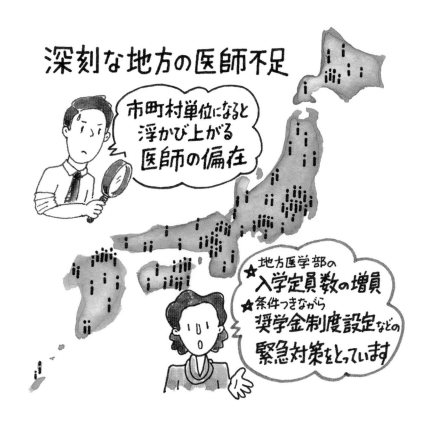

国際医療福祉大学が2017年4月に開校しました。しかし，現在の医師不足には効果がなく，教員となる医師の引き抜きや将来の医師過剰につながるという意見もあります。

医師の増員は10年後でないと効果が出ないので，病院勤務医の急速な不足に対処するには，病院勤務医の業務負担軽減のほうが必要という観点から，看護師，薬剤師の業務範囲拡大が議論されています（116，124頁参照）。また，医師事務作業補助体制加算が新設されました。

医師確保計画を通じた医師偏在の解消

医師偏在の解消を目的に，医師確保計画が以下の通り実施されています。

2020年から第7次，2024年から第8次（後期），2027年から第8次（前期），2036年までに再度計画を見直されます。医師確保計画に基づく地域枠・地元出身者枠を設定します。

❶三次医療圏間，二次医療圏間の医師偏在の喫緊の課題について，医師確保計画の各計画期間ごとに効果検証・課題把握と対応策の立案を行ない，早期に効果を発揮する医師偏在対策（短期的な対策）により偏在を是正する。

❷地域枠・地元出身者枠設定の政策効果が一定程度蓄積した2036年時点で，各都道府県における医師の需要と供給の均衡を達成する。

※医師需給の均衡達成後の医師需要も踏まえた地域枠・地元出身者枠の設定を行なう。

医師偏在指標

人口10万人対医師数は，医師の偏在の状況を十分に反映した指標ではないので，医師偏在指標が検討されており，以下の留意事項があります。

医師偏在指標は，医師偏在対策の推進に活用されますが，指標の算定には，一定の仮定が必要です。また，入手できるデータに限界があり，すべての医師偏在の状況を表しうる要素を盛り込めません。医師偏在指標の活用に当たり，医師の絶対的な充足状況ではなく，相対的な偏在の状況を表すことに十分に留意する必要があります。

医師偏在指標	＝	標準化医師数÷（地域の人口÷10万×地域の標準化受療率比[※1]）
標準化医師数	＝	Σ性年齢階級別医師数×性年齢階級別平均労働時間÷全医師の平均労働時間
※1 地域の標準化受療率比	＝	地域の期待受療率÷全国の期待受療率[※2]
※2 全国の期待受療率	＝	Σ（全国の性年齢階級別受療率×地域の性年齢階級別人口）÷地域の人口

11　医療崩壊・病院崩壊

夜間・時間外の救急患者の"たらいまわし""診療拒否"といわれる問題

が契機となって，医師不足，とくに，産科，小児科，外科の医師不足，そして，病院の運営そのものが危機に瀕しているという実態が報道され，大きな社会問題となりました。

1985年頃から医師数抑制政策，医療費抑制政策により，病院経営が悪化し，医師の労働環境が悪化し，勤務医は負担の少ない病院に転勤あるいは診療所を開業しました。この傾向が，さらに勤務医の労働環境を悪化させる悪循環を起こしています。

小泉内閣の経済財政諮問会議による「**骨太の方針**」が閣議決定され（2001年6月），「医療制度改革大綱」を決定し，2002年4月の診療報酬改定で過去最大幅の引き下げを決めました。毎年2,200億円の社会保障費削減が医療崩壊のダメ押しとなりました。

2012年の診療報酬改定は微増でしたが，2014年の改定は消費税3%分を含み，全体でプラス1.36%ですが，実質マイナス改定でした。

前項"医師の偏在"では，絶対数ではなく偏在が問題であるという政府の考えですが，医療費の対GDP比は10.3%，先進国のなかで最も高齢者比率の高い日本が最も低く，医師数も，OECD諸国の平均が人口10万人当たり295人であるのに対して，日本は260人（2019年）で，絶対数が不足しています。

COVID-19に振り回された2020年は，医療者のみならず，全国民が医療崩壊の危機を実感したのではないでしょうか。中短期の経済効率性を追求してきた結果がこの状況です。持続性，想定外事態への対応には，経営資源の蓄積，余裕が必須です。

国民，マスコミの医療に対する要求や非難は増大し，さらには，医療事故あるいはその疑いがあれば警察への届け出の義務が課せられ，刑事訴追される虞があります。

この状況では，誇りをもち，安心して医療に従事できなくなり，病院あるいは**医療から撤退する医療従事者**が急速に増えています。これが，病院崩壊・医療崩壊といわれるものです。

骨太の方針
基本方針のこと。
いかにもしっかりした
という感じをもたせる。

医療から撤退する医療従事者
立ち去り型サボタージュと呼んだ人がいる。サボタージュではなく，病院や医療の現場に残る気力体力の喪失とみるべき。

12　後期高齢者医療制度

「老人保健法」を改正して，「高齢者の医療の確保に関する法律」として，都道府県の区域ごとに当該区域内のすべての市町村が加入する後期高齢者医療広域連合を設けました（第7章「高齢者医療制度」，79頁参照）。2008年4月の実施を待たず，"後期高齢者医療制度"の通称が良くないという世論を受けて，当時の福田首相は"長寿医療制度"と称しました。

高齢者医療制度の施行前後から，年齢による差別的な扱い，後期高齢者という名称，さらには保険料の年金からの天引き等の問題が頻繁に報道されました。民主党は2009年衆議院議員選挙のマニフェストで，「後期高齢者医療制度を廃止し，国民皆保険を守る」とし，政権交代を果たしました。

高齢者医療システム検討会設置

　後期高齢者医療制度廃止後の新たな制度のあり方を，厚生労働省と国民健康保険中央会が共同で設置した「高齢者医療システム検討会」で検討しました。

　新たな制度のあり方の検討は，以下の6原則が基本です。

❶後期高齢者医療制度は廃止する
❷マニフェストで掲げている「地域保険としての一元的運用」の第一段階として，高齢者のための新たな制度を構築する
❸後期高齢者医療制度の年齢で区分するという問題を解消する制度とする
❹市町村国保等の負担増に十分配慮する
❺高齢者の保険料が急に増加したり，不公平なものにならないようにする
❻市町村国保の広域化につながる見直しを行なう

高齢者医療制度の見直しの経緯

2011年6月，政府・与党社会保障改革検討本部が「社会保障・税一体改革成案」を決定
2011年12月，社会保障審議会医療保険部会で「議論の整理」
2012年2月，「社会保障・税一体改革大綱」（閣議決定）
・高齢者医療制度改革会議のとりまとめ等を踏まえ，高齢者医療制度を見直す
2012年，通常国会に後期高齢者医療制度廃止に向けた見直しの法案を提出
2012年5月，民主党厚生労働部門会議が「見直しの骨子」を決定
・後期高齢者医療制度を廃止し，75歳以上の国民健康保険等の適用等の措置を講ずる
2012年6月，3党合意（民主党・自由民主党・公明党）
2012年8月，「社会保障制度改革推進法」成立
2012年11月〜2013年2月　社会保障制度改革国民会議開催
2014年4月，70歳になる者から，70〜74歳の患者負担を段階的に法定負担割合（2割）とした。

後期高齢者の保険料軽減特例の見直し

　安心して医療を受けられる社会を維持するために，世代間公平や，高齢者間での世代内公平が図られるよう，応能負担の必要があります。

　2017年4月から，後期高齢者医療の保険料軽減特例を段階的に見直し，所得割は，2017年度に2割軽減，2018年度に本則（軽減なし）としました。均等割は，低所得者に配慮して据え置き，介護保険料軽減の拡充や年金生活者支援給付金支給とあわせて見直しました。

13　医療介護総合確保推進法

「地域における医療及び介護の総合的な確保を推進するための関係法律の整備等に関する法律」が一括審議で成立しました（2014 年 6 月）〔医療介護総合確保推進法（40 頁参照）〕。第 6 次医療法改正はこの一部として実施されました。

第 6 次医療法改正

医療法改正
2021 年 5 月医療法改正案が可決された。概要は以下である。
Ⅰ．医師の働き方改革，Ⅱ．各医療関係職種の専門性の活用：❶医療関係職種の業務範囲の見直し，❷医師養成課程の見直し，Ⅲ．地域の実情に応じた医療提供体制の確保：❶新興感染症等の感染拡大時における医療提供体制の確保，❷地域医療構想の実現に向けた医療機関の取組の支援，❸外来医療の機能の明確化・連携。

第 6 次医療法改正に関する概要は次の通りです。

1. 新たな基金の創設と医療・介護の連携強化（地域介護施設整備促進法等関係）
   ❶都道府県の事業計画に記載した医療・介護の事業（病床の機能分化・連携，在宅医療・介護の推進等）のため，消費税増収分を活用した新たな基金を都道府県に設置
   ❷医療と介護の連携を強化するため，厚生労働大臣が基本的な方針を策定
2. 地域における効率的かつ効果的な医療提供体制の確保（医療法関係）
   ❶医療機関が都道府県知事に病床の医療機能（高度急性期，急性期，回復期，慢性期）等を報告し，都道府県は，それをもとに地域医療構想（ビジョン：地域の医療提供体制の将来のあるべき姿）を医療計画において策定
   ❷医師確保支援を行う地域医療支援センターの機能を法律に位置付け
3. その他
   ❶診療の補助のうちの特定行為を明確化し，手順書により行なう看護師研修制度を新設
   ❷医療事故に係る調査の仕組みを位置づけ
   （第 2 部 第 10 章 05 医療安全調査委員会・医療事故調査委員会，221 頁参照）
   ❸医療法人社団と医療法人財団の合併，持分なし医療法人への移行促進策を措置

地域医療計画

地域医療構想において，都道府県は，二次医療圏を基本とした構想区域ごとに，2025 年の病床の機能区分ごとの病床数の必要量とその達成に向けた病床の機能の分化および連携の推進に関する事項を定めることとされており，2016 年度末までに，すべての都道府県に地域医療構想の策定を求めました。6 年ごとに改定されます。都道府県が，❶地域の現状，❷地域の必要病床数，❸都道府県の医療提供の取り組みと目標の 3 点に関する計画書です。

医療計画の見直し等に関する検討会における意見のとりまとめは以下の通りです。

❶急性期から回復期，慢性期までを含めた一体的な医療提供体制の構築
❷疾病・事業横断的な医療提供体制の構築

5 疾病・5 事業
第 8 次医療計画では，感染症を加えて，6 事業となる。

❸5 疾病・5 事業および在宅医療に係る指標の見直し等による政策循環の仕組みの強化

❹介護保険事業（支援）計画等の他の計画との整合性の確保

　現在は第 7 次医療計画（2018～2023 年度）です。2020 年 11 月の第 23 回医療計画の見直し等に関する検討会で，コロナ対応の課題として，❶感染拡大初期段階からの病院の対応，❷高齢者の施設・集合住宅で感染症が発生した際の指針・方向性，❸医療機関間の役割分担・調整方法の整理の明確化と，❹都道府県間の連携が議論されました。

健康・医療戦略推進法

　世界最先端の医療技術・サービスを実現し，健康寿命延伸を達成し，医療，医薬品，医療機器を戦略産業として育成し，日本経済再生の柱とするために，内閣官房に，2013 年 2 月，「健康・医療戦略室」，「健康・医療戦略推進本部」が設置されましたが，健康・医療戦略推進法の成立に伴い，法定の本部として機能します。

独立行政法人日本医療研究開発機構
日本型 NIH とも言われる

独立行政法人日本医療研究開発機構法

　独立行政法人日本医療研究開発機構法の成立に伴い，**独立行政法人日本医療研究開発機構**が，医療分野の研究開発及びその環境の整備の実施・助成等の業務を行なうことを目的に 2015 年 4 月から設置されました。その業務は，❶医療分野の研究開発及び環境整備（委託事業），❷❶の業務に係る成果の普及・活用の促進，❸医療分野の研究開発及び環境整備に対する助成（補助），❹❶～❸の業務に附帯する業務です。

基本法
基本法は，国会が，法律の形で，政府に対して，国政に関する一定の施策・方策の基準・大綱を明示して，これに沿った措置を採ることを命ずるものである。「基本法」の名称はないが，その性格を有するものもある。
基本法の内容は抽象的なものにとどまることが多く，訓示規定・プログラム規定でその大半が構成されている。
したがって，基本法の規定から直ちに国民の具体的な権利・義務までが導き出されることはなく，それが裁判規範として機能することもほとんどない。例外として災害対策基本法がある。

14　医療基本法

基本法

　基本法とは，憲法と個別法とをつなぎ，憲法の理念を具体化し，憲法を補完するものです。

　教育基本法，災害対策基本法，中小企業基本法，観光基本法，原子力基本法，食料・農業・農村基本法，森林・林業基本法，消費者基本法，交通安全対策基本法，土地基本法，環境基本法および障害者基本法などがあります。名称は基本法でも，個別法に近い法律もあります。

保険医総辞退
日本医師会で過去に 2 度決議された。
一度目は回避された（1961 年）。
日本医師会の武見会長の下，国民皆保険制度の改革を要望して保険医総辞退をちらつかせて「制限診療」の撤廃を勝ち取った。
2 度目は実施された（1971 年）。
武見会長と斎藤厚相の間で公開会談，次いで，佐藤首相・斎藤厚相・武見会長との会談で，「医療保険の抜本改正案を次期国会に提出する」等 12 項目が合意され，総辞退は 1 か月間で終息した。

医療基本法

　日本医師会は，抜本的な医療制度改革を要求して，過去に 2 回保険医総辞退を決定し，1961 年には回避しましたが，1971 年には**保険医総辞退**を行ないました。日医会長と厚生大臣および首相のトップ会談で，その解決の条件として，以下の 12 の項目に合意して終息しました。その一つが，社会経済の変化に対応した国民の健康管理体制，医師の供給体制等の基本的事項を計

画的に実施しうる医療基本法の制定です。

斎藤厚相との 4 項目合意
❶厚生省の医療行政に関する姿勢を正す
❷医療保険制度の抜本改正案を次期通常国会に提出する
❸医療基本法を制定する
❹診療報酬において物価，人件費へのスライド制を確立する
佐藤首相が加わった 8 項目合意
❶国民の連帯意識を高揚する
❷国民の医療は生存期間を通して一貫して保障する
❸労務管理と社会保障を分離する
❹各種保険の負担と給付を公平化する
❺低所得層の有病率は高所得層に比べて 6 対 1 の比率であることを考慮する
❻医療従事者の質的向上を図る
❼大学研究費の公費をふやす
❽保険請求事務を簡素化する

医療基本法は，1971 年の国会審議で廃案になって以来，議論が断続しています。

1972 年厚生白書（抜粋）
　わが国の医療保障は，1961 年に国民皆保険体制が実現され，費用の調達面における「社会化」は大いに前進したが，医療供給体制の面においては，医療施設の整備，医療関係者の確保等個別の施策は推進されてきたものの，社会経済情勢の変化に応じて絶えず変化する医療需要に対応できるだけの総合的な医療供給体制の確立に欠けるうらみがあることが指摘できる。また，医療保険制度の改正をめぐって，その前提問題として医療供給体制の整備が大きな課題としてクローズアップされてきている。

医療基本法案

　医療基本法案は，医療憲章的な前文と，医療政策もしくは医療計画法的な本条全 10 条から成っています。前文では，医療のあるべき理念を確認するとともに，医療供給体制の総合的かつ計画的な整備を図ることが，国の重要な責務であると宣言しています。本条では，国が講ずべき施策として，医学医術に関する研究開発の推進，医師等の養成確保，各種医療施設の体系的整備および機能連携の強化等の諸施策を掲げ，施策の大綱について医療計画を作成すべきとしています。また，地方公共団体は，国の施策に準ずる施策を講ずる他，当該地域の特性に応じた医療の確保のため必要なその他の施策を講ずべきものとされ，地域ごとに実施すべき施策についての計画（**地域医療計画**）を作成することとしています。

　厚生省は，第 68 回国会に医療基本法案を提案しましたが，廃案に終わりました。医療に対する国民の要望に応えるためには，医療における総合性と計画性を強化する必要がありすべての関係者がこの課題に真剣に取り組むこ

地域医療計画
1972 年には，すでに，第 1 次医療法改正（1985 年）による地域医療計画が検討されていた。
医療基本法は廃案になっても，その考え方が実現されていたことがわかる。

とが強く要請されます。

医療基本法に関するその後の政策

　医療基本法案廃案後の経過を見ると，高額療養費制度（1973年），地域医療計画（第1次医療法改正），医療提供の理念の明示，病床の機能分化（第2次医療法改正），地域医療支援病院（第3次医療法改正），病床区分，卒後臨床研修・広告規制緩和（第4次医療法改正），療養病床の再編，医療計画，高齢者医療保険制度，医療安全確保の明記（第5次医療法改正），老人保健法，介護保険法，健康増進法，医療法人制度改革，地域包括ケア（介護保険法改正2011年）等，多くの部分が実現しています。

その他の議論

民主党

　民主党は，第153回国会に，「医療の信頼性確保向上のための医療情報提供促進，医療体制整備に関する法案」，第164回国会に，「医療を受ける者の尊厳保持及び自己決定に資する医療情報の提供，相談支援及び医療事故等の原因究明の促進に関する法案（**安心・納得・安全法案**）」を提出しましたが共に廃案となりました。

安心・納得・安全法案
安心・納得・安全の主語はだれか？

日本医師会

　日本医師会は，医事法関係検討委員会が，2010年に「患者をめぐる法的諸問題について～医療基本法のあり方を中心として」，2012年に「医療基本法の制定に向けた具体的提言」を発表しました。

病院団体

　日本病院団体協議会，四病院団体協議会で，医療基本法に関して議論しましたが意見の集約には至りませんでした。全日病は10年以上前から議論を積み重ね，医療基本法案を発表しました。詳細は次節で紹介します。

その他の団体の活動

　東京大学公共政策大学院医療政策教育・研究ユニット，患者の声を医療政策に反映させるあり方協議会，患者の権利法をつくる会，医療政策実践コミュニティー・医療基本法チーム，医療基本法議連等の医療基本法（仮称）制定に関するシンポジウムの開催などがあります。

全日病における医療基本法検討の経緯

病院のあり方報告書

　全日病は，医療制度改革・医療保険制度改革・介護保険導入による影響を検討する目的で，中小病院のあり方に関するプロジェクト委員会を設置し，1998年に報告書を公表しました。

　病院のあり方報告書は，医療提供の理念と具体的行動を示すものであり，医療基本法の趣旨と同じです。

病院のあり方報告書と医療基本法

当たり前品質
狩野理論の当たり前の要素をいう。

　医療が**当たり前品質**になり，要望が高度化，多様化し，従来の医療システムでは，対応困難になりました。医療の質をより重視した，かつ効率的な医

療提供体制の構築が必要です。1998年版以来，全日病は病院のあり方委員会を中心に，医療提供体制のあり方を包括的に議論し，2002年版から，「全日病の医療提供の理念は，国民に安全で質の高い医療を効率的かつ継続的に提供することである。…医療提供の理念，医療のあり方などを検討し…施設基準法から発展した現行医療法を改変し，『医療基本法』制定に向けて努める必要がある」とし，2004年版では，第6章医療制度改革への提言で，「医療に対するニーズは多様化，高度化する…新しい時代に合致する医療のあり方，医療提供のあり方を規定する医療基本法を制定すべき」としています。

　以後，毎回，医療基本法の制定を提言し続けており，諸団体の提言等も参考にして，2013年には，医療基本法案（全日病版）を策定し公表しました（https://www.ajha.or.jp/voice/arikata/2016/10.html）。2015-2016年版でも医療基本法制定に向けて，医療基本法案（全日病版）提案の経緯を公表しました。

医療基本法案（全日病版）
医療基本法案（全日病版）の趣旨
　医療基本法制定の議論は，医療のあり方からではなく，医療保険制度抜本改革，あるいは，不信から始まっています。「なぜ今，医療基本法なのか」を考えるには，「医療のあり方」を出発点とし，権利・義務の関係ではなく，信頼の創造を前面に出すことを強く要望します。

　基本理念を明示し，国民が求める医療，その実現に必要な医療提供体制，必要な資源（金・人・もの），費用負担（税金・医療保険・個人負担），の順番で考えなければなりません。

　医療提供者が改善すべきことはあります。しかし，医療提供者の努力には限界があることを，国民にも知っていただかなければなりません。

　本案を参考に，医療界および有識者が共に検討し，医療基本法制定に向けて合意形成することを期待します。

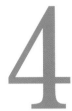

第 4 章
病院とは

01　病院を規定する法律

　病院とは 20 床以上の**入所施設**を有し，科学的かつ組織的な医療を提供する医療機関をいいます（医療法第 1 条の 5）。"病床数 20 以上"は必要条件であり，"科学的，適正，組織され，運営される"という，後段（十分条件）が達成されて初めて病院といえます。多くの人は気づいていませんが，これは病院のあり方を規定する極めて重要な事項です。本書で伝えたい根本的な考え方です。医療法の規定を満たす（必要かつ十分）ためには，質管理の考え方や方法を導入することが近道です。**質管理**を重視する理由です。

02　病床の再編

病床区分

　1948 年に制定された医療法は，感染症を中心とする時代の病院の基準でした。その後，高齢化等により疾病構造が変化し，慢性疾患，生活習慣病が増加しました。さらに核家族化と住宅事情等が絡んで，長期入院患者が増加しました。また，生活水準が向上し，国民の居住環境と入院施設との乖離が大きくなりました。

　病院の機能分化はこうした変化に対応しようとするものです。療養病床は老人病院という高齢患者の対応から，一歩進んで，長期療養にふさわしい形の病床を目指しています。

　第 4 次医療法改正により，その他の病床（いわゆる一般病床）が一般病床（**短期療養**）と療養病床（**長期療養**）とに明確に区分され，人員配置や構造設備基準が規定されました。

　2003 年 8 月までに，いずれかの病床を選択して届け出ました。介護力強化型病床は 2003 年 3 月 31 日までとされ，下記の 5 つの病床と 2 つの病院に整理されました。それまでは従来の療養型病床群等が並存しました。

　2003 年の医療計画では，病床の算定基準が従来の「**必要病床数**」から「**基準病床数**」に改められ，1 割の病床削減（減反政策）となりました。その後の病床の種別ごとに基準病床数を規定する前触れでした。

　病床は❶精神病床，❷感染病床，❸結核病床，❹療養病床，❺一般病床の 5 つに区分され，その病床の組み合わせにまとめられました。一般病床が最後に挙げられていること，また特定機能病院・地域医療支援病院と明らかに区分されて病院概念と病床概念が整理された点に留意する必要があります。

　病床区分の見直しは医療法制定以来初めてでした。これらの動向は，医療

病床の機能分類から病床の再編へ

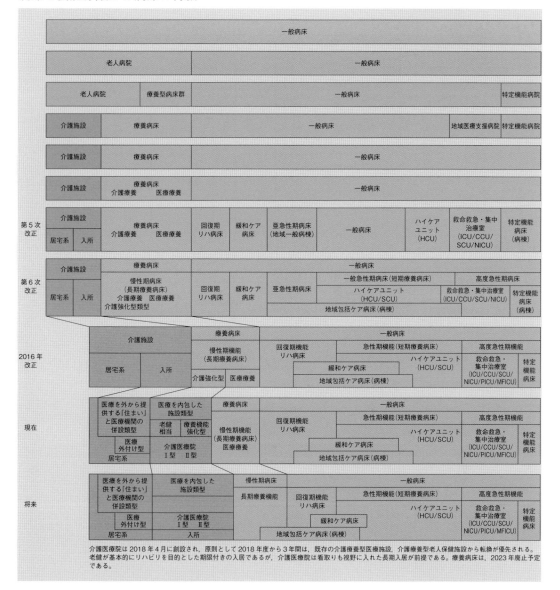

介護医療院は 2018 年 4 月に創設され、原則として 2018 年度から 3 年間は、既存の介護療養型医療施設、介護療養型老人保健施設から転換が優先される。老健が基本的にリハビリを目的とした期限付きの入居であるが、介護医療院は看取りも視野に入れた長期入居が前提である。療養病床は、2023 年廃止予定である。

制度改革試案において検討された、病床数を 120 万床から 60 万床に削減する布石でした。

第 5 次医療法改正により、療養病床を再編し、2012 年までに介護療養型医療施設が廃止され、医療密度の低い医療療養の区分 1 では、介護施設あるいは老人保健施設への転換が求められました。しかし、医療から介護への転換が進みません。

療養病床には医療療養と介護療養と名称や保険の違いはありますが、「後期高齢者医療制度廃止の議論と連動して、介護施設も含めた一つの長期療養の形態に収束すると考えられます」と解説したとおりになりつつあります。

厚労省は 2006 年に、療養病床 37 万床を医療療養病床の 25 万床に減らし、

病床区分

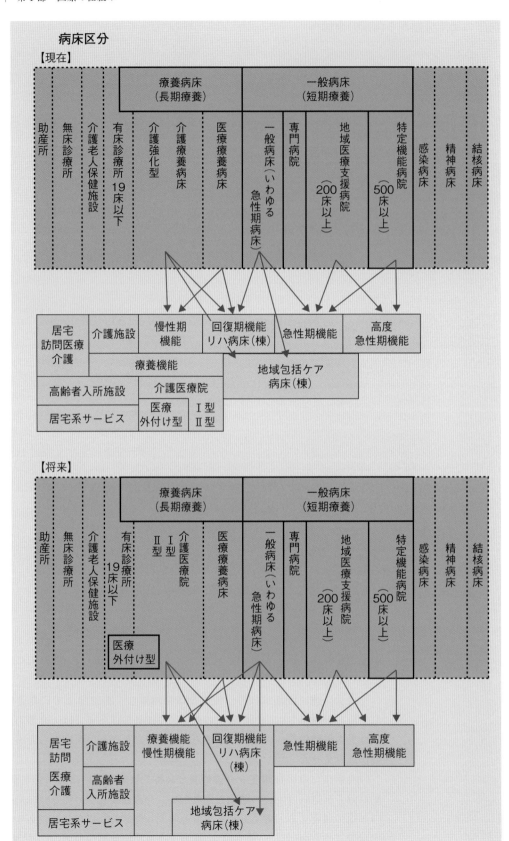

介護療養病床を 2012 年度末に全廃するという法改正を行ないました。しかし，老健等への転換が進まないため，2011 年の介護保険法改正で廃止の期限を 6 年延長しました。

2006 年 4 月に 12.1 万床あった介護療養病床は，医療療養病床に転換して 7.4 万床（2012 年 10 月）に減床しましたが，医療が重度の要介護患者を受け入れている実態があります。

2017 年には介護療養病床を廃止するとして，受け皿として介護老人保健施設が設置されました。しかし，病床機能の分化を踏まえて医療と介護の連携には一定数の介護療養病床が不可欠との考えもあり，**療養機能強化型の類型**が検討されるなど，機能や基準を見直して一部存続の検討も進んでいます。

療養機能強化型の類型
療養病床と何が違うのか不明。

基準病床数

7 次医療計画において基準病床数の算定式は 2017 年に一部見直されました。
・「一般病床」の基準病床数＝〔（性別・年齢階級別人口）×（性別・年齢階級別一般病床退院率）×（平均在院日数）＋（流入入院患者）−（流出入院患者）〕÷病床利用率
・「療養病床」の基準病床数＝〔（性別・年齢階級別人口）×（性別・年齢階級別療養病床入院受療率）−（介護施設，在宅医療等で対応可能な数）＋（流入入院患者）−（流出入院患者）〕÷病床利用率

平均在院日数は，一般病床では，地方ブロック毎に経年変化を踏まえた日数を織り込むことになりました。第 6 次までは全国一律の短縮化（×0.9）を見込んでいました。療養病床では，「介護施設・在宅医療等対応可能な数」を差し引くことになりました。

病床利用率は，2 次医療圏ごとの実績を用いますが，下限値（76％一般病床・90％療養病床）が設定されました。

病床（棟）の医療密度の指標

病床（棟）機能の分化を図るには，各病床（棟）の医療密度の指標が必要です。特定集中治療室管理料（2002 年），ハイケアユニット入院医療管理料（2004 年），一般病棟 7 対 1 入院基本料（2008 年），急性期看護補助体制加算（2010 年），一般病棟必要度評価加算（10 対 1）（2010 年）等，の算定要件に重症度の判定基準および患者割合が導入されました。2014 年と 2016 年には，看護必要度の基準が大幅に変更されました〔第 13 章 04 病院経営の重要な指標（148 頁）参照〕。

病床機能報告制度

❶制度創設の趣旨

高齢化が進み，医療・介護の需要が増大する中で，医療機能の分化・連携を進め，各医療機能に応じて必要な医療資源を適切に投入し，入院医療全体の強化を図ると同時に，在宅医療及び介護の提供体制を充実させることが必要です。

医療介護総合確保推進
法
一束いくらのたたき売
り擬きの法案と言える。
ひとつひとつの法案は
極めて重要であるが，
すべての法案の詳細と
それぞれの関係を把握
できる人がいるだろう
か。
森の中にある木の，一
本一本は，その気に
なっても把握できない。

2014年通常国会において**医療介護総合確保推進法**の成立に伴い，医療法が改正されました。2014年10月より医療機関が有する病床（一般病床および療養病床）が担う医療機能の現状と今後の方向を選択し，病棟単位を基本として都道府県に報告する仕組み（病床機能報告制度）が導入されました。

2016年10月より，各医療機関は，病棟単位で高度急性期，急性期，回復期，慢性期の4つの機能から選択し，併せて，構造，人員配置を報告します。また，前述のごとく，看護必要度の生データを報告します。

ホームページに病院情報を公表した病院を診療報酬で評価します〔第8章「DPC」（85頁）参照〕。

都道府県は，報告された情報により，地域の医療機関が担っている医療機能の現状を把握し，分析します。その分析結果に加え，地域の医療需要の将来推計等を活用して，2025年における二次医療圏等ごとの各医療機能の需要と必要量を含め，その地域にふさわしいバランスのとれた医療機能の分化と連携を適切に推進するための**地域医療構想（ビジョン）**を策定し，医療計画に盛り込みます。また，国は，報告された情報を活用し，地域医療構想（ビジョン）のガイドラインを策定します。

地域医療構想（ビジョ
ン）
二次医療圏（行政圏域）
と生活圏（主に，交通
手段）との不整合は避
けがたく存在する。
しかも，10年後の状
態を的確に予測できる
とは考えがたい。
都道府県のみならず，
市町村の調整能力が問
われる。

これにより，地域の医療機関や住民等が，地域の医療提供体制の現状と将来の姿について共通認識をもつことができ，医療機関の自主的な取り組み及び医療機関相互の協議によって，医療機能の分化・連携が進められます。

❷**医療機能の今後の方向**

病床機能情報の報告・提供の具体的なあり方に関する検討会の議論の整理（2014.7.24）の要旨は以下の通りです。

医療機能の名称	医療機能の内容
高度急性期機能	急性期の患者に対し，状態の早期安定化に向けて，診療密度が特に高い医療を提供する機能 ※高度急性期機能に該当すると考えられる病棟の例 救命救急病棟，集中治療室，ハイケアユニット，新生児集中治療室，新生児治療回復室，小児集中治療室，総合周産期集中治療室であるなど，急性期の患者に対して診療密度が特に高い医療を提供する病棟
急性期機能	急性期の患者に対し，状態の早期安定化に向けて，医療を提供する機能
回復期機能	○急性期を経過した患者への在宅復帰に向けた医療やリハビリテーションを提供する機能 ○特に，急性期を経過した脳血管疾患や大腿骨頸部骨折等の患者に対し，ADLの向上や在宅復帰を目的としたリハビリテーションを集中的に提供する機能（回復期リハビリテーション機能）

03　病院の機能

　医療法の病院の類型には，特定機能病院，地域医療支援病院，精神科病院，結核病院があります。

医療施設の類型

医療施設	病院 （20床以上）	一般病院
		特定機能病院 （高度の医療の提供等）
		地域医療支援病院 （地域医療を担うかかりつけ医，かかりつけ歯科医の支援等）
		精神科病院 （精神病床のみを有する病院）（対象：精神疾患）
		結核病院 （結核病床のみを有する病院）（対象：結核患者）
	診療所 （0〜19床）	有床診療所（1〜19床）
		無床診療所（0床）

　病院の機能と施設基準は病院全体，病棟，病床群，病床のそれぞれの単位で規定されており，極めて複雑です。根拠法令によっても仕組みや名称も様々であり，整合性がありません。また，実態とはかけ離れたものもあります。

　病院は急性期医療を担当する病院とそれ以外の病院に大別され，急性期病院以外にはいろいろな形態の選択肢を与えて，療養病床を経て，高齢者入所（介護）施設へ，さらには在宅へと誘導しています。

　医療制度改革が急速に進んでおり，機能分化がより明確にされつつあります。

　各医療機関は，短期療養か長期療養か，専門特化か総合か，診療圏は全国か地域密着か，高度医療か一般的医療か，教育研修機能を含むか否か，医療か介護か，また，これらの複合等を選択しなければなりません。共通することは，それぞれの時代の要請に柔軟に応えられる，すなわち，**つねに患者に選ばれる「質」**が求められていることです。しかし，構造に関しては柔軟性はなく，機能の変更は極めて困難です。

04　設立主体

　医療機関の**設立主体**は，国立・公立・独立行政法人（旧国立・公立等）・公的・私立（公益財団法人・社会医療法人・医療法人・企業・個人・その他）があります。設立主体，あるいは，**運営主体**により，運営方法は様々です。

つねに患者に選ばれる
一度，応えただけではだめである。継続的に要望に応え続けることが求められている。
要求水準逓増の法則（173頁参照）に述べたごとく，至難の業であるが，努力しない医療機関は存続し得ない。
設立主体
医療機関の開設申請を提出した法人や個人をいう。
非営利ホールディングカンパニーが検討されているが，設立主体は存在し得なくなる。
運営主体
開設主体と同一の医療機関が大部分である。公設民営等，運営主体が異なる場合がある。同上。

中間法人
非営利でもなく，営利でもない中間的な性格をもつ法人をいう。

大きくは公と民に分けられます。公ではないが，その中間的なものとして，公的（43頁参照）と公益法人（公益財団法人・社会福祉法人・学校法人・宗教法人等）があります。医療法人は**中間法人**ともいわれています。医師会立病院や個人立医療機関が法人化したものがあります。

独立行政法人国立病院機構

伝染病は大きな脅威
COVID-19に代表される新興伝染病が大きな脅威となっている。
政策医療
政策として行なう医療をいう。厚生白書平成9年版に例示されている。例示された内容の大部分は，民間病院で実施しているものである。
COVID-19に代表される新興伝染病こそ，政策医療として役割を果たすべきである。

独立行政法人制度は，国が行なっている事務・事業の自律的・効率的実施をはかるため新たに創設された制度です。公務員型と非公務員型があります。国が必要な財源措置を行ないますが，独立行政法人にすることで，弾力的な運営を可能とし，国民の要望に適切に対応できると期待されます。

国立病院は個別に法人格をもつ病院に移行せず，全体で一つの法人格で，国内最大の病院グループ化であり，本質的には変わりがなく，民間病院を圧迫するという批判もあります。

国立病院（国立療養所を含む）は，伝染病対策および陸・海軍病院として設置されましたが，その後，民間病院が医療の多くの部分を担うようになりました。**伝染病は大きな脅威**ではなくなりましたが，COVID-19等の新興感染症への対策の重要性が再認識されました。

厚労省は**政策医療**を以下の19分野として位置づけています。がん，循環器疾患，精神疾患，神経・筋疾患，成育医療，腎疾患，重症心身障害，骨・運動器疾患，呼吸器疾患，免疫異常，内分泌・代謝性疾患，感覚器疾患，血液・造血器疾患，肝疾患，エイズ，長寿医療，災害医療，国際医療協力，国際的感染症。

しかし，上記の疾患の治療のすべてが政策医療とはいえないことと，国立病院の経営効率の悪さが大きな問題でした。高度先進的な医療を提供・研究する全国各地の国立病院は分野ごとの「政策医療ネットワーク」として構築され，政策医療の役割を担えない施設は統廃合や自治体・民間への移譲によって削減されました。

労災病院
独立行政法人労働者健康安全機構のHPによれば（https://www.johas.go.jp/kiko/tabid/1170/Default.aspx），理念に「勤労者医療の中核的役割を担うため，働く人々の職業生活を医療の面から支える」とある。他の医療機関と差がないという指摘がある。
独立行政法人労働者健康安全機構法
2016年，独立行政法人労働者健康福祉機構法から独立行政法人労働者健康安全機構法に名称変更され，目的も大幅に改正された。「療養施設及び労働者の健康に関する業務を行う者に対して研修，情報の提供，相談その他の

国立病院・療養所は厚生労働省が運営してきましたが，病院の自主性・自律性を活かして，医療の質向上や効率的な運営を実現するため，国立高度専門医療センターおよび国立ハンセン病療養所を除く全国154の病院が2004年4月に独立行政法人に移行しました。

独立行政法人国立病院機構法には，「医療の提供，医療に関する調査及び研究並びに技術者の研修等の業務を行なうことにより，国民の健康に重大な影響のある疾病に関する医療その他の医療であって，国の医療政策として機構が担うべきものの向上を図り，もって公衆衛生の向上及び増進に寄与する」と目的が規定されています。統廃合を繰り返し，2021年5月現在140病院であり，本部は東京都目黒区に，全国の6地域（北海道東北，関東信越，東海北陸，近畿，中国四国，九州）にブロック事務所を設置しています。

独立行政法人労働者健康安全機構

1949年2月，労働省が九州労災病院を開設し，同年10月から財団法人労災協会に運営が委託されました。その後，各地に**労災病院**が開設されました。

1987 年，労働福祉事業団が設立され，労災病院が移管されました。2004年 4 月，**独立行政法人労働者健康安全機構法**の施行により，労働福祉事業団が廃止され，年金担保資金貸付業務を独立行政法人福祉医療機構に移管し，その他の主要な業務を独立行政法人労働者健康福祉機構が継承しました。

2014 年現在，34 の労災病院と 2 つの分院があり，存続の是非が議論されています。

2016 年 4 月，独立行政法人労働安全衛生総合研究所を統合し，日本バイオアッセイ研究センターの事業を追加して，独立行政法人労働者健康安全機構に改組されました。

公立病院

自治体立病院をいいます。都道府県立，市町村立があります。複数の自治体が協力して設立した病院もあります。自治体病院では政策医療を，高度医療，先進的医療，特殊医療，へき地医療としています。

地域の実情に応じ，病院の機能・役割等を見直し，経営の効率化を図ることが求められます。病院事業管理者（経営者）を置いて，効率化を図る自治体があります。地方公営企業法の全部適用，民営化や独立行政法人化等の経営形態の変更により，経営の自主性を拡大し，高コスト体質を是正し，経営効率化を推進するとともに，交通手段の発達等，社会環境の変化に対応し，広域的な再編による効率的な医療供給体制の整備を促進することが必要です。

全国自治体病院協議会がまとめた「自治体病院における 2017 年度決算見込額報告書」によれば，地方公営企業法**全部適用**および**一部適用**病院 394 病院中，赤字病院数は 60.9％であり，前年度より 1.3％減少しています。独法病院では，集計対象の 55 病院のうち，赤字は 19 病院（34.5％）で，前年度より 3 病院（5.5％）減少しました。なお，独法病院のうち，2017 年度に法適用から独立行政法人化した病院は，当集計から除外されています。

公的病院

公的病院とは，一般的には日赤，済生会，厚生連，労災，社会保険，厚生年金，国家公務員共済会，国保連合会等の病院をいいます。

医療法第 31 条では公的医療機関を以下のごとく規定しています。

> ❶都道府県，市町村の開設する病院又は診療所
> ❷厚生労働大臣が定める者の開設する病院又は診療所
> 　　地方公共団体の組合
> 　　国民健康保険団体連合会・普通国民健康保険組合
> 　　日本赤十字社
> 　　社会福祉法人恩賜財団済生会
> 　　全国厚生農業協同組合の会員である厚生（医療）農業協同組合連合会
> 　　社会福祉法人北海道社会事業協会

公的病院は独立採算といいますが，資本費用，運営費用の補助，あるいは資金調達の支援があります。自治体立病院を代表に経営の非効率が問題視さ

援助を行うための施設の設置及び運営等を行うことにより労働者の業務上の負傷又は疾病に関する療養の向上及び労働者の健康の保持増進に関する措置の適切かつ有効な実施を図るとともに，事業場における災害の予防に係る事項並びに労働者の健康の保持増進に係る事項及び職業性疾病の病因，診断，予防その他の職業性疾病に係る事項に関して臨床で得られた知見を活用しつつ，総合的な調査及び研究並びにその成果の普及を行うことにより，職場における労働者の安全及び健康の確保を図るほか，未払賃金の立替払事業等を行い，もって労働者の福祉の増進に寄与することを目的とする。」と明記している。

公立病院
医療法（31 条）では，公立病院と公的病院の両者を合わせて公的医療機関という。

全部適用，一部適用
全部適用と一部適用とでは病院管理者の権限が大きく異なる。全国自治体病院協議会は，全部適用と一部適用とでは，赤字病院の割合は変わらないとしているが，実質的な権限委譲の有無が重要である。

公的病院
一般の考えと医療法では異なる。また，公と民を対比するとき，一般と行政の認識の齟齬がある。すなわち，行政は，日赤は公的ではあるが，公ではなく民であるという解釈である。横浜市立みなと赤十字病院は公設民営ということで，日赤が運営している。

れています。

　2002年，自民党医療基本問題調査会に公的病院等のあり方に関する小委員会が設置され，公的病院の機能と果たすべき役割を検討しました。

　公的病院の中でも，社会保険病院は厳しい政府管掌健康保険の財政状況を踏まえ，抜本的なあり方が見直され，廃止と存続の議論が錯綜しました。

　民間病院と同様の自立した健全な経営が行なわれることが原則で，施設整備についても，今後は保険料財源を投入せずに，病院事業収入により実施すべきであるとされています。

　社会保険病院は，全国社会保険協会連合会が，全国の社会保険病院，厚生年金病院57施設，病院に併設する26の介護老人保健施設及び6の看護専門学校を国から経営を受託してきましたが，2014年3月31日で委託契約が終了し，2014年4月1日から，独立行政法人年金・健康保険福祉施設整理機構（RFO）を改組して設置された独立行政法人地域医療機能推進機構が経営しています。

　日本赤十字社，社会福祉法人恩賜財団済生会，厚生農業協同組合連合会が開設した病院等も必要に応じ，上記に準じた取り組みを行なうことが適当であるとされています。

大学病院

　国立（42）・公立（8）・私立（114）・省庁大学校（1：防衛医科大学校・防衛省文教研修施設）の大学附属病院があります。将来の地域医療を担う人材養成を含め，大学病院の有する教育・研究機能，高度医療を提供する役割を果たしています。本院は特定機能病院ですが，その他の附属病院の大部分は，施設・人員ともに一般の病院とほぼ同じ役割を果たしています。

学校法人

　大学病院のうち，私立大学（31）が運営する114の病院があります。私立医科大学，医学部の附属病院，分院が急増しており，他の民間医療機関の経営を圧迫しています。

公益法人

　医療は公益性が高いといわれます。公益社団法人及び公益財団法人の認定等に関する法律第2条では，「3　公益法人　公益社団法人又は公益財団法人をいう。4　公益目的事業　学術，技芸，慈善その他の公益に関する別表各号に掲げる種類の事業であって，不特定かつ多数の者の利益の増進に寄与するものをいう」とされています。医療は例示されていません。したがって，来院する患者に医療を提供するだけでは公益とはいえません。医療は公共性の側面があると表現したほうがよいと考えます。

公益法人制度改革

　公益法人制度改革の目的は，民間が担う公共を支えるための税制の構築を目指すことです。2006年3月に「公益法人制度改革関連3法案」が閣議決

定され，同年5月の第164回通常国会で法が成立し，2008年12月から施行され，5年間の猶予期間のうちに新制度に移行することになりました。公益法人は，公益財団法人，一般財団法人，公益社団法人，一般社団法人，病院であれば医療法人のいずれかに移行しました。特徴は，法人格取得と公益認定の切り離し，準則主義による非営利法人の登記での設立，主務官庁制廃止と民間有識者会議による公益認定，公益認定要件の実定化等です。

営利法人と非営利法人

医療法では，営利を目的として医療を行なってはならないと規定されています。また，医療法人は剰余金の配当をしてはならない（医療法第54条），すなわち**非営利**であると規定されています。医療を非営利とする制度的意義は，医療費を公共料金と考え，低く抑えるためであるという指摘があります。しかし，これは医療の本質が非営利ということではありません。諸外国では，営利企業も病院を経営しています。わが国でも，営利企業立の病院が多くあります。医療提供体制が不十分であった時代に，社員およびその家族の福利厚生を目的として設立された経緯からです。量的配備が十分になってからは，企業立病院の新設は困難です。また，経済情勢が厳しくなり，福利厚生施設としての存続が困難になり，医療法人への移行，あるいは，実態としては，売却が多くなっています。

（社団）医療法人

社団とは，事業を行なう目的をもつ「人」の集合体です。出資持分の定めのある社団と出資持分の定めのない社団とがあります（2019年現在，5,781病院）。

医療法人制度は，国民皆保険制度が創設される11年前の1950年に創設されました。医療機関の受診がまだ贅沢な時代でした。制度の目的は，非営利性を担保しつつ法人格を取得することによって，民間病院の資本調達を容易にすることと，医業経営の永続性を確保することでした。民間資本の活用が国策でした。医療法人は公益法人でもなく，営利法人でもないので，「中間法人」と呼びます。現行の制度で医療法人は非営利法人とされています。

持ち分のある社団の医療法人については，出資持分に対し過重ともいえる相続税負担や任意退社による払戻請求が発生し，厳しい医業経営状況のもとで，組織の存続が危ぶまれる事例が多くなり，制度の矛盾が指摘されました。出資金額と相続あるいは退社時の時価評価額の間に大きな差ができたからです。また，法人を解散することも自由にはできません。そのために，特定医療法人制度が創設されました。

営利法人による病院経営を認めようという議論があります。利益配分を考えると，持ち分のある医療法人は借入利子として払い，営利企業では配当するので，大きな差がないことが根拠です。医療法人制度の廃止を含めた見直しが検討されています。

第5次医療法改正により，2007年4月より新設の医療法人は基金拠出型法人等に分類されました。既に許認可されている出資額限度法人は，基金拠

非営利
営利を目的としないこと。

剰余金を配当しないこと。

民間資本を活用（Private Finance Initiative：PFI）

英国等で活用されている。

日本の病院では事業計画通りに運営できず，破たんする例が出ている。

出型法人に強制移行はせず，現在の状況で存続できます。

基金拠出型法人

　医療法人出資者の投下資本の回収を最低限確保しつつ，医療法人の非営利性の徹底，医療の永続性・継続性の確保を図るため，2004年8月の厚生労働省通知により「出資額限度法人」として認められた医療法人の類型の一つです。

　同通知では，「出資持分の定めのある社団医療法人であって，その定款において，社員の退社時における出資持分払戻請求権や解散時における残余財産分配請求権の法人の財産に及ぶ範囲について，払込出資額を限度とすることを明らかにするもの」と定義されています。

　医療法人を設立する際，解散時の残余財産の帰属先は，国，地方公共団体，公的医療機関の開設者，財団または持ち分の定めのない社団の医療法人の中から選ぶこととされています。

特定医療法人

租税特別措置法
財源不足を補う等の目的で一定期間暫定的に適用あるいは適用しないことを，所得税法，法人税法，相続税法等の特例措置について定めた法律。

　医療法上の類型ではなく，1963年の**租税特別措置法**（第67条の2）による医療法人で，財務大臣が承認します（2019年3月現在359法人）。地域社会への医療の普及・向上，社会福祉への貢献その他公益の増進に寄与し，公的かつ適正に運営される法人です。一律19％の軽減税率が適用されます。医療法上は財団医療法人または出資持分のない社団医療法人です。

　全病床に占める差額ベッドの割合は20％，差額は5,000円以下でしたが，2003年4月から，それぞれ30％，上限規制撤廃になりました。承認権限を財務大臣から国税庁長官に移管し，監視体制を強化しました。

　医業収入のうち，社会保険診療の割合（8割以上）に関しては，特別医療法人の検討状況を参考にして決めます。

医療法人財団（公益準拠法人）

　財団とは，事業を行なう目的の「財産」の集合体です。財産の無償提供（寄付）を受けて設立される医療法人であるため，出資持分はありません。非同族の規定とともに，公共性を高めています。租税特別措置法（第40条）の公益要件等を取り入れた医療法人です。2019年3月末現在374法人です。

社会医療法人

　2006年の第5次医療法改正で，医療法人のうち，一定の公的要件を備えた医療法人を「社会医療法人」として認定し，小児救急医療，災害医療，へき地医療等を行なうことを義務づける一方で，収益事業等の実施を認めることにより医業経営の安定化を促し，地域において必要とされる医療を安定的に提供する制度です。2020年10月現在，331法人が認定されています。

　❶非営利性の徹底，❷公益性の確立，❸効率性の向上，❹透明性の確保，❺安定した医業経営の実現を目指したものです。

　社会医療法人の要件としては，以下の3つがあります。

❶役員，社員等については，親族等が3分の1以下であること
❷へき地医療，救急医療等を実施していること
❸定款または寄附行為において，解散時の残余財産を国等に帰属させる旨定めていること

　従来，自治体病院が担ってきた「公益性の高い医療行為」を民間の医療法人が担えるようにすることがねらいであると考えられています。

公益性の高い医療（活動）
・休日診療，夜間診療等の救急医療
・周産期医療を含む小児救急医療
・へき地医療・離島医療
・重症難病患者への継続的な医療
・感染症患者への医療
・筋萎縮性側索硬化症（ALS）等継続的な在宅医療を必要とする患者への医療や，当該患者の療養環境を向上する活動
・災害医療
・精神救急医療
・心神喪失等で重大な加害行為を犯した者への医療および観察等に関する法律にもとづく指定医療機関が実施する医療
・患者の早期社会復帰につながる医療連携
・先進的な医療安全や疾病予防に取り組んでおり，患者や地域の医療機関に対し無償で相談助言・普及啓発する活動
・質の高い医療従事者の確保・育成に関する活動
・高度な医療技術を利用した研究開発を実施しており，その研究結果情報を患者や地域の医療機関に無償で提供する活動
・治療との有機的連携による治験（活動）

　優遇措置として，収益業務の実施，社会医療法人債の発行，附帯業務として第一種社会福祉事業の一部の実施が可能，税制面では医療保健業（本来業務）の法人税非課税や収益業務への軽減税率（22％）適用，社会福祉法人並みのみなし寄附金制度（所得金額の50％上限），固定資産税・都市計画税・不動産取得税も非課税となる等税制優遇があります。
　さらに，社会医療法人となる利点は，指定管理者制度による自治体病院の運営受託と考えられます。医療提供の仕組みを「官から民へ」と転換させる動きであり，民間活力の利用の仕組みを進める改革の一つです。資金調達の手段として，社会医療法人債を発行できます。

地域医療連携推進法人

　地域医療連携推進法人制度は，2015年9月，改正医療法で成立し，2017年4月に施行され，2021年2月現在21法人が認定されています。改正の趣旨は，「医療機関相互間の機能の分担及び業務の連携を推進するため」とされています。

**非営利ホールディング
カンパニー型**
複数の医療法人や社会
福祉法人等を社員総会
等を通じて統括し，一
体的な経営を可能とす
ることを目的とする。
法人の統治
コーポレートガバナン
スともいう。企業経営
の監視体制を明確にす
ることで，経営者の独
断による暴走を牽制す
る意味がある。

　2014年6月に閣議決定された「日本再興戦略（改訂2014）」で提起された
「複数の医療法人や社会福祉法人等を社員総会等を通じて統括し，一体的な
経営を可能とする『**非営利ホールディングカンパニー型法人制度（仮称）**』
創設」の議論を基に検討されました。

　「地域包括ケア」を推進するために，連携を強化し，グループの一体的運
営により「ヒト・モノ・カネ・情報」を有効活用し，地域での良質，適切か
つ効率的な医療提供体制を確保することが目的です。しかし，設立主体の異
なる**法人の統治**に関しては大きな問題があります。

　主な認定基準は以下の通りです。

・地域医療構想区域を考慮して病院等の業務の連携を推進する区域を定めて
いること
・地域の関係者等を構成員とする評議会が，意見を述べることができるもの
と定めていること
・参加法人の予算，事業計画等の重要事項について，地域医療連携推進法人
の意見を少なくとも求めるものと定めていること

05　公民の役割分担

　国公立，公的病院の再編成の流れは，「政策医療以外の一般医療は，公的
主体が責任を負うのではなく，できる限り民間に任せるべきである」との考
えに依拠しています。しかし，ここで指摘される「一般医療」がどのような
内容であるのかは明確ではありません。今後議論が進むと予想されます。

　国公立，公的病院の再編成が進む中で，民間病院も地域における自院の役
割を確認し対応しなければなりません。

　医療の公益性・公共性を強調するのであれば，厳しい国家財政の中，混合
診療や公民混合も視野に入れておかなければならないでしょう。公民の役割
分担を明確にすべき時期といえます。民間病院の将来が厳しいという事実は
否定できません。

国立病院の再編

　国立病院・療養所については，1996年の国立病院再編成特別措置法一部
改正により廃止・移譲対象施設の譲渡先が民間団体（医療法人・社会福祉法
人等）に拡大され，譲渡条件も実質無償，場合によっては補助金が付きます。
1999年3月に見直された再編成計画によりさらに民間または地方公共団体
への移譲，統合または廃止が促進されました。2001年度末には，統廃合計
画対象48のうち25が実施済み，移譲計画対象39のうち26が移譲されまし
た。統廃合・移譲対象施設の受け皿は，地方自治体25，公的医療機関（日赤，
済生会，厚生連等）9，私立医大5，医師会4，超大型の医療法人・社会福祉
法人等が8でした。ただし，地方自治体25のうち19は地域医療振興協会（総
務省・厚労省関連団体）をはじめ医師会や大型医療法人・社会福祉法人等に

管理委託されました。この実態は民間移譲ではなく，国立から公的へ，であり，また，一部の大型民間組織への移譲です。

2004 年，それまでの国立病院の多くは，独立行政法人国立病院機構に引き継がれました（42 頁参照）。

公立病院の改革

地域の基幹的医療機関として，地域医療に重要な役割を果たしていることを理由に，経営効率の悪い公立病院が多くみられます。公立病院の位置づけ，役割を明確にし，それを基に公立病院に対する繰出基準を明確にすることが必要です。

公立病院の改革として，公設民営等の推進については，公立病院の役割・機能，地域の実情等を踏まえ検討することが必要です。経営の効率化を図るためには，民間化が望ましい形ですが，段階的に，地方公営企業法一部適用→全部適用→独立行政法人等民間化→指定管理者による運営に移行する考え方もあります。

総務省は公立病院改革懇談会を設置し，「公立病院改革ガイドライン」を提示し，病院事業を設置する地方公共団体に対し，2008 年度中に「公立病院改革プラン」を策定するよう要請し，その策定状況を把握し，公立病院改革プラン実施状況等の調査結果（2013 年度）〔対象病院：892 病院（640 団体）調査日：2014 年 3 月 31 日〕を報告しました。

さらに，「新公立病院改革ガイドライン」（2015 年 3 月）では，以下に留意して新改革プランを 2016 年度までに策定するものとしました。

❶地域医療構想を踏まえた当該病院の果たすべき役割
❷地域包括ケアシステムの構築に向けて果たすべき役割
❸一般会計負担の考え方
❹医療機能等指標に係る数値目標の設定
❺住民の理解

総務省は，経営戦略（病院事業では改革プラン）を 2020 年度までに策定することを要請しました。COVID-19 の影響を勘案した，「新公立病院改革ガイドラインの取扱いについて（通知）」（2020 年 10 月 5 日）の概要は以下のごとくです。

・2020 年夏頃を目処に「新公立病院改革ガイドライン」を改定し，各公立病院に対して，2021 年度以降のさらなる改革プランの策定を要請した。
・当該改革プランの策定に当たっては，厚生労働省の再検証等要請通知を受けて各地域の地域医療構想調整会議において行なわれる議論等も踏まえること
・経済財政運営と改革の基本方針 2020（令和 2 年 7 月）では，地域医療構想の実現に向けた取組み等の推進による総合的な医療提供体制改革の実施に関し，「可能な限り早期に工程の具体化を図る」。
・「具体的対応方針の再検証等の期限について」（令和 2 年 8 月厚生労働省医

政局長通知）では，「2019 年度中とされた再検証等の期限を含め，地域医療構想に関する取組の進め方について，（中略）改めて整理の上」，示す。

・「令和３年度の地方財政への対応に向けた課題の整理」（地方財政審議会　令和２年９月）では，「現行の新公立病院改革ガイドラインの改定等を改めて再検討すべきである」とした。

民間化の方法

　民間化の方法としては，**公設民営**と民設民営があります。

　公設民営には，管理運営委託，施設貸与，管理運営のみならず施設建設までを委託する**DBO**（Design-Build-Operate，施設所有は公）等があります。指定管理者制度により民間受託が可能となりました。

　一方，民設民営は，**PFI**（Private Finance Initiative；民間に設計・建設・運営・資金調達を一体的に委託する方法）が代表的です。提供中の公共サービスを切り出す事業契約（**BOT**，**BOO** 方式），営業譲渡，株式売却等の手法もあります。高知県や岐阜県の自治体病院の **PFI 事例**があり，営業譲渡や指定管理者選定等の動きもあります。

　PFI そのものよりも，費用対効果を適切に検討できるか否かが重要です。最も効率化が困難である，病院運営本体の診療に関しては民間の活力が活かされていないことが最大の問題です。安易な PFI の導入が推奨されることが問題です。

　民間移譲としながら，公的病院（日本赤十字）に移譲した事例があります。

民間化
Privatization

公設民営
病院は重要な社会資源という観点に立てば，土地・建物・設備は公設でよく，良質の医療を提供すること，運営の民営化が重要である。

DBO（Design-Build-Operate）
資金調達コストが民間より低いが，設計・施工，運営段階における金融機関の監視機能が働かない。

PFI（Private Finance Initiative）
PFI による建設費が，民間と比較して極めて高いことが問題である。民設民営ではなく，運営は，補助金・委託費・赤字補填費があり，民設公営であることが重大な問題である。

BOT（Build-Operate-Transfer）
PFI の一形態。
民間事業者が施設等を建設し，維持・管理および運営し，事業終了後に公共施設等の管理者等に施設所有権を移転する方式。

BOO（Build-Own-Operate）
PFI の一形態。
民間事業者が施設等を建設し，維持・管理および運営し，事業終了時点で施設を解体・撤去する方式。

PFI 事例
単に，民間会社に委託することが目的化して，運用を検討しない事例がほとんどである。結果として赤字が解消されず，自治体の負担が増加し，大きな社会問題となっている。事業計画がずさんといわざるを得ない事例が多い。

06　医療施設の連携
（病院は入院機能，診療所は外来機能）

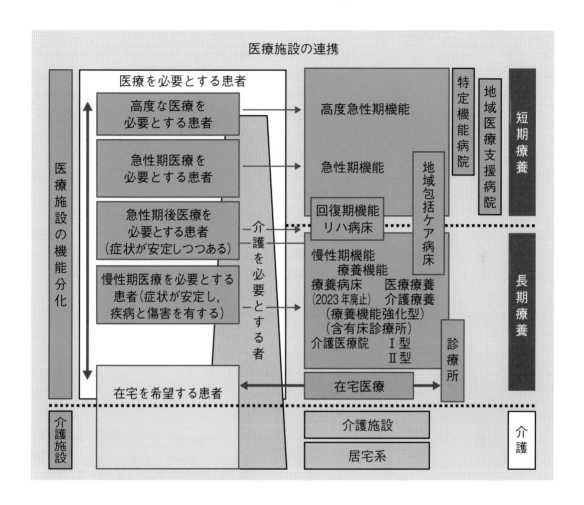

07　医療施設の概要

第4次医療法改正で，医療施設の分類は大きく変わりました。病院としては，特定機能病院と地域医療支援病院，その他の病院に整理され，その他の医療機関は病床区分があるのみとなりました。

診療所

入院施設を有しない（無床診療所）か，患者19人以下の入院施設を有するもの（有床診療所）です。同じ患者を48時間以上収容できません。療養病床についてはこの制限は受けません。

診療所の数は増えていますが，診療所の無床化が進んでいます。

病院の開設には，都道府県知事の許可が必要ですが，診療所は，自由開業

制度であり，開設者が医師の場合は開設後10日以内に都道府県知事（保健所が窓口）に届け出ます。しかし，診療所の療養病床は，施設基準に適合しているものとして届出が必要です。

病院

　20床以上の入院施設を有する医療施設です。病院の新設・増床は地域医療計画（2次医療圏単位）によって制限されています。日本の病院の特徴は，人口に比して病院数と病床数が多いことであり，先進7か国の中で最も多くなっています。また中小病院（100床未満）が約4割を占め，私的病院の占める割合が高いのも特徴です。病院職員の配置が少なく，平均在院日数が欧米に比べ著しく長いといわれています。これは，医療が福祉（介護）も包含しているためです。急性期と慢性期の患者が**混在**しており，米国等よりも少ない人員配置ですんでいます。

　介護保険制度の創設により，医療と介護が明確に分化されると期待しましたが，ますます，制度が複雑になりました。療養型病床群は医療型と介護型が混在し，さらに，その他の病床は一般病床と療養病床に2分されました。

　平均在院日数は減少傾向にありますが，病院の病床規模は拡大と縮小の二極化傾向にあります。病床100床当たりの従事者は増加しています。一般病院・精神科病院の多くは，個人・医療法人（私的病院）が運営しています。

一般病院

　一般病院は医療法では正式に定義されていませんが，一般病床を主体にしている病院をいいます。その他病床を一般病床と療養病床に区分し，急性期

混在
俗にケアミックスといわれている。

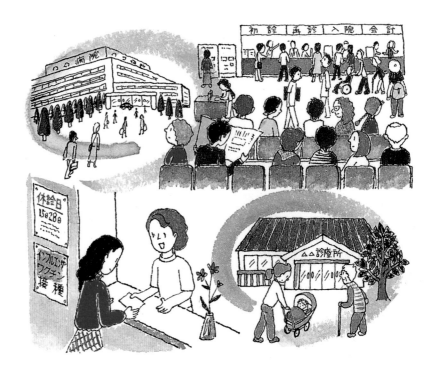

の一般病院の地域における位置づけが明らかにされました。

　一般病院の病床数が過剰といわれ，制度による誘導で病床が削減していま
す。今後は地域の要望に適した病床種別をもつ病院しか生き残れません。専
門性を高め，**利便性**を高め，大規模指向を見直し**ダウンサイジング**（規模縮
小）してより質の高い医療機関にすることも選択肢です。今，医療の質向上
と効率化のために様々な努力がなされています（174 頁参照）。

　そして，大型（総合）病院が地域の中核に位置し，他の医療施設と，それ
ぞれの医療機関がその機能に応じて連携し，効率化することが期待されてい
ます。特定機能病院と地域医療支援病院以外の医療機関は病床区分があるの
みです。特定機能病院と地域医療支援病院は❶精神病床，❷感染病床，❸結
核病床，❹療養病床，❺一般病床の 5 つの病床も含んだ総合機能の「病院」
として位置づけられます。

利便性
いつでも，誰でも，ど
こでも，何でも診ても
らえること。いわゆる
コンビニ機能である。
ダウンサイジング
単なる規模の縮小では
ない。
凝縮することに意味が
ある。
機能の変化・変革が目
的。

特定機能病院

　1992 年の第 2 次医療法改正で新設された施設です。高度の医療を提供し，
高度の医療に関する開発・評価および研修を行なう医療機関です。2020 年
現在，大学病院本院 78 病院および防衛医科大学校病院，国立がん研究セン
ター中央病院，国立がん研究センター東病院，国立循環器病研究センター，
大阪府立病院機構大阪国際がんセンター，公益財団法人がん研究会有明病院，
静岡県立静岡がんセンター，国立国際医療研究センター病院，聖路加国際病
院の計 87 病院が承認されています。

　広域病院として位置づけられ，厚生労働大臣の承認が必要です。承認の主
な要件は，病床数：400 床以上，人員配置：医師は通常の病院の 2 倍程度，
薬剤師は入院患者数÷30 が最低基準，看護師等は入院患者数÷2 が最低基準，
管理栄養士は 1 名以上，構造：集中治療室，無菌病室，医薬品情報管理室が
あることです。特定機能病院の管理者の義務遂行方法：特定機能病院を利用
するには，地域の医療施設を受診し，紹介状を持参することが原則となりま
す。紹介外来制を取り入れ，当面は紹介率 30％，将来的には 100％になる予
定です。

　東京女子医科大学病院および群馬大学医学部附属病院の医療安全に関する
重大事案発生を受けて，特定機能病院の承認要件が，2016 年，医療安全管
理体制に関して，2018 年，ガバナンスに関して見直されました。

地域医療支援病院

　1997 年の第 3 次医療法改正で総合病院の廃止とともに新たに設けられま
した。2018 年 12 月で 607 病院です。要件は以下の通りです。病床規模は
200 床以上で，紹介患者に対する医療提供として，地域医療支援紹介率が
80％以上であること（または承認後 2 年間の改善計画の承認），共同利用の
実施，共同利用に関する規定，利用医師登録制度，地域の医療従事者に対す
る研修の実施，救急医療を提供する能力を有することです。地域医療支援病
院の経営主体は，国，都道府県，市町村，特別医療法人等で，解散時の残余
財産が国庫等に帰属することが最低条件です。

　　民間で地域医療支援病院となった病院の単体での経営状況は極めて厳しく，診療報酬体系の矛盾を表していました。ただし，DPC 対象病院では，地域医療支援病院の調整係数が 2012 年は 0.0277，2014 年は 0.0266 となり，経営上有利になりましたが，2018 年改訂で暫定調整係数の置き換えが完了しました。機能評価係数加算は 0.0304 です。

　　また，地域医療支援病院に限定しませんが，従前の「4 疾病・5 事業」に加え，「精神疾患」・「在宅医療」を追加した「5 疾病・5 事業＋在宅医療」等，地域医療計画等に基づく体制が地域医療指数として評価されます。

臨床研修病院

　　医療法ではなく医師法で規定されている病院で，医師の卒後研修病院として厚生労働大臣の指定を受けた病院（医師法第 16 条の 2）です。主な要件は以下の通りでした。

❶一般病床 300 床以上。または，年間入院患者数 3,000 人以上
❷内科，精神科その他一定の診療科目が独立して設定されていること
❸年間剖検例が 20 体以上かつ剖検率が 30％以上あること。症例検討会の開催でもよい
❹研修に必要な施設や図書，病歴管理等の体制が十分に整っていること

　　管理型病院と協力型病院，協力研修施設という病院群として指定することもできます。

　　2004 年 4 月から始まった新制度においては，独立型，管理型，協力型それぞれに，施設，人員等に関する基準が設けられました。当該病院の受け持ち患者について剖検を行ないうる体制にあること，十分な経験を有する病理医の指導の下に剖検症例についての臨床病理検討会（CPC）が定期的に行なわれていることと変更されました。初期診療（プライマリ・ケア）能力重視の表れです。また，処遇に関して，アルバイト禁止，労働者性および研修性の両面を勘案，労働基準法等に規定される処遇の確保が明記されました。

急性期病院

　　急性期病院は医療法では正式に定義されていませんが，診療報酬上の概念で，一般病床，すなわち，短期療養患者を主体とする病院をいいました。2002 年度診療報酬改定で効率的な医療提供体制が評価され，2006 年 4 月に廃止されるまで，質の高い急性期入院医療の評価として，急性期入院加算と急性期特定入院加算点数がつきました。

　　外来は診療所，入院は病院という機能分担の中で，急性期の入院患者の獲得は，救急と紹介が重要です。地域の救急の要請に応えるには，100 床当たり年間 1,000 件程度の救急車受け入れ実績が必要でしょう。

　　さらに，急性期の病院として地域の中核的医療を提供する病院として存続するためには，❶DPC 請求実施，❷臨床研修病院，❸病院機能評価認定の 3 つが要件といわれています。

回復期リハビリテーション病棟

　2000 年 4 月の診療報酬改定で新たに設置されたものです。脳血管障害や骨折等の患者に対して，発症早期から集中的にリハビリを実施し，寝たきり防止と ADL（日常生活動作）向上による家庭復帰をより積極的に図るのがねらいです。

　施設基準は以下のごとくです。

❶回復期リハビリテーションの必要性の高い患者が 8 割以上入院していること

❷リハビリテーション科の医師 1 名，理学療法士 2 名および作業療法士 1 名以上を常勤として配置していること

❸看護職員数は入院患者に対して 3 対 1 以上であること

❹看護職員の最小必要数の 4 割が看護師であること

❺看護補助者の数が入院患者に対して 6 対 1 以上であること

❻回復期リハビリテーションを行なうにつき必要な設備構造を有していること

❼適切な理学療法または作業療法の実施計画と効果・実施方法等の評価の体制がとられていること

療養病床

　療養型病床群は，長期療養患者を収容するために，患者の療養環境に配慮し，一定基準以上の人員配置や構造をもつ病床群として，1992 年の医療法改正で新設されました。2001 年の医療法改正で，病床区分が見直され，その他の病床が，一般病床と療養病床とに分けられ，療養型病床群が**療養病床**へと名称変更されました。

　介護保険導入により，医療型と介護型ができました。

　介護療養病床は介護保険を受給しながら入院しているとの批判があり，2017 年に廃止が決まりました。しかし，賛否両論があり，経過措置期間が 6 年間延長されました。

療養病床の看護配置
1983 年に特例許可老人病院が創設された際に 6 対 1 の看護配置が特例的に導入されたのであり，元の 4 対 1 に戻したといえる。

緩和ケア病棟（ホスピス）

　ホスピス（Hospice）の語源は，中世十字軍が休息や治療をした中間駅に由来します。その後，宗教的な参拝者や巡礼者のための宿泊所や貧困者のための慈善的な収容所を意味しました。今日では，治癒を目指した治療が有効でなくなったがん末期患者等を入所する特別の施設を指します。**全人的**な医療環境を提供し，種々の痛みを和らげ，やすらぎのある場所を提供することが目的です。厚生労働大臣の承認施設です。2020 年 11 月現在 453 施設，9,267床が承認されています。

　定額制の入院料が認められています。1994 年の診療報酬改定で後天性免疫不全症候群（AIDS）の患者が対象に加えられました。

　2002 年の診療報酬改定で，緩和ケアチームが評価されました。

全人的
当たり前であるが，疾患や臓器に目を向けるのではなく，人間として対すること。

地域包括ケア病棟（病床）

　亜急性期病棟が2014年9月末で廃止され，地域包括ケア病棟が新設されました。その役割は，❶急性期病床からの患者の受け入れ，❷在宅等にいる患者の緊急時の受け入れ，❸在宅への復帰支援，の3つの機能です。リハビリテーション，在宅療養支援，データ提出加算，在宅復帰率7割以上等，12項目に及ぶ施設基準等が規定されています。

　地域包括ケア病棟は，長期療養を担当する病院のみならず，2014年の改定で7対1看護配置の基準が厳しくなり，急性期の大病院にも導入されています。

08　医師臨床研修制度および専門医制度の見直し

医師臨床研修制度の見直しについて

　2000年の医師法の一部改正により2004年度から臨床研修制度が導入された効果がみられましたが，その一方で，地域における医師不足問題が顕在化したという指摘があります。質の高い医師を効果的に養成すると同時に，地域の医師不足問題に対応するため，臨床研修制度は5年毎に見直されています。

　2009年には，研修プログラムの弾力化，基幹型臨床研修病院（以下，「基幹型病院」という）の指定基準の強化，研修医の募集定員の見直し等が行なわれました。「医師臨床研修制度の評価に関するワーキンググループ」の論点整理（2013年2月）と，関係者のヒアリング，研修医へのアンケート調査等を参考に報告書がまとめられました。研修の質の向上，地域医療の安定的確保等の観点から見直されました。

　基幹型病院は，プライマリ・ケアの基本的な診療能力（態度・技能・知識）を身に付けるために，全体的な管理・責任を有する病院であるべきであり，基幹型病院での研修期間は，地域医療との関係等に配慮しつつ，全体の研修期間の半分以上に該当する「1年以上」を目指すとされました。

　2018年，医療法及び医師法の一部を改正する法律により，臨床研修病院の指定権限が都道府県へ移譲され，定員設定の枠組みと，臨床研修病院の管理者等への報告徴収等の都道府県の監督規定が法定化されました。2020年4月から施行されました。

専門医制度

専門医
日本専門医機構が認定する「専門医」とは，各診療領域における適切な教育を受けて，十分な知識・経験をもち，患者から信頼される標準的な医療を提供できる医師をいう。

　2013年4月，厚生労働省「専門医の在り方に関する検討会」の最終報告に基づき，日本医学会，日本医師会，全国医学部長病院長会議，四病院団体協議会，（社）日本専門医制評価・認定機構が集まり，新しい専門医制度の運営を担う中立的な第三者機関として，一般社団法人「日本専門医機構」が設立されました（2014年5月）。公正で透明性ある専門医認定・更新基準のもとに機構と基本領域の各学会の診療領域の専門医制度が密接に連携して，「専門医の認定」や「研修プログラムの評価・認定」作業を進めました。

　しかし，2016 年，詳細が明らかになると，医療関連諸団体，地方自治体，社会保障審議会医療部会などから地域医療崩壊に対する強い懸念や機構の統治不足に対する指摘，また，各学会から制度設計や運用に対する要望等があり，新専門医制度の実施を延期すべきとの意見が強くなりました。日本専門医機構の役員が 7 月に改選され，「新たな専門医制度のプログラム実施にともなう地域医療への影響に関する検討委員会」を設置し，新専門医制度の施行開始を 1 年間延期し，2018 年 4 月に一斉に開始しました。

5

特殊な医療の問題

01　生活習慣病

メタボリックシンドローム
生活習慣病の大きな要因として，内臓脂肪を減らすことで生活習慣病対策，医療費削減につながるといわれる。
特定健康診査
メタボ健診と呼ばれる。特定健康診査における内臓脂肪の代用特性として，腹囲が用いられるが，その男女の基準の差の科学的根拠に関する議論がある。

糖尿病（1型糖尿病を除く）・脂質異常症（家族性脂質異常症を除く）・高血圧・高尿酸血症等，生活習慣が発症原因に深く関与すると考えられる疾患をいいます。これらの疾患と肥満を複合する状態を，**メタボリックシンドローム**と呼びます。また，がん，脳血管疾患，心臓病の3大死因も生活習慣との関わりが強く，肥満はこれらの疾患になるリスクを高くします。

生活習慣病対策は，健康増進法の成立により推進されました。**特定健康診査・特定保健指導**はこの法律に基づきます。

02　小児医療

小児医療体制は危機的状況です。その原因として次のことが考えられます。

❶親の専門医志向や大病院志向により，患者，特に時間外患者は大病院に集中している

❷小児医療事故のリスクの高さや激務のため，小児科希望医師が減少している。小児科医は高齢化している

❸少子化，小児医療の不採算，小児科医の確保困難等により，小児科病床が減少している

❹少子化が進む中で，むしろ，親の小児救急に対する要望は高まっている

❺核家族化，就労女性の増加という社会情勢・家庭環境の変化を受け，小児救急というよりは，軽症の時間外しかも準夜帯の受診が大半である等の問題があり，単に小児科医師の増加や救急体制の整備だけでは問題は解決しない。コンビニ感覚の受診が問題で，患者が殺到して医師の負担が大きくなっている

コンビニ感覚
朝から具合が悪かったが，保育園に預けて，仕事で忙しかったので，会社の帰りに夜，連れてきた，という親もいる。

これらの問題を受けて，直ちに受診すべきかどうかという保護者の判断を支援し，不安を解消するため，小児救急電話相談事業や小児救急普及啓発事業も実施しています（小児救急医療に関しては後述）。また，地域の医療機関の小児科医と内科医が連携して，準夜帯の時間外診療所運営の取り組みもあります。

人口50万人に1か所
2次医療圏に1か所ないし数か所。

日本小児科学会では，2004年5月から「小児医療提供体制改革モデル案策定委員会」を都道府県に設置し，地域に根ざした医療提供体制のプランを検討し，2007年に報告書をまとめました。その中心として，**人口50万人に1か所**程度の1次・2次救急を担当する「地域小児センター」を想定して

いPIS。過疎地域では規模を小さくして対応するものです。

　小児医療・小児救急・新生児医療提供体制の改革ビジョンの要点は以下の3つです。

> 1．効率的な小児医療提供体制へ向けての構造改革としては，
> （ア）入院小児医療提供体制の集約化
> （イ）身近な小児医療の提供は継続
> （ウ）さらに広く小児保健，育児援助，学校保健等の充実を図る
> 2．次に広域医療圏における小児救急体制の整備を進める。その主な内容は
> （ア）小児時間外診療は 24 時間，365 日をすべての地域小児科医*で担当し
> （イ）小児領域における 3 次救命救急医療の整備を進める
> 3．それらの改革を進めるに当たって，労働基準法等に準拠した小児科医勤務環境の実現を目指す。また医師の臨床研修・卒前・卒後教育に必要十分な場を提供する
> *小児科標榜医等，小児を日常的に診療する医師

03　周産期医療

周産期
妊娠 22 週から生後満 7 日未満までの期間をいう。
合併症妊娠や分娩時の新生児仮死等，母体・胎児や新生児の生命に関わる事態が発生する可能性がある。

大野病院事件
福島県立大野病院における帝王切開術中に癒着胎盤によって失血死した事例。執刀医が業務上過失致死罪で告訴されたが，無罪判決となり検察は上告を断念した。
故意あるいは重過失以外の医療行為による死亡を，過失致死罪に問うことが問題である。
判決が出るまでは，萎縮医療と産科医になることの忌避を促進した。

総合周産期母子医療センター
医師の不足，偏在，過重労働等により，指定返上を申し出た病院がある。

　周産期医療は小児科の項の❶❷と類似の問題，特に，**大野病院事件**に象徴される問題があり，産科医師数は 2006 年までは減少し続けましたが，2008 年から増加傾向にあります。周産期医療に関しては，救急のみならず，通常の診療に関しても提供体制が不十分であることが問題です。地域における高度な周産期医療提供体制を構築するために次のセンターを設置しています。

総合周産期母子医療センター

　相当規模の母体・胎児集中治療管理室を含む産科病棟および新生児集中治療管理室を含む新生児病棟を備え，常時の母体および新生児搬送受入体制を有し，合併症妊娠，重症妊娠高血圧症候群（妊娠中毒症），切迫早産，胎児異常等母体または児におけるリスクの高い妊娠に対する医療および高度な新生児医療等の周産期医療を行なえる施設をいいます。

地域周産期母子医療センター

　産科および小児科等を備え，周産期に関わる比較的高度な医療行為を行なえる施設をいいます。

04　救急医療

地域における救急医療

　救急医療は医療の原点です。しかし，地域における救急医療には問題が多くあります。

> ❶医療機関の機能分化ができていない。また，医療機関の機能，体制，連携等の情報が共有されていない。情報開示と情報技術の活用が望まれる
> ❷救急体制について医師，看護師，コメディカルの病院側と救急隊，さらにはタクシー会社等の運送機関等との有機的で広範な連携が必要である
> ❸軽症でも，救急車をタクシー代わりに使う患者がいる
> ❹自分の都合や，待ち時間が短いという理由の，時間外受診が多くみられる。これらの利用者のモラルの問題もある。本当に救急処置が必要な患者に迷惑がかかっている。小児医療の項でも述べたが，コンビニ感覚での受診が問題である

救急医療体制

　救急医療機関や救急車の不足，夜間対応病院の混雑，当直医師が専門外等の問題があります。そのために救急搬送先の病院が円滑に決まらず，搬送困難事例が多くなっています。都道府県ごとに地域の特性に応じた救急医療体制の構築が進められています。

　たとえば，東京都では，2009年8月に「救急医療の東京ルール」を策定しました。

　東京ルールⅠ：救急患者の迅速な受け入れ：地域の救急医療機関が相互協力・連携する。

　東京ルールⅡ：「トリアージ」の実施：救急医療の要否や診療の順番をトリアージする。

　東京ルールⅢ：都民の理解と参画：社会資源である救急医療を守るために，都民一人一人が適切な利用を心がける。

へき地・離島医療

　へき地や離島における医療の確保は，交通の便や，住民の少なさ等の地域的条件による困難さを抱えています。1956年から5年ごとに「へき地保健医療計画」を策定し，へき地診療所への支援，巡回診療への支援，救急時の移送手段の確保，遠隔医療の導入，へき地診療所を支援する病院の整備，へき地診療所への代診医の派遣等改善を図っています。

　2011年度からは，第11次へき地保健医療計画（2011〜2015年）を推進し，へき地・離島医療の充実を図っています。

　地域における医師偏在を是正する方策として，以下の意見があります。

> ❶地域偏在を解消するために，地域ごとの医師および専門医師数の適正数を規定し，配置を制限する
> ❷へき地・離島での医療は，幅広い分野の医療に関して臨床経験を積むことができる機会として若手の医師の理解を促進し，地域医療の確保に努める

若手の医師の理解を促進
これらは牽強付会の意見である。むしろ，へき地・離島医療，専門医が少ない地域こそ，臨床経験豊富な医師や看護師が必要である。へき地・離島医療を含めて，地域偏在の原因を考えるべき。住民も住みにくい交通・気候等の制約が最大の原因である。
医師等の継続研修の機会，経歴上昇機会の優遇，家族の教育，生活の維持等々を保証しなければならない。

救急医療の歩み

1963年　消防署の救急隊が患者の搬送を受け持つことになりました。

1964 年　救急搬送される傷病者の医療を担う機関として救急告示病院，救急告示診療所が指定されました。年中無休 24 時間体制です。

1972 年　救急医療センターの整備が進められました。

1972 年　地域の医療関係者による当番医制度が開始されました。

1974 年　休日夜間専門の診療所の整備が開始されました。

1976 年　救急医療懇談会による提言で，「たらい回し」防止のために一次，二次，三次の救急医療施設の整備と広域救急医療情報システムが整備されました。

1977 年　初期救急，入院を要する救急（二次救急），救命救急（三次救急）の役割分担に基づく体系的な体制整備を図るとともに，効率的な救急搬送を支援するため，救急医療情報システムが導入されました。初期救急医療体制として人口 5 万以上の市に休日夜間急患センターが整備されました。

1989 年　救急告示病院が承認制に変わりました。

1991 年　救急救命士の制度ができました。

1989 年　救急病院の承認要件が見直されました。
　　　　　地域医療における救急の重要性は今後いっそう高まります。

1997 年　救急医療体制基本問題検討会で救急医療体制の在り方が検討されました。

2000 年　病院前救護体制のあり方に関する検討で，メディカルコントロールが検討されました。

2001 年　ドクターヘリ導入促進事業が実施されました。

2005 年　**告示制度の基準が見直されました。**

2007 年　通常国会で「救急医療用ヘリコプターを用いた救急医療の確保に関する特別措置法案」が成立し，2008 年 4 月 1 日全面施行されました。

2008 年　救急医療の今後のあり方に関する検討会で，二次医療機関，三次医療機関の充実を検討しました。

2013 年　救急医療体制等のあり方に関する検討会で，小児救急医療・母体救命・精神疾患を有する患者に関して検討しました。

2018 年　「救急・災害医療提供体制等のあり方に関する検討会における議論の整理」が報告されました。

2020 年　**医師の働き方改革**を進めるためのタスク・シフト/シェアの推進に関する検討会で，救急救命士の資質向上・活用に向けた環境整備について報告されました。

小児救急医療

　小児救急医療体制については，一般の救急医療体制の中で対応するとともに，入院を要する救急は，小児救急医療支援事業（1999 年度～）や小児救急医療拠点病院事業（2002 年度～）を，初期救急レベルにおいて，小児初期救急センター整備事業（2006 年度～）を進めています。

告示制度の基準見直し
2005 年 12 月，医療計画の見直し等に関する検討会で了承された。現在の，初期，二次，三次の区分を，❶初期救急医療担当医療機関，❷入院機能を有する救急医療機関，❸救命救急センターの 3 類型とする。
法的整備，行政的整備が今後の課題である。

医師の働き方改革
2019 年 4 月の働き方改革関連法施行後，医師に猶予されている時間外労働上限規制が 5 年後に適用される。原則，「年間 960 時間以下」が上限だが【A 水準】，救急医療など地域医療に欠かせない医療機関【B 水準】や，研修医など集中的に多症例の経験を要する医師【C 水準】は，「年間 1860 時間以下」まで緩和される。医療機関の管理者には，28 時間までの連続勤務時間制限，9 時間以上の勤務間隔，代償休息，面接指導と必要に応じた就業上の措置（勤務停止など）─等を講じる義務が課される。

周産期救急医療

　2007年8月に奈良県で妊婦が救急搬送中に死産した事件を受け，厚生労働省は，総務省消防庁とともに「救急要請における産科・周産期傷病者搬送実態調査」を行ない，全国的に共通する課題を分析しました。この結果を踏まえ，各都道府県に対して，❶救急搬送受入体制の総点検の結果を踏まえた方策の検討と，❷救急搬送に対する支援体制の確保，救急医療と産科・周産期医療の連携，妊婦健康診査の受診勧奨等，地域の実情に応じた対策の実施を要請しました。

病院前救護体制

　救急患者の治療成績向上には，救急現場から医療機関へ搬送されるまでの間の救護体制が重要です。救急救命士やドクターカー配備等の救急隊の充実が図られています。

救急救命士

救急救命士
米 Emergency Medical Technician（EMT），英 Emergency Medical Technician Paramedic（EMTP）

　救急患者に対して救急車で病院に到着するまでの間，医師の具体的，包括的指示のもとで救急救命処置を行なえる国家資格で，1991年に導入されました。プレホスピタルケア（病院前救護）の医療職として位置づけられます。

メディカルコントロール
救急現場から医療機関へ搬送されるまでに，救急救命士等が医行為を実施する場合，当該医行為を医師が指示または指導・助言および検証してそれらの医行為の質を保証すること。

　病院前救護体制のあり方に関する検討会報告書（2000年5月）は，「行政，医療界及び医学界も，救急救命士の特定行為実施に係る指示を，単なる処置実施の許可として理解し，**メディカルコントロール**による医療の質の確保という認識が乏しかった」と指摘しています。効果的なメディカルコントロール体制の確立と，救急救命処置の効果評価に基づく業務内容の検討，さらに，これらに見合う教育体制が必要です。

　参考とした米国の病院前救護体制では，厳正な医師のメディカルコントロールの下にパラメディックが医行為を行ない，整備された生涯教育システムによってパラメディックの資質が担保されています。

　救急救命士が特定行為を行なう際は，医師の具体的な指示が必要です（救急救命士法第44条第1項）。認定を受けた救急救命士による，体外除細動（AED）は2003年から，気管挿管は2004年から，アドレナリンの投与は2006年から，自己注射が可能なアドレナリン製剤（エピペン®）は2009年から，実施可能となりました。技術の有無，能力の有無ではなく，状況判断，適応決定の問題であり，まさに医師の判断が必要です。医師法に関わる事柄

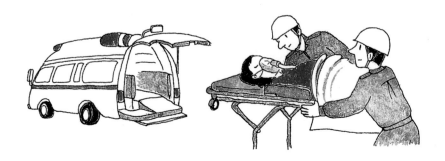

です。

❶血糖測定と低血糖発作症例へのブドウ糖溶液投与，❷重症ぜんそく患者への吸入β刺激薬の使用，❸心肺機能停止前の静脈路確保と輸液の実施等の行為を，救急救命士が現場で行なうことが医療機関に搬送して医師等が処置するより医学的有効性があるか，救急救命士が安全に行なえるか，より適切な救急医療機関への搬送は可能となるかが「救急救命士の業務のあり方に関する検討会」で検討され，❶，❸が，2014 年 4 月から追加されました。

救急救命士が使用する 9 項目指定資器材のうち，とくにショックパンツや自動心マッサージ器等は院内で使うことが少なく，搬送先の病院が使い慣れていないための混乱が指摘されています。

救急救命士が活動するための構造を有した救急車を高規格救急車といいます。

ドクターカー

医師が初期に対応するために，ドクターカー，ドクターヘリ等を活用した病院前救護体制が整備されています。地域における救急医療の視点が必要です。

ドクターヘリの受入体制を整備する施設もあります。ヘリを円滑に活用するには，搭乗する医師や看護師，搬送先病院の確保等に速やかに対応できる体制づくりが必要です。

災害拠点病院

災害拠点病院の整備は，阪神・淡路大震災の教訓を生かし，被災地の医療を確保し，多数の重症患者を受け入れる機能をもち，被災した地域への医療支援等を行なうために基幹災害医療センター，地域災害医療センターの整備が，各都道府県ごとに進められています。災害拠点病院は，原則として，二次医療圏に 1 か所です（2020 年 4 月現在 755 か所）。

DMAT

日本 **DMAT**（Disaster Medical Assistance Team：災害医療派遣チーム）と都道府県 DMAT があり，前者は大規模災害時に全国から派遣され，広域医療搬送・SCU（ストロークケアユニット）・病院支援・域内搬送・現場活動等が主な活動となります。後者は域内災害時において現場医療活動を行ないます。

都道府県 DMAT は 2004 年に東京 DMAT が発足し，その他の道府県でも配備が進んでいます。災害急性期（発災後 48 時間以内）に活動できる機動性をもった，トレーニングを受けた医療チームが登録されています。

医療機関が患者の安全を確保し，災害時の地域の救護の拠点となるためには，各医療機関の建物・設備の耐震化やライフラインの途絶に対応できる準備が必要です。

DMAT
日本 DMAT は，JR 福知山線脱線事故や新潟県中越地震，新潟県中越沖地震，岩手・宮城内陸地震等で出動した。東京 DMAT は，秋葉原通り魔事件で出動した。東京消防庁が DMAT チームの出動を要請し，最初に到着した DMAT チーム指揮官は，犯行規模の大きさから，さらに 2 チーム追加投入を要請し，自然災害以外としては初の複数（4 チーム）投入された。救急活動は円滑に遂行されたと評価された。しかし，トリアージが遅れた可能性も指摘されている。

大災害時医療体制

　近年，地震や列車・航空機事故等の大災害時の医療体制の整備が求められています。国・都道府県・市区町村・医師会・病院団体・医療機関のそれぞれの段階で，体制を整備する必要があります。

　地震等による災害時の医療対策として，災害拠点病院の整備や，被災地に専門家チームを派遣し医療活動を行なう体制を整える DMAT の研修等を進めています。

東日本大震災の経験

　東日本大震災では，47 都道府県から岩手県・宮城県・福島県・茨城県へ約 340 チーム，1,500 名の DMAT 隊員が出動し，かつてないほどの多くの DMAT が広範な地域で活動を行なったため，DMAT を統括する DMAT 事務局や DMAT 都道府県調整本部等の事務作業が膨大となり，DMAT の調整が困難であり，統括 DMAT 登録者の交代要員や統括 DMAT 登録者を支援する要員が不足しました。指揮調整機能を強化した DMAT 後方支援チームの養成が必要です。

　都道府県は，災害発生時に救護班〔医療チーム（JMAT 等を含む）〕等の派遣について，派遣元の関係団体（日本医師会，大学病院，赤十字病院，国立病院機構，日本病院会，全日本病院協会，日本歯科医師会，日本薬剤師会，日本看護協会等）と受入医療機関等の調整を行なう災害対策本部内の組織〔派遣調整本部(仮称)〕の設置に関する計画を，事前に策定する必要があります。

　首都直下型地震や南海トラフ巨大地震の発生が懸念されます。

熊本地震

　首都直下型地震の発生が懸念されるなか，2016 年 6 月，**熊本地震**が発生しました。直下型であり，しかも，いわゆる**余震**のほうが大規模であったことが特徴です。気象庁予報官は想定外であり，今後は余震という用語を用いないと発言しました。市内の病院，災害拠点病院も機能不全に陥りましたが，病院団体，医師会，近隣県の病院の支援により，医療提供を継続することができました。交通網の途絶による物流の問題が指摘されました。

05　遠隔医療

　遠隔医療（Telemedicine and Telecare）とは，「映像を含む患者情報の伝送に基づいて遠隔地から診断，指示などの医療行為及び医療に関連した行為を行うこと」（1996 年厚労省遠隔医療研究班），「通信技術を活用した健康増進，医療，介護に資する行為をいう」（2006 年日本遠隔医療学会），「通信技術を活用して離れた 2 地点間で行われる医療活動全体を意味する」（2011 年日本遠隔医療学会），「情報通信機器を活用した健康増進，医療に関する行為」（2018 年「オンライン診療の適切な実施に関する指針」）と定義が変遷しています。

熊本地震
大地震に続いて，より大きな地震（余震）が発生した。前例がある（「明治廿二年熊本縣大震始末」）。

余震
大きな地震が発生すると，その近くで最初の地震より小さな地震が続発する。
この最初の大きな地震を本震，その後に引き続き起こる地震を余震という。
本震か余震か，前震かは結果論である。

　遠隔医療は，専門医師が他の医師の診療を支援する Doctor to Doctor（DtoD）と医師が遠隔地の患者を診療する Doctor to Patient（DtoP）に分けられます。DtoD の代表的な例は遠隔放射線画像診断や遠隔術中迅速病理診断であり，DtoP は僻地あるいは在宅や介護施設などで療養する患者にテレビ電話などを介して診療するものです。

　オンライン診療とは，「遠隔医療のうち，医師―患者間において，情報通信機器を通して，患者の診察及び診断を行い診断結果の伝達や処方等の診療行為を，リアルタイムにより行う行為」と前記指針では定義しています。

　COVID-19 拡大を受けて，国は 2020 年 4 月，時限的にオンライン診療の規制を緩和し，従来はほぼ認めていなかった初診時の利用も可能にしました。さらに，緊急事態宣言解除後も，当面，この緩和は効力を有しています。通常化する動きがあります。

06　　地域連携

日常・平時

　地域連携は日常診療において，極めて重要です。

> ❶医療機関との連携（患者紹介・逆紹介，研修・研究会）
> ❷行政機関（保健所，警察，消防署，自治体）
> ❸各種職能団体
> ❹町会，住民，学校，消防団
> ❺その他

　練馬総合病院では，❶において，IT を用いた地域医療連携システムを構築しています。平時から，地域の関係機関・関係者と，災害訓練，新型インフルエンザ訓練をしています。

災害・非常時

　災害・非常時には，日常・平時の仕組みに加えて臨機応変の対応が必要になります。練馬総合病院では，❶における，地域医療連携システムとは別に，医療情報保全システムを構築し，災害・非常時に発動させます。

　COVID-19 で露呈したことは，IT や技術的な事項もありますが，むしろ，COVID-19 蔓延下における，❶～❺連携が困難であること，また，その破綻でした。医療提供体制をいかに維持させるかが喫緊の課題でしたが，COVID-19 の特性が不明であり，個別の対応をせざるを得ませんでした。このようなときにこそ，地域連携が必須です。

　練馬総合病院では平時における連携構築があったからこそ，臨機応変の対応ができました。

07　感染症

　感染症とは，細菌やウイルスの感染が原因となる疾患をいいます。感染力や重篤性などに基づき，危険性が高い順に1類から5類に分類します。

・1類感染症：エボラ出血熱，痘瘡，ペスト等
・2類感染症：結核，重症急性呼吸器症候群（SARS），中東呼吸器症候群（MERS）等
・3類感染症：コレラ，赤痢等
・4類感染症：A型肝炎，マラリア，日本脳炎等
・5類感染症：麻しん，後天性免疫不全症候群，感染性胃腸炎（ロタウイルス），細菌性髄膜炎等
・新型インフルエンザ等感染症：新型インフルエンザ等
・指定感染症：既知の感染症であっても危険性が高く特別な対応が必要と判断する場合は，政令により指定し対応する
・新感染症：危険度が高いと考えられる新たな感染症が確認された場合，対応する

指定感染症

　指定感染症に，鳥インフルエンザ，SARS，MERSがあり，その後2類感染症に指定されました。「新型インフルエンザ等対策特別措置法」により，2020年2月1日から1年間，COVID-19が指定感染症に指定されました。
　指定感染症に指定されると，

❶強制隔離（強制入院）措置が可能になる
❷入院費が公費負担となる
❸届け出が義務となる。それにより，調査が容易となり，全数把握が正確になる
❹濃厚接触者の把握が容易になる
❺医療従事者の感染リスクが減る（感染症指定医療機関に限定することで，感染リスクが下がる）

　2021年2月，「新型インフルエンザ等対策特別措置法」が改正され，2月13日，実施されました。対策の実効性を高める「命令」と，命令違反に対する「過料」が定められました。

伝染病

　伝染病とは，感染した個体（ヒトや動物など）から別の個体へと病原体が伝達し，連鎖的に感染者数が拡大する感染症です。
　過去には「伝染病予防法」という法律名を使用していましたが，1999年の感染症の予防及び感染症の患者に対する医療に関する法律（感染症法）の施行により廃止されました。

疫病

　社会基盤に打撃を与えるほどの被害を及ぼした伝染病を疫病（えきびょう）といいます。歴史上はペスト，スペインかぜなどが多くの死者を出しました。また，天然痘は撲滅されるまで長期にわたって全世界で死者を出しました。

新興・再興感染症

　新しい病原体による感染症を「新興感染症」といいます。HIV 感染症や腸管出血性大腸菌感染症，エボラ出血熱，SARS（重症急性呼吸器症候群），COVID-19 などです。

　SARS のように，最初は原因や感染経路が分からず，短期間に広がる危険性があります。ワクチンや治療薬ができるまでに時間がかかるので，予防や治療が難しい病気です。

　一方，予防接種や抗微生物薬などによって，患者がほとんどいなくなったが，病原体や環境の変化で，再び流行するのが「再興感染症」です。

　病原体が変異して，治療薬が効かなくなること（耐性）があります。年々減少した結核は，1997 年頃から増え，多剤耐性結核は，従来の治療薬が無効です。再興感染症の問題です。

08　新型コロナウイルス感染症（COVID-19）

　COVID-19 は，特筆すべき新興感染症です。社会的影響に関しては別記しました。

　本節では，医療面に限定して記述します。不顕性感染が多く，発症前の 2 日間の感染力が高いのが特徴です。2019 年 12 月の発生から 1 年以上が経過し，その概要が分かってきました。2021 年 2 月現在，**世界的に第 3 波**が猛威を振るっています。感染力が高まった複数の変異株が広がりつつあります。無症状者あるいは PCR 検査陰性者が入院後発症して，クラスターを発生した病院・介護施設が多数報告されています。医療従事者の心身の負担は極めて大きく，うつ病発症者，離職者が多くなっています。医療崩壊，病院崩壊と言われる状況です。

　ワクチン接種が複数の国で開始され，わが国でも医療者から開始されました。効果と副反応を見守る状況です。季節型インフルエンザと同様になることを期待しますが，現状では，徹底した防疫体制，感染防止の努力が必須です。

　この疾患の特性は，社会活動への影響の範囲と大きさが他の感染症に比し，甚大なことです。第 1 部第 1 章 02 社会情勢の変化，04 価値観の転換，第 3 章 11 医療崩壊・病院崩壊，第 5 章 05 遠隔医療，06 地域連携，07 感染症の項で記述しました。

世界的に第 3 波
2021 年 2 月の状況を記述した。その後，世界各国ではワクチン接種を精力的に実施し，感染者及び死亡者発生を抑えている。しかし，我が国は例外的に，ワクチン接種が極めて遅れており，5 月現在，やっと医療従事者の接種が終わりつつある。高齢者に対する接種も始まったばかりである。日本では第 4 波が猛威を振るっている。ワクチン接種のドタバタが，政策の混乱の象徴である。

09　がん対策

　がんは，1981 年より日本人の死因の第 1 位で，生涯のうちにがんにかかる可能性は，男性の二人に一人，女性の三人に一人と推測されています。

　国，地方公共団体，がん患者を含めた国民，医療従事者およびマスメディア等が一体となってがん対策に取り組み，「がん患者を含めた国民が，がんを知り，がんと向き合い，がんに負けることのない社会」の実現を目指すことを目標として，がん対策が講じられています。

　2005 年 5 月，発症予防，検診，治療，緩和ケア等のがんの病態（病期）に応じた部局横断的な連携が求められることから，がん対策全般を総合的に推進するため，当時の尾辻厚生労働大臣を本部長として，がん対策推進本部が設置されました。

がん対策推進基本計画

　がん対策推進協議会は，がん対策基本法に基づき，2007 年度から 5 年間毎に対策を実施し，2023 年度からの第 4 期に向けて，第 3 期がん対策推進基本計画の中間評価の指標が 2020 年 10 月に決まりました。

がん対策基本法の改正

　2016 年 10 月，がん対策基本法改正案が，参議院厚生労働委員会に議員立法として提出され，可決されました。概要は以下の通りです。

❶がんの原因となるおそれのある感染症ならびに性別，年齢等に係る特定のがんおよびその予防等に関する啓発等
❷がんの早期発見の推進
❸緩和ケアのうち医療として提供されるものに携わる専門性を有する医療従事者の育成
❹がん患者の療養生活の質の維持向上に係る規定の改正
❺がん登録等の取組の推進
❻研究の推進等に係る規定の改正
❼がん患者の雇用の継続等
❽がん患者における学習と治療との両立
❾民間団体の活動に対する支援
❿がんに関する教育の推進

政府のがん対策の主な歩み

1962.1	国立がんセンター設置
1981	がんが死亡原因の第 1 位となる
1983.2	胃がん・子宮がん検診の開始
1984.4	対がん 10 か年総合戦略（厚生省，文部省，科学技術庁） 戦略目標「がんの本態解明を図る」

	❶ヒトがん遺伝子に関する研究
	❷ウイルスによるヒト発がんの研究
	❸発がん促進とその抑制に関する研究
	❹新しい早期診断技術の開発に関する研究
	❺新しい理論による治療法の開発に関する研究
	❻免疫の制御機能および制御物質に関する研究
1994.4	がん克服新 10 か年戦略（厚生省，文部省，科学技術庁） 「がんの本態解明から克服へ」 ❶発がんの分子機構に関する研究 ❷転移・浸潤およびがん細胞の特性に関する研究 ❸がん体質と免疫に関する研究 ❹がん予防に関する研究 ❺新しい診断技術の開発に関する研究 ❻新しい治療法の開発に関する研究 ❼がん患者の QOL に関する研究
2004.4	第 3 次対がん 10 か年総合戦略（厚生労働省，文部科学省） 「がんの罹患率と死亡率の激減」 ❶がんの本態解明 ❷基礎研究の成果の予防・診断・治療への応用 ❸革新的ながん予防・診断・治療法の開発 ❹がん予防の推進による生涯がん罹患率の低減 ❺がん医療の均てん化
2006.8	がん対策基本法成立
2007.4	がん対策基本法施行
2007.6	がん対策推進基本計画閣議決定
2012.6	がん対策推進基本計画（第 2 期）閣議決定
2013.8	がん対策推進基本計画に基づき，我が国全体で進めるがん研究の今後のあるべき方向性と具体的な研究事項等について「今後のがん研究のあり方に関する有識者会議」にて検討。
2014.4	がん研究 10 か年戦略（文部科学省，厚生労働省，経済産業省） 根治・予防・共生〜患者・社会と協働するがん研究〜 ❶がんの本態解明研究 ❷革新的な予防，早期発見，診断，治療に係る技術の実用化をめざした臨床研究 ❸小児がんや高齢者のがん，難治性がんや希少がん等に関する研究 ❹充実したサバイバーシップを実現する社会の構築をめざした研究 ❺がん対策の効果的な推進と評価に関する研究
2016.5	厚生労働省のがん対策推進協議会で，第 3 期がん対策推進基本計画検討
2016.11	がん対策基本法改正案が参議院で可決
2018.8	がん対策推進基本計画（第 3 期）

新たながん診療提供体制の概要

課題	対応策
①拠点病院間の格差の存在	人材配置要件，診療実績要件等の強化，相談支援体制の充実によるさらなる質の向上および一定の集約化
②拠点病院未設置の空白の2次医療圏の存在	緩和ケア，相談支援および地域連携等の基本的がん診療を確保した「地域がん診療病院」の新設
③特定のがん種に特化した診療を行なう病院の存在	特定のがん種に対し高い診療実績をもち，都道府県内で拠点的役割を果たす「特定領域がん診療連携拠点病院」の新設
④がん診療提供体制に関するPDCA体制の構築	国立がん研究センター，都道府県拠点病院による各拠点病院への実地調査等，各拠点病院での院内のPDCAサイクルの確保（患者QOL把握・評価等による組織的改善と実施状況の報告・広報体制の整備等）

SCRUM-Japan

Precision Medicine
プレシジョン・メディシン，精密医療と訳されるが，個別化医療または個別化精密医療が適切。

ヒトゲノム情報などを用いて，疾患への罹患性や薬物感受性等の遺伝子多型情報を基に，個人に適した治療を提供することを目的とした医療。

SCRUM-Japan（Cancer Genome Screening Project for Individualized Medicine in Japan）
2013年に開始した肺がん患者対象のLC-SCRUM-Japan（現：LC-SCRUM-Asia）と，2014年に開始した消化器がん患者対象のGI-SCREEN-Japan（現：MONSTAR-SCREEN）が統合した，産学連携がんゲノムスクリーニングプロジェクトである。2020年時点で製薬企業・検査会社17社と医療機関215施設が参加し，登録症例数が約11,100例（肺がんが5,400例，消化器がん5,700例）。肺と消化器のがんゲノムを全国規模でスクリーニングし，適合す

米国では，遺伝子検査等で患者に個別化医療を提供する **Precision Medicine**（プレシジョン・メディシン：精密医療）が展開されています。

わが国でも2015年3月，一人一人のがん患者に最適な医療を提供することを目的とするいわゆる個別化医療を目的に，国立がん研究センターが全国の医療機関や製薬企業と協力して実施するがん遺伝子異常スクリーニング事業（**SCRUM-Japan**：Cancer Genome Screening Project for Individualized Medicine in Japan：産学連携全国がんゲノムスクリーニング事業）が開始され，2016年7月に成果が報告されました。その概要は，❶大規模ゲノム疫学データの取得，❷医師主導治験の結果を受けた，薬機承認申請に向けたPMDA（Pharmaceuticals and Medical Devices Agency）との相談の開始，❸高セキュリティーのデータストレージシステムの構築，❹ゲノム情報のオンラインデータ共有の開始，です。

10　移植医療

移植とは，血液，骨髄細胞，臍帯血を含めて，生体組織の移植をいいますが，一般には臓器の移植をいいます。臓器移植は，特殊な医療ですが，脳死判定，臓器提供者の確保，臓器売買等の倫理的課題が多くあります。

臓器の移植に関する法律

臓器の移植に関する法律（1997年7月）により，脳死で提供できる臓器として定められているのは，心臓，肝臓，肺，小腸，腎臓，膵臓です。また，心停止後に提供できるのは腎臓，膵臓，眼球（角膜）です。皮膚，心臓弁，血管，耳小骨，気管，骨等のいわゆる組織については，この法律で規定されてはいませんが，移植が可能であり，家族の承諾のみで提供できます。小腸以外は保険適用があります。

他国に比べ，とくに脳死臓器移植の臓器提供に関する制約が厳しく移植数

る新規開発薬剤の企業・医師主導治験で投与を受けた結果，明らかな有効性と安全性が示された 5 種類の医薬品（6 適応）が日本で薬事承認された。
ラグビー界の Scrum Japan Program（スクラム・ジャパン・プログラム）と混同しないこと。
臓器売買
日本移植学会は宇和島徳洲会病院における修復腎移植について他学会との共同宣言で「現時点では病気腎移植に医学的妥当性はない」とした。
臓器売買と報道された。
移植ツーリズム
『警視庁情報官　ブラックドナー』（濱嘉之，講談社文庫）の題材となった暴力団幹部の米国での腎移植等多くの問題が発生している。
改正臓器移植法
施行直後から，脳死臓器移植が増加している。

が伸びず，法律施行後 3 年を目処に見直すことになっていました。しかし，何年にもわたり改正法案の審議が進みませんでした。2009 年 5 月に世界保健機関（WHO）総会において，**臓器売買**を目的に，**移植ツーリズム**の原則禁止や，生体移植，組織移植をめぐるガイドラインを決議する見込みになり，急遽改正の機運が出て，**改正臓器移植法**が 2009 年 7 月成立，2010 年 7 月 17 日に施行されました。

　改正内容は，年齢を問わず，脳死を一律に人の死とし，本人の書面による意思表示の義務づけをやめて，本人の拒否がない限り家族の同意で提供できる，提供は 15 歳以上という現行の年齢制限を撤廃する，親族へ優先的に提供すると意思表示できる，ことです。

日本臓器移植ネットワーク

　日本臓器移植ネットワークは，死後に臓器を提供してよい人（ドナー）やその家族の意思を生かし，臓器提供を受けたい人（レシピエント）に最善の方法で臓器が贈られるように橋渡しをする日本で唯一の組織です。全国を 3 支部に分け，専任の移植コーディネーターが 24 時間対応しています。

　生体移植は，親族からの臓器提供となるので，ネットワークは介入せず，移植手術を行なう医療機関と患者の間で行なわれます。海外渡航移植も同様にネットワークは介入せず，医療機関と患者の間で行なわれます。

脳死判定

　脳死は，竹内基準に基づいて 6 つの項目で判定されます。とくに，移植を前提とした脳死判定は，脳外科医等移植医療と無関係な 2 人以上の医師が 6 時間おいて 2 回行ないます。2 回目の脳死判定が終了した時刻が死亡時刻です。

　日本における一般的な死の概念である死の三徴候は，

1.　心拍動の停止
2.　自発呼吸の停止
3.　対光反射の消失・瞳孔散大

の状態を指します。

生体臓器移植

　生きている人（多くは家族）の臓器の移植を生体臓器移植といいます。

　生体臓器移植は，肺，肝臓，腎臓，膵臓，小腸等は可能ですが，心臓は不可能です。肝臓，腎臓，膵臓，小腸は一人のドナーから移植すれば十分なことが多いですが，肺は多くの場合，二人のドナーが必要です。

　生体ドナーの場合，肝臓や小腸は残りの部分が成長しますが，肺，腎臓，膵臓は摘出した分だけ，生体ドナーの臓器機能が低下します。わが国では死体ドナーの数が少なく，生体臓器移植の割合は，肝臓 99％，腎臓 73.5％，肺 70.3％と，欧米に比し非常に高いです。

　生体ドナーは，原則的に親族に限定されます。親族とは 6 親等以内の血族と 3 親等以内の姻族を指します。親族に該当しない場合は，当該医療機関の

倫理委員会で，症例ごとに個別に基礎疾患等の有無を検討して決定します。報酬を目的とするものは認められません。

WHO 指針（2008 年）

「移植用臓器は死者の身体から摘出されることが望ましい。しかし，生存している成人が臓器を提供することは可能である。しかし，一般的に，そのようなドナーは，レシピエントと遺伝的な関係がある者であるべきである。ただし，骨髄やその他の再生可能な組織の移植の場合には例外を認めることができる」

11　遺伝子操作

分子生物学の進歩により，DNA に刻まれた情報が生命現象のもとであると分かりました。

遺伝子治療

遺伝子治療は，1990 年に米国で行なわれて以来，日本でも成功例が出ており，急速に広まりつつあります。遺伝病，がん，エイズ等の難病の治療への応用が期待されます。生殖細胞への治療は，各国のガイドラインで禁止されていますが，その効果には疑問があります。また，遺伝子操作技術が，治療以外に使われる可能もあります。遺伝子治療が，神の領域にまで踏み込むという非難もあります。さらに，人類の種の存続を脅かす危険性があります（260 頁参照）。

再生医療

再生医療（Tissue Engineering）とは，胎児期に形成される人体の組織が欠損した場合にその機能を回復させる医療です。クローン作製，臓器培養，**多能性幹細胞**（ES 細胞，iPS 細胞），自己組織誘導等があります。人工臓器の限界や，移植臓器の適合性の問題等から，再生医療に大きな期待が寄せられています。

再生医療等を適切に実施するため必要な安全性の基準等を整備した「再生医療等の安全性の確保等に関する法律」が，2013 年 11 月に公布されました。

多能性幹細胞
京都大学再生医科学研究所の山中伸弥教授は，iPS 細胞の研究で2012 年度ノーベル生理学医学賞を受賞した。臨床応用が進みつつある。
STAP 細胞論文問題が発生し，日本のこの分野の研究および研究管理体制の信頼が失墜した。

6

医療保険制度

01　医療保険制度の目的

　わが国の医療保障制度は，次の3つに大別できます。

❶医療保険制度
❷災害保障関係各法による療養保障制度
❸国または地方公共団体の公費負担医療制度

　保険とは，不測の事態に備えて，あらかじめ掛金を貯めておいて，各個人の損失の危険を集団的に負担する仕組みです。自動車事故等に限らず，不測の事態が起こることを（**保険**）**事故**が発生するといいます。その事故に対して保障することを，保険を給付するといいます。

　保険には，社会保険と民間保険があります。多数の個人を法律で強制的に保険集団とする制度を社会保険といいます。日本の医療保険は国民の疾病による生活の破綻を防止するためにつくられた社会保険制度です。

　社会保険としての医療保険では，原則として現金給付ではなく，医療そのものを給付する現物給付です。民間の医療保険は現金給付が主体です。

（保険）事故
事故とは，医療過誤，訴訟のことではない。リスクの発生をいう。

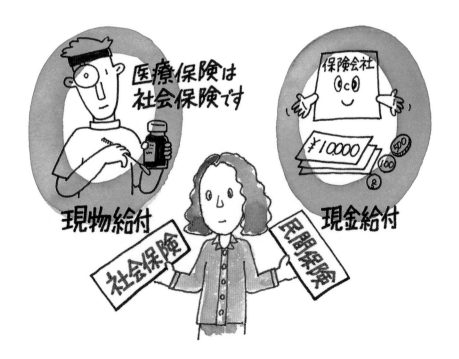

公法
統治・権力関係を決めた法律。
強制力，拘束力のある法律。

私法
私人間の契約（民事）に関する法律。市民法ともいう。民法，商法等が代表的な私法の例。私法関係における権利を私権という。

医療費抑制
医療費の伸び率抑制から，総額抑制，さらには削減も行なわれる（22頁参照）。

自己負担割合
70歳未満の場合は3割，70歳から75歳未満の場合（高齢者の医療）は2割（現役並み所得者は3割）の自己負担割合である。

供給が需要を生む
セイの法則：供給はそれ自身の需要を創造する。あらゆる経済活動は物々交換にすぎず，需給が一致しなくても価格は自動的に調整される。最終的に需給は一致する。よって，需要を高めるには，価格が下がるか供給が増えればよい。そして自然に適正になるよう調節される。
現在は，好況等で十分に潜在需要がある場合や，戦争等で市場供給が過小な場合に成り立つ限定的なものと考えられている（21頁用語解説参照）。
ケインズの法則：1929年の大恐慌において，セイの法則を適用できないと批判した。政府が公共事業や減税などにより有効需要を発生させてGDPを増加できるとした。

混合診療
保険診療と自費診療を混合することをいう。公定の自己負担金以外を徴収すること。

02　医療保険の仕組み

　医師および医療機関は，保険医あるいは保険医療機関として都道府県知事に申請し，その登録・指定を受けると医療保険の加入者（被保険者）に対して療養の給付（保険診療）を行なう権利と義務（**公法**と**私法**上の契約関係）が生じます。保険診療を行なった医療機関に対しては，診療報酬が支払われますが，その一部は被保険者が医療機関の窓口で支払い（一部負担金），残りの部分は保険者から審査支払機関を通して支払われます。健康保険の場合の支払機関は社会保険診療報酬支払基金で，国民健康保険の支払機関は国民健康保険団体連合会です。

　しかし，国民には契約の当事者であるという意識が欠如しており，医療は無料，あるいは安価であるという認識がありました。一方，経済が停滞し，国家の財政が厳しくなり，増加する医療費の国庫負担の増加に限界が認められました。そのために，**医療費抑制**と**自己負担割合**の増加が強力に押し進められています。

　すなわち，国民皆保険制度のもとでは，いつでもどこでも，保険証があれば同じ医療を受けられますが，反面，患者の対価意識の喪失が安易な受診へとつながることになります。医療では**供給が需要を生む**といわれるのは，このような理由によるのです。

　したがって，**混合診療の禁止**とともに，患者の一部負担金を免除することも，「健康保険の本旨」に反する誘引行為とみなされて認められません。また，学問的に正しいとしても，保険で認められていない診療行為は，保険診療では行なうことができません。このように，「患者さんのためになることなら何でも認められる」というのは医療保険制度に対する誤解です（83頁参照）。

　総合規制改革会議では，**公民ミックス**として，混合診療の推進を示唆しています。競争により医療の質が向上するという考えからです。

03　療養の給付

　健康保険法，国民健康保険法，高齢者の医療の確保に関する法律等で規定された範囲内を保険医療機関で行なう診療行為を保険診療といいます。療養の給付の範囲は法律（健康保険法，国民健康保険法，高齢者の医療の確保に関する法律）で規定されています（食事療養および患者の選定による特別の病室の提供その他の厚生労働大臣の定める療養＝保険外併用療養費に関わるものを除く）。

　このように医療は社会保障制度として大きな制度的な枠の中に存在します。保険医療機関および保険医療養担当規則（以下，**療養担当規則**）が保険医療のバイブルと呼ばれる理由です。医学・医療教育では制度的な教育はほとんどなされていないことが問題です。療養の範囲は下記のごとくです。

❶診察

❷薬剤または治療材料の支給

❸処置，手術，その他の治療

❹家庭における療養上の管理およびその療養に伴う世話その他の看護

❺病院または診療所への入院およびその療養に伴う世話その他の看護

❻その他政令で定める給付

　健康診断は，患者の自己負担あるいは労働安全衛生法や老人保健法に基づいて行なわれ，「健康診断は，療養の給付の対象としては行なってはならない」（療養担当規則）と規定されています。人間ドック，正常分娩等も自由診療になります。

高額療養費制度

　医療費は，保険者と自己（患者）が定められた割合で負担します。ただし，個人の負担軽減のために，高額療養費制度により，上位所得者・一般・低所得者の3つの所得区分によって自己負担の限度額が定められています。しかし，近年，抗腫瘍剤や免疫抑制剤等の高額医薬品が保険財政を圧迫しており，**保険適用と薬価算定**に関する議論が高まっています。

04　保険外併用療養費

　2006年4月の健康保険法改正により，10月から**特定療養費**を廃止し，保険給付として保険外併用療養費を支給することになりました。特定療養費とは，健康保険法の改正（1984年）によって設けられたもので，健康保険の一定割合の自己負担とは別に，室料差額等のように患者負担とすることを健康保険法で認めたものです。

　制度導入の経緯は，保険適用がされていない高度先進医療を受けた場合，保険診療と**自費診療**を混在してはならない（混合診療禁止）という健康保険の運用に反するので，その患者の治療に関わるすべての治療費が自費診療となります。そこで，患者負担が過重になるのを防ぐために，高度先進医療を除く診療部分は保険給付が可能となるようにしたものです。

　高度先進医療とは，2004年12月の厚生労働大臣と内閣府特命担当大臣（規制改革，産業再生機構），行政改革担当，構造改革特区・地域再生担当との「基本的合意」に基づき，国民の安全性を確保し，患者負担の増大を防止し，国民の選択肢を広げ，利便性を向上する観点から，保険診療との併用を認めるものです。新しい医療技術の出現や医療の多様化に対応して，先進的な医療技術と一般の保険診療の調整を図る制度です。保険診療を基本として，別に特別な料金を負担することにより，先端的な医療を受けやすくする「評価療養」の一つです。有効性及び安全性を確保する観点から，医療技術ごとに一定の施設基準を設定し，施設基準に該当する保険医療機関は届出により保険診療との併用ができます。一般に普及したものは一般の保険診療に取り入れ

保険診療の自己負担分は，自費診療ではないことに留意。

厚生労働大臣が告示した特定の行為のみが，患者自己負担を求めても良いことになっており，それを保険外併用療養費という。歯科診療費や室料差額が問題視された1974年の健康保険法改正で制定された。公定の混合診療ともいえる。

規制緩和として，混合診療導入が検討されている。

混合診療の禁止
保険診療と自費診療の併用の禁止であるが，明文化されたものではない。

公民ミックス
実質的な混合診療である。

療養担当規則
保険診療において，医療機関や医師が守るべき規則。自費診療には適用されない。

医療機関の保険診療を規定するので，医師以外の医療従事者の業務も規定する。

保険適用と薬価算定
事例：オプジーボは，当初，症例数の少ない皮膚科領域の疾患を適用としていたが，適用拡大により医療費が高額となり，保険適用と薬価算定に関して厳しい議論があり，2017年2月から薬価が1/2となった。

特定療養費
医療保険における現物給付の原則を崩すものである。

自費診療
保険で認められていない診療行為について，自己負担金を徴収することをいう。

無料であれば，保険で認められていない診療行為をすることは医師の裁量である。自費診療ではないからである。

評価療養および選定療養の具体的な類型

評価療養	
A	医療技術に係るもの ・先進医療（高度先進医療を含む）
B	医薬品の治験に係る診療 ・医療機器の治験に係る診療 ・薬機法承認後で保険収載前の医薬品の使用 ・薬機法承認後で保険収載前の医療機器の使用 ・適用外の医薬品の使用 ・適用外の医療機器の使用
選定療養	
C	快適性に係るもの ・特別の療養環境（差額ベッド） ・予約診療 ・時間外診療
D	医療機関の選択に係るもの ・200床以上の病院の初診 ・200床以上の病院の再診
E	医療行為等の選択に係るもの ・小児う蝕の指導管理 ・歯科の金合金等 ・金属床総義歯 ・180日以上の医療行為 ・制限回数を超える医療行為

特定承認保険医療機関
保険外併用療養費の制定により廃止された。
保険外併用療養費
実質的な公定の混合診療の「特定療養費」を「保険外併用療養費」として混合診療を想起させる名称に改称した。この意味は極めて大きいことに留意すべきである。
2004年12月の厚生労働大臣と規制改革担当大臣との、混合診療問題に関わる基本合意を踏まえて、制定された。

られてきています。

　2006年、高度先進医療と先進医療が統合され、先進医療に統一されました。

　評価療養の他に特別の病室の提供など被保険者の選定に係る「選定療養」があります。

　2016年1月現在、先進医療は第2項目先進医療A 40種類922件、第2項目先進医療B 65種類771件、計105種類、1,693件、取り扱い病院は329で、多くは大学病院・独立行政法人・公的病院です。専門家や関係審議会で条件を満たしていると承認された病院を「**特定承認保険医療機関**」といいます。

　有効性および安全性を確保する観点から、医療技術ごとに一定の施設基準を設定し、施設基準に該当する保険医療機関は届出により保険診療との併用ができます。すなわち、先進医療に関わる費用は全額自己負担ですが、通常の治療と共通する部分（診察・検査・投薬・入院料等）の費用は、一般の保険診療と同様に扱われます。

　保険外併用療養費が拡大され、混合診療、二階建て医療への突破口になることを危惧する意見と、競争のために必要という意見があります。

　保険外併用療養費は，評価療養または選定療養を受けたときに支給されます。評価療養は，適正な医療の効率的な提供を図る観点から保険導入のための評価を行なうものであり，特別の病室の提供等被保険者の選定に関わるもので，選定療養は保険導入を前提としません。

　評価療養および**選定療養**を受けたときに，療養全体にかかる費用のうち基礎的部分については保険給付をし，特別料金部分については全額，患者の自己負担とすることによって，患者の選択の幅を広げるものです。

患者申出療養

　患者申出療養は，先進的な医療について，患者の申出を起点とし，安全性・有効性等を確認しつつ，保険収載に向けた実施計画の作成を臨床研究中核病院に求め，国において確認すること，および実施状況等の報告を臨床研究中核病院に求めたうえで，保険外併用療養費制度の中に位置付けるものです。2016年4月に施行されました。

05　治験，研究等

　人における試験を一般に「臨床試験」といいますが，国の承認を得るための成績を集める臨床試験は，特に「治験」と呼ばれます。

　治験を行なう病院は，「医薬品の臨床試験の実施の基準に関する省令」という規則に定められた要件を満足する病院だけが選ばれます。

　治験を実施する病院の要件は，❶医療設備が十分に整っていること，❷責任をもって治験を実施する医師，看護師，薬剤師等が揃っていること，❸治験の内容を審査する委員会を利用できること，❹緊急の場合には直ちに必要な治療，処置が行なえること，です。

　従来，薬の治験（適応症の拡大を含めて）やその他の研究は保険診療では認められていませんでした。1996年8月，治験が特定療養費化され，保険診療の範囲が，治験期間中の投薬（治験薬または対照薬およびそれと同様の効能・効果を有する薬剤），検査，画像診断を除いた，入院時医学管理料，入院環境料，看護料，入院時食事療養料等の基本的な部分に明確に限定されました（療養担当規則）。

　また，特殊な療法や新しい療法を禁止する規定があります（療養担当規則第19条）。こうした療法は自由診療となり，患者の全額自己負担あるいは病院の持ち出しとなります。ただし，高度先進医療を行なう機関として承認を受けた療法は保険診療となります。

　近年，画期的な新薬の開発が困難になり，また，費用が膨大であることから，患者数の少ない疾患に対する新薬の開発が停滞しています。経営環境の変化に対応するためにも，製薬会社の統廃合が急速に進んでいます。また，症例数が多く，治験期間を短くできる病院に集中しています。

　医師主導治験であるにもかかわらず，製薬会社社員が実質的に主導していたり，利益相反あるいは研究費の不正使用等の問題が続発し，社会問題となっ

評価療養
厚生労働大臣が定める高度の医療技術を用いた療養その他の療養であって，保険給付の対象とすべきものであるか否かについて，適正な医療の効率的な提供を図る観点から評価を行なうことが必要な療養として厚生労働大臣が定めるものをいう。

選定療養
被保険者の選定に関わる特別の病室の提供その他の厚生労働大臣が定める療養をいう。

ています。
　独立行政法人地域医療機能推進機構設置に関しても，この問題が議論され
ています。

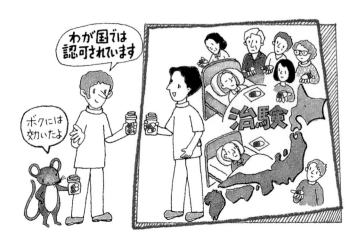

7 | 第7章 高齢者医療制度

01　高齢者保健医療対策の歴史

　1973年に老人福祉法による老人医療費支給制度が推進されました。しかし，老人医療費が年々急激な増加を続け，他方，対策が全体として医療費の保障に偏っていること，保健サービスに一貫性がないこと，また，医療保険の各制度間で，老人医療費の負担に著しい不均衡がある等の理由から，1982年に老人保健法が制定されました。

　老人保健法の目的は，老後における健康の保持と適切な医療の確保をはかるため，疾病の予防，治療，機能訓練に至る一貫した保健事業を総合的に実施するとともに，これに必要な老人医療費を国民皆で公平に負担することです（第1条，第2条）。保健事業を含むので「老人保険」ではなく「老人保健」とされました。当時一部の野党から，憲法第14条の法の下の平等から質疑がなされました。いずれにしても，医療は，老人保健法の成立をもって，原則70歳以上の医療とそれ以外の医療という2本立ての医療となりました。しかし，診療報酬ではむしろ両者は同一の扱いで集約されました。もっぱら焦点は「**社会的入院**」と一般医療の病床区分に向かいました。

　老人保健法は，長期的な老人保健制度を確立する目的で，1987年から一部負担金が改正されました。1988年には老人保健施設が設立され，1992年から老人訪問看護制度が創設されました。2006年の医療保険制度改正で，老人保健法の一部改正があり，2008年4月から「高齢者の医療の確保に関する法律」と老人が高齢者に改称されました。75歳以上の後期高齢者を対象とした**独立型医療保険制度**です。改称した意味を考える必要があります。

02　老人保健施設の創設

　要介護高齢者対策は**長寿社会**に向けての緊急の課題です。寝たきり高齢者のため，医療と生活の両方の需要に応える施設が求められています。症状が固定し，医療の必要度は低いが，介護の必要度が高く在宅では受け入れが困難な状態の患者を収容する施設です。一般病院における長期療養患者，“いわゆる社会的入院”解決策の一つとして，1966年に，創設されました（老人保健法）。

　老人保健施設は，要介護高齢者が家庭で**自立**して生活を送れるように**支援**し，家庭復帰を目指すための施設でした。病院と家庭の橋渡しをする「中間施設」と呼ばれていました。したがって，入所期間は原則として3か月間でした。しかし，在宅医療や在宅介護あるいは介護施設の受け入れ態勢が不十

社会的入院
家庭の都合で入院すること，あるいは，入院期間が延長すること。患者家族関係の象徴。
独立型医療保険制度
独立型といいながら，現役世代の拠出金を入れている（3割程度）。

老人保健施設
医療施設として設置されたが，現在は介護老人保健施設となっている。
長寿社会
平均寿命の延長を意味する。必ずしも高齢社会（高齢者比率）ではない。
自立
身の回りのことができる。
支援
自立を助けることであり，介護することではない。
家族を支援することが必要。

分であるために，実態は，長期入院が必要な患者が多くなっていました。実態に合わせて，診療報酬の逓減がなくなりました。

施設基準は療養型病床よりも介護施設に近いものでした。

老人保健施設は，寝たきり高齢者等の様々な需要に応じて，サービスを提供していました。

その他の病床が一般病床と療養病床に区分されましたが，長期療養を担当する一般病院が，老人保健施設に転換したくても，建築構造上の制約のため，療養型病床群を経由できない場合のために2006年3月末まで転換特例が認められていました。

療養病床を削減する方針が打ち出された2006年当時，全国に約35万床がありました。内訳は，約23万床が医療保険を使う医療療養病床で，約12万床が介護保険を使う介護療養病床でした。

介護療養病床廃止が見直される
廃止，廃止の中断，廃止の見直しと転々とした。
状況の変化によるものではなく，政権交代によるものである。
政策の一貫性の欠如の事例の一つ。
社会保険病院の廃止も同様である。
老人訪問看護制度
1992年老人保健法に基づき実施され，1994年すべての年齢の在宅療養者に適用された。
2000年介護保険法に基づく訪問看護が実施された。
生活の質（QOL）
施設の生活の質のほうが家庭生活の質よりも，高いという，皮肉な現象がある。
さらに，短期療養施設（急性期）よりも，長期療養施設（慢性期）のほうが生活の質が高いという，皮肉な現象がある。

医療の必要度が低い人が病院に入院していれば，医療費の無駄になるだけでなく，本人の生活の質にも影響が出ました。このため，2006年の医療制度改革において，療養病床が大幅に再編されることが決定しました。2011年度で介護療養病床約13万床を全廃し，医療療養病床（約25万床）を約15万床にも減らすことになりました。療養病床の再編の動きが進展していましたが，「介護難民」の発生の懸念等，実施に当たっての課題は多く，民主党への政権交代により，介護療養病床の廃止の期日を延長したにもかかわらず，移行は不十分であり，**介護療養病床廃止が見直される**ことになりました。

病床数削減後，医療の必要度が高い人は医療療養病床へ，医療の必要度が低い人は有料老人ホームへ移るか，自宅に戻ることになりました。介護療養型老人保健施設は，こうした受け皿の一つとして新設されました。

03　老人訪問看護制度の創設

要介護高齢者に対して，**QOL**すなわち「生活の質」の確保を重視して，全体的な日常生活動作能力を維持・回復させるとともに，家族および外部からの支援により住み慣れた地域社会や家庭で療養できることを目的としていました。

対象者は，疾病，負傷等により，家庭において寝たきり，またはこれに準ずる状態にある老人医療受給対象者であって，かかりつけ医師が必要と認めた患者でした（第6条第5項）。

04　高齢者医療制度の改革

医療費，とくに高齢者の医療費が高騰し，国家財政の大きな負担となり，高齢者医療制度の改革が進みました。高齢者医療費の負担は，受益者負担と世代間扶助（競争）の問題です。2002年10月の改正では，下記が実施されました。

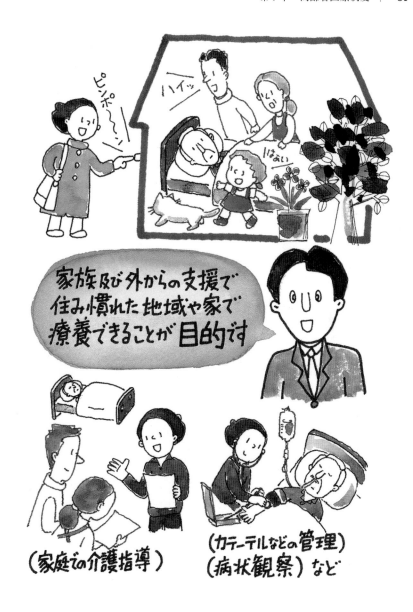

老人医療費拠出金
財政調整ともいう。
世代間扶助である。世
代間競争という考え方
もある。
老人にも応能負担を求
める動向がある。

公費負担割合
日本の医療費の公費
（国・地方自治体）負
担割合は，約38％で
ある。

❶患者負担の見直し

・70歳以上の患者負担は定率1割（一定以上の所得者は2割負担）

・外来月額上限制および診療所の定額負担選択制廃止

・自己負担限度額の見直し

❷老人医療費拠出金等に関わる見直し

・対象年齢を5年間で段階的に70歳から75歳に引き上げ

・公費負担割合を5年間で3割から5割に引き上げ

❸医療費総額の伸びの適正化

05　地域包括ケア

　団塊の世代が後期高齢者となり高齢化がピークとなる 2025 年には，高齢者人口 3635 万人，要介護（支援）認定者が 755 万人，75 歳以上の単独世帯数は 402 万世帯となります。要介護高齢者も住み慣れた自宅や地域で生活できるようにするには，医療・介護の専門家だけでは困難であり，地域で「医療・介護・介護予防・生活支援・住まい」の体制を構築することが求められています。これが「地域包括ケアシステム」です。

　市町村は，3 年ごとの介護保険事業計画の策定・実施を通じて，地域の自主性や主体性に基づき，地域の特性に応じた地域包括ケアシステムを構築します。

　社会保障制度改革国民会議報告書（2013 年 8 月）では，医療・介護分野の方向性として，以下をあげました。

- 「病院完結型」から，地域全体で治し，支える「地域完結型」へ
- 受け皿となる地域の病床や在宅医療・介護を充実。川上から川下までのネットワーク化
- 地域ごとに，医療，介護，予防に加え，本人の意向と生活実態に合わせて切れ目なく継続的に生活支援サービスや住まいも提供されるネットワーク（地域包括ケアシステム）の構築
- 国民の健康増進，疾病の予防および早期発見等を積極的に促進する必要

　医療と介護の連携を目的に，2014 年の診療報酬改定で，病床の機能分化の促進として地域包括ケア病棟が設置されました。その役割は，急性期からの受け入れ，在宅・生活復帰支援，緊急時の受け入れです。

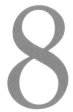

第 8 章
診療報酬制度

01　診療報酬制度の概要

　日本の医療保険制度の特徴である「国民皆保険制度」では，診断や治療に関する大部分の医療行為が保険診療として行なわれています。

　保険診療は，療養担当規則で規定されています。医師が保険診療するためには，保険医登録することと保険医療機関の指定が必要です。保険医が保険医療機関において，患者に対して保険診療を提供した場合に診療報酬が支払われます。

　診療報酬の大部分は，審査支払機関（社会保険診療報酬支払基金，国民健康保険団体連合会）を通じて保険者から医療機関に支払われます。残りは一部負担金として，直接患者が医療機関の窓口で支払います。医療機関(医科)のみならず歯科および保険薬局も同様です。

　医学的に正しい診療でも，療養担当規則に沿わないと，**査定・減点**の対象となります。保険診療と自由診療の混在（**混合診療**）は認められませんが，保険財政的にも患者の要望の多様化・高度化に応え，質向上のためにも，自己負担制度が検討されています（74 頁参照）。

　この診療報酬制度の仕組みを図示すると，以下のようになります。

　前述のごとく，診療報酬制度は，1927 年から始まりました。戦後，GHQ等の方針により技術料と薬剤料を分けることを基本にした**点数表**が考案されました。現行の診療報酬体系は，1958 年に厚生省案として甲表が，これに反対した日本医師会の案として乙表が提案され，甲・乙二本建てとなり，医療機関がいずれかを自由に選択する変則的な形態で運用されました。1994年には甲・乙表は一本化され現在に至ります。1958 年以来，医療技術の進歩や医療内容の変化，医療行為の効率的提供と診療科目や病院・診療所ごとの医療費の配分等の適正化，度重なる診療報酬改定と薬価基準改正等の結果，点数表は複雑になりました。

02　診療報酬の決定

　診療報酬の額および薬価基準の算定方法，療養担当規則，治療指針・使用基準等の改定等は，厚生労働省保険局医療課が所管する中央社会保険医療協議会（**中医協**）で審議されます。委員構成は，保険者側代表の「支払者（1 号）側委員」7 名，医師・歯科医師・薬剤師の医療者側代表である「診療（2 号）側委員」7 名，学識経験者である「公益委員」6 名の他に，専門委員を置くことができます。最近は公開審議が行なわれています。

（診療報酬の）査定
健康保険法や療養担当規則の解釈の相違による減点。
病院にとっては，無駄骨。
医学的妥当性や公正とは関係ない。

混合診療
行為としての混在を認めないのではなく，保険と自費での診療費の混合徴収を認めないことである。

点数表
診療報酬を予め明示する目的で作成された，医療行為ごと（包括もある）の価格表。

中医協
2 号側委員は，2005 年度から病院団体の代表者が出ている。

中医協の審議を経て，療養に要する費用の額の算定方式を厚生労働大臣が告示する診療報酬点数表により決定されます。原則として，各診療行為ごとの出来高払い方式です。

初診料・再診料，入院料，療養環境加算，看護料，入院時医学管理料，入院時食事療養費，検査料，手術・処置料，薬剤料，包括評価等が主な診療報酬の項目です。

診療報酬改定は，原則として2年ごとに行なわれますが，毎年，あるいは，年に複数回の改定が行なわれています。

医療費上昇抑制の手段として，単価引き下げや，包括化が行なわれましたが，2000年4月の改定では，初めて，行為に点数を付与するのではなく，行為がない場合に減点するという大きな転換がありました。また，従来は，医療費総額の改定はプラスであったのですが，2002年4月の改定で初めて**マイナス改定**となりました。極めて重要な転換点です。マイナス改定は2012年度にプラス改定されるまで続き，医療崩壊の要因となりました。

マイナス改定
従来は，薬価引き下げ分を，改定増に当てていたが，原資がなくなり改定減となった。

03　出来高払い方式の意義

診療報酬の算定は，健康保険法に基づき実施された診療行為の種類や回数（日数）に応じて点数を加える"**出来高払い方式**"です。診療報酬は，原則として1点が10円相当ですが，特定療養費は円建てです。

出来高払い方式
出来高払いとはいいながら，回数制限や検査や治療の組み合わせ制限等があり，実態は包括と出来高の混合である。

出来高払い方式では，本来，医療にかかった分だけ支払われるわけであり，重症の場合には十分な医療を提供できる利点がありますが，一方で必要以上の検査や投薬等の過剰診療や濃厚診療を誘発する可能性が欠点として指摘されています。

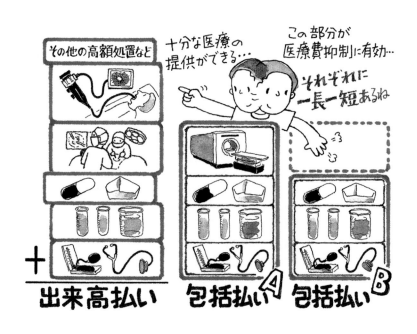

04　定額（包括）支払い方式の意義

　一定の要件を設定し，一定の支払額（診療報酬）を事前に決める方法を定額払い方式といいます。要件とは，診療報酬点数表に定めた複数の診療報酬を包括して支払う方法なので，「包括払い方式」とも呼ばれます。複雑化した診療報酬点数表を簡略化し，高騰する医療費を効率化する手段としても検討され，一部に採用されています。

　包括払い制度導入前から**包括化**されている診療報酬には，手術前検査料，手術後検査料，在宅時医学管理科，小児科外来診療料，運動療法指導管理料，特定入院料，入院医療管理料等があります。

　定額（包括）払い方式では，療養病床や外来総合診療料等で過剰診療や濃厚診療が抑制されることが証明され，急性期医療，慢性期医療ともに，定額払い方式が導入されています。

日本型 DRG/PPS

　1996 年の診療報酬改定時に，「病棟ごとの一人 1 日単位の定額払い方式」が論議されました。米国や西欧諸国の「診断群別包括払い」（Diagnosis Related Groups Prospective Payment System：**DRG/PPS**）を参考に検討を重ねました。

　1998 年 11 月から 5 年間の予定で国立病院 8 病院と社会保険関連 2 病院の 10 病院で「日本型 DRG/PPS」の試行が開始されました。

　2001 年 4 月から 52 の民間病院で包括払いを伴わない，ICD コーディングに基づいた診断群別診療報酬のデータ蓄積が試行されました。

　日本版の診断群分類を作成し，2002 年 7 月から各特定機能病院の実績データを収集し，暫定的に病院ごとに調整係数を計算し，1 日定額の数値を決めました。2003 年 4 月から，特定機能病院等急性期入院医療を専門とした大病院に，DPC（Diagnosis Procedure Combination，診断群分類別包括評価）を導入しました。

　DPC は日本型 DRG/PPS ですが，1 日入院当たりで，しかも，前年の病院ごとの実績に基づくもので，DRG/PPS とは全く異なる制度でした。医療の標準化や医療の質向上等総合的な視点から検証・分析が必要です。

　❶傷病名，❷手術・処置の選択，❸重症度や合併症により追加的な医療行為，の 3 層構造が最大の特徴で，14 桁で表します。

　DPC の特徴は包括払いと出来高払いの複合であることです。**出来高の範囲**はドクターフィー的要素です。

　医療機関別係数には**機能評価係数**と調整係数の 2 種類があります。機能評価係数とは，個別の病院の機能を評価する係数で，機能的な加算点数の係数です。

　DPC は，❶診断群分類に基づく 1 日当たり定額報酬算定制度と，❷患者分類としての診断群分類の 2 つの意味に用いられていました。両者の使い分けを明確にするべきという指摘を受けて，2010 年 12 月の DPC 評価分科会で，

側注

包括化
単価の合計ではなく，丸めて切り捨てることである。

DRG/PPS（197 頁参照）
診断群別包括支払制度。

出来高の範囲
ドクターフィー的要素で，手術料，麻酔料，1,000 点以上の処置，心臓カテーテル法検査，選択的動脈造影カテーテル手技，内視鏡検査，病理診断，指導管理料，リハビリテーション等や，手術・麻酔で算定する薬剤・特定保険医療材料である。

機能評価係数Ⅰ
入院基本料等加算のうち医療機関単位でその体制，看護配置，地域特性の機能を評価して算定するもの等を係数として評価する。
出来高評価体系における「当該医療機関の入院患者全員に対して算定される加算」や「入院基本料の補正値」等を評価したもの。

機能評価係数Ⅱ
調整係数に代替するものとして，2010 年から医療提供体制全体の効率改善等への医療機関が担うべき役割や機能に対するインセンティブを評価したもので，❶データの提出精度を評価する保険診療，❷複雑性，❸カバー率，❹地域医療，の医療機関ごとの診療特性と，❺効率性，❻救急医療，❼後発医薬品の計 7 つの係数として

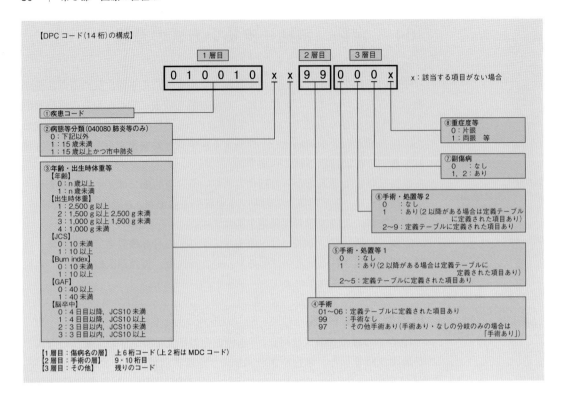

【DPCコード(14桁)の構成】

1層目　　　2層目　3層目

010010　x x 99 000 x　　x：該当する項目がない場合

①疾患コード

②病態等分類(040080 肺炎等のみ)
　0：下記以外
　1：15歳未満
　1：15歳以上かつ市中肺炎

③年齢・出生時体重等
　【年齢】
　　0：n歳以上
　　1：n歳未満
　【出生時体重】
　　1：2,500g以上
　　2：1,500g以上2,500g未満
　　3：1,000g以上1,500g未満
　　4：1,000g未満
　【JCS】
　　0：10未満
　　1：10以上
　【Burn index】
　　0：10未満
　　1：10以上
　【GAF】
　　0：40以上
　　1：40未満
　【脳卒中】
　　0：4日目以降，JCS10未満
　　1：4日目以降，JCS10以上
　　2：3日目以内，JCS10未満
　　3：3日目以内，JCS10以上

⑧重症度等
　0：片眼
　1：両眼　等

⑦副傷病
　0：なし
　1，2：あり

⑥手術・処置等2
　0　：なし
　1　：あり(2以降がある場合は定義テーブル
　　　　に定義された項目あり)
　2～9：定義テーブルに定義された項目あり

⑤手術・処置等1
　0　：なし
　1　：あり(2以降がある場合は定義テーブルに
　　　　定義された項目あり)
　2～5：定義テーブルに定義された項目あり

④手術
　01～06：定義テーブルに定義された項目あり
　99　：手術なし
　97　：その他手術あり(手術あり・なしの分岐のみの場合は
　　　　　　　　　　　　　「手術あり」)

【1層目：傷病名の層】　上6桁コード(上2桁はMDCコード)
【2層目：手術の層】　9・10桁目
【3層目：その他】　残りのコード

支払制度としてのDPC制度の略称をDPC/PDPS（Diagnosis Procedure Combination/Per-Diem Payment System）とすることが決められました。

　調整係数は，DPCへの制度変更に伴う財政状況の変化を緩和するための移行期間の係数です。2010年から段階的に**機能評価係数Ⅱ**に置換し，2014年には50％置換し，2018年には移行完了しました。

　1日定額とはいえ，疾病ごとに，入院期間は3段階の逓減制です。入院期間Ⅰは25％タイル値，Ⅱは50％タイル値，特定入院期間は平均値＋2SDです。Ⅰまでの期間は，診断群分類ごとの平均点数＋15％加算，Ⅱまでは平均点数からⅠまでの患者の15％加算分の累積点数を引いた点数，Ⅱから特定入院期

評価する係数がある。同じ専門分野で比較すると，❷複雑性指数，❸カバー率指数等，専門病院よりも大病院が有利になるという批判がある。

従来の評価が低すぎただけである。規模や種別による不満はあるものの，病院崩壊の傾向に歯止めをかけたとみるべきである。

DPC/PDPS
DPC導入当時，医師会はDRG/PPS大反対で，DRGは禁句であった。全日本病院協会の有志は，「DRGはデータに基づく経営管理手法であり，DRG/PPSを導入するか，日本に適した他の制度を検討するかは検討の余地がある」と考え，DRGとDRG/PPSを調査研究した。その後約10年経過して，DPC/PDPSと改称された。

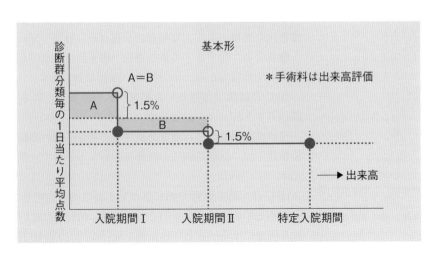

基本形

診断群分類毎の1日当たり平均点数

A＝B

A　　1.5%

B　　1.5%

＊手術料は出来高評価

→出来高

入院期間Ⅰ　　入院期間Ⅱ　　特定入院期間

間までは，さらに，15%減算点数，特定入院期間以上では出来高です。

2020年4月改定におけるDPCの分類項目は4,557分類で，そのうち包括評価対象は3,990分類です。改定の概要は以下のとおりです。

2020年度DPC/PDPSの見直し

医療機関別係数

2018年度診療報酬改定で暫定調整係数の置き換えが完了し，2020年度改定では，医療機関別係数は基礎係数，機能評価係数Ⅰ，Ⅱおよび激変緩和係数の4項目になりました。

地域医療指数の評価項目に，治験等の実施，新型インフルエンザ対策が新設されました。

診療報酬改定に伴う激変緩和係数が設定されました（改定年度の1年間のみ）。

基礎係数 （医療機関群別）	医療機関群別に，医療機関の基本的な診療機能を評価したもの
機能評価係数Ⅰ	包括範囲における，「入院基本料の差額」，「入院基本料等加算」等を評価したもの
機能評価係数Ⅱ	DPC/PDPS参加による医療提供体制全体としての効率改善等へのインセンティブ（医療機関が担うべき役割や機能に対するインセンティブ）を評価したもの
激変緩和係数	診療報酬改定に伴う激変緩和に対応。改定年度の1年間

DPC/PDPSの安定的な運用

急性期医療の標準化の観点とDPC/PDPSに適合しにくい病院の診療内容の分析，医療資源投入量等の指標の検討，書面調査やヒアリング等による診療の実態の分析を継続します。

各係数の評価の考え方は以下の通りです。

名称	評価の考え方
保険診療係数	適切なDPCデータの作成，病院情報を公表する取り組み，保険診療の質的改善に向けた取り組み（検討中）を評価
地域医療係数	地域医療への貢献を評価
効率性係数	各医療機関における在院日数短縮の努力を評価
複雑性係数	各医療機関における患者構成の差を1入院あたり点数で評価
カバー率係数	様々な疾患に対応できる総合的な体制について評価
救急医療係数	救急医療の対象となる患者治療に要する資源投入量の乖離を評価

係数の設定方法は以下の通りです。

・相対評価を行なうための指数値を設定し，上限下限値の処理等を行なって係数値を設定。
・医療機関群ごとに係数設定するもの（保険診療，複雑性，カバー率，地域医療）と，全医療機関において係数設定するもの（効率性，救急医療）があります。

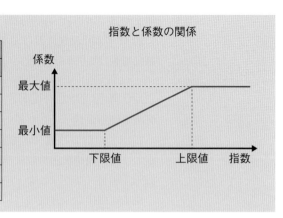

	指数		係数
	上限値	下限値	最小値
保険診療	固定の係数値のため設定なし		
効率性	97.5%tile値	2.5%tile値	0
複雑性	97.5%tile値	2.5%tile値	0
カバー率	1.0	0	0
救急医療	97.5%tile値	0	0
地域医療（定量）	1.0	0	0
（体制）	1.0	0	0

病院情報の公表

　2016年度診療報酬改定において，機能評価係数Ⅱの保険診療指数の新たな項目として「病院情報の公表」が追加され，2017年度から導入されました。各医療機関が下記内容をホームページに公表しています。

❶年齢階級別退院患者数

❷診断群分類別患者数等（診療科別患者数上位5位まで）

❸初発の5大癌のUICC病期分類別ならびに再発患者数

❹成人市中肺炎の重症度別患者数等

❺脳梗塞の患者数等

❻診療科別主要手術別患者数等（診療科別患者数上位5位まで）

❼その他（DIC，敗血症，その他の真菌症および手術・術後の合併症の発生率）

2020年度「病院情報の公表の集計条件等について」より

　公表の目的は，❶医療機関のDPCデータの質の向上，❷医療機関のDPCデータの分析力と説明力の向上です。

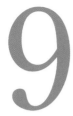

第9章

第9章
（公的）介護保険制度

01 なぜ，介護保険が必要か？

介護保険制度
介護保険法は1997年
成立，2000年施行。

　介護保険制度は，高齢者が介護を必要とする状態になっても，可能な限り地域社会で自立した生活を送り，人生の最期まで人間としての尊厳を全うできるよう，高齢者介護を社会全体で支え合うための仕組みです。質の高い介護サービスが持続的に提供されるよう，市区町村が直接，住民に提供します。保健・福祉・医療の連携や支援体制の充実が求められています。

制度創設のねらい

　制度創設のねらいは以下の通りです。

1. 介護を社会全体で支える。
2. 社会保険方式により給付と負担の関係を明確にし，国民の理解を得る。
3. 利用者の選択により，保健・医療・福祉にわたる介護サービスを総合的に受けられるようにする。
4. 介護を医療保険から分離し，社会的入院解消の条件整備をはかる等社会保障構造改革の第一歩とする。

社会的入院
治療を目的とせず，介護の代替策として行なわれる入院のこと。

基本的理念

1. 自己決定の尊重
　行政や専門職は，高齢者本人の決定を情報提供やサービス給付で支援しますが，決定権はあくまで本人とする考え方です。
2. 生活の継続
　今までと同じ生活を継続できるように支援体制をつくることが重要であるとする考え方です。在宅での生活が最も望ましいですが，施設に入所する場合でも可能な限り家具などを持ち込むことにより，これまでの生活の継続性に留意する必要があります。
3. 自立支援（残存能力の活用）
　高齢者の障害や疾病という消極的な部分に着目するのではなく，残存能力の活用を支援し，自立した生活が送れるようにする考え方です。

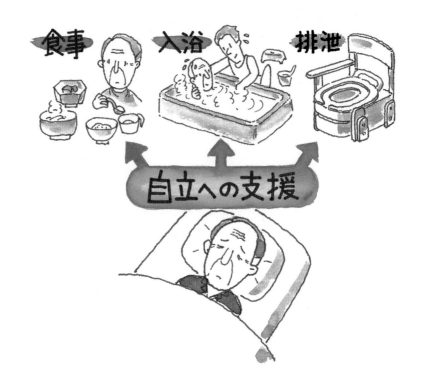

02　介護保険制度

介護保険制度の概要

保険者

　国民に最も身近な行政単位である市区町村を保険者として，国・都道府県・医療保険者等が市区町村を重層的に支え合う制度です。

被保険者の範囲

　被保険者は 40 歳以上の者で，65 歳以上の第 1 号被保険者と 40 歳以上 65 歳未満の医療保険加入者である第 2 号被保険者に区分されます。

　第 1 号被保険者は**要介護状態**や**要支援状態**になった場合にサービスが受けられます。一方，第 2 号被保険者は，**特定疾病**により要介護状態や要支援状態になった場合にサービスが受けられます。

保険料

　第 1 号被保険者は，所得段階に応じた定額保険料が市区町村ごとに設定されます。また，年額 18 万円以上の**老齢基礎年金**等を受けている方は，年金から特別徴収（いわゆる天引き）され，それ以外の方は市区町村が個別に徴収します。

　第 2 号被保険者は，それぞれが加入する医療保険制度の算定基準に基づいて保険料が設定され，一般の医療保険料に上乗せする形で一括して徴収されます。

要介護状態
常に介護を必要とする状態。
要支援状態
日常生活に支援が必要な状態。
特定疾病
介護保険法施行令第二条で定められている。がん（回復の見込みがない状態）や認知症など，心身の病的加齢現象との医学的関係があると考えられる 16 の疾病が対象。
老齢基礎年金
国民年金や厚生年金保険への加入者が受け取る年金。この他，厚生年金保険加入者が受け取る老齢厚生年金がある。

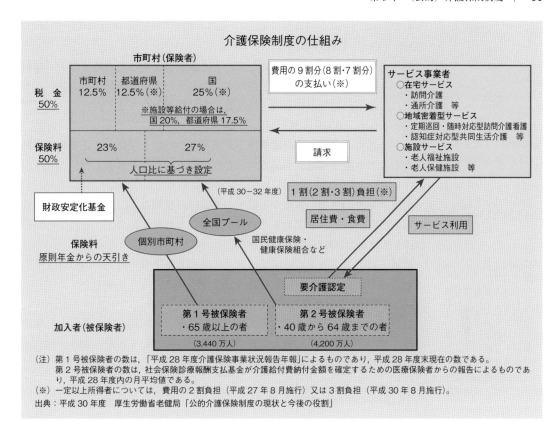

介護保険制度の仕組み

（注）第1号被保険者の数は，「平成28年度介護保険事業状況報告年報」によるものであり，平成28年度末現在の数である。
　　　第2号被保険者の数は，社会保険診療報酬支払基金が介護給付費納付金額を確定するための医療保険者からの報告によるものであ
　　　り，平成28年度内の月平均値である。
（※）一定以上所得者については，費用の2割負担（平成27年8月施行）又は3割負担（平成30年8月施行）。
出典：平成30年度　厚生労働省老健局「公的介護保険制度の現状と今後の役割」

財源構成

　　給付に必要な費用を安定的に賄うため，半分を保険料，残りの半分を公費で賄います。公費のうち，国・都道府県・市区町村の負担割合は2：1：1（それぞれ総給付費の**25**％，12.5％，12.5％）です。

介護保険制度導入と改正の歴史

制定前の背景

　　わが国では1960年代に老人福祉政策が始まりました。1963年に老人福祉法が制定，1973年に創設された高齢者医療費支給制度によって高齢者の医療費は無料化されました。このため高齢者医療費は急速に増大し，国民健康保険の財政を圧迫し始めました。これに対処するため，1982年に老人保健法が制定され，老人医療費の一定額負担の導入等が行なわれました。しかし高齢者医療費は増え続け，医療保険制度の存続が危うくなりました。

　　一方，高齢化の進展に伴って，要介護高齢者は増加，介護期間も長期化するなど，介護ニーズはますます増大しました。また，核家族化の進行や**介護する家族の高齢化**など，要介護高齢者を支えてきた家族をめぐる状況も変化し，高齢者の社会的入院や寝たきり老人が社会的問題化。従来の老人福祉・老人医療制度による対応では限界がありました。

1997年介護保険法成立（2000年施行）

　　高齢者の介護を支える制度として「（公的）介護保険制度」が創設されま

25％
国庫負担の25％のうち5％分は市町村間の財政力の格差の調整に充てられる。

介護する家族の高齢化
高齢者が高齢者を介護する状態を老々介護，認知症の介護者が認知症の要介護者を介護する状態を認々介護という。

1997年
4月1日に消費税が3％から5％へと引上げられた。

した。

2005 年改正（2006 年施行）

　第1条に「この法律の目的として，要介護状態となった高齢者等の『尊厳の保持』を明確化する」と明記されました。また，介護予防が導入されるとともに，施設利用の際の食費や居住費が自己負担となりました。

2008 年改正（2009 年施行）

　大手介護事業者による**介護報酬不正請求等**の問題を受け，不正事案の再発防止および介護事業運営の適正化のための改正が行なわれました。

2011 年改正（2012 年施行）

　医療と介護の連携の強化や高齢者の住まいの整備など，地域包括ケアの推進に向けた取り組みを進めるための改正が行なわれました。

2014 年改正（2015 年施行）

　地域包括ケアシステムの構築に向けて地域支援事業の充実が図られ，全国一律だった予防給付が市区町村の地域支援事業に移行されました。

2017 年改正（2019 年施行）

　日常的な医学管理や看取り・人生の最終段階（終末期）等の機能と，生活施設としての機能を兼ね備えた介護医療院が創設されました。また，特に所得の高い利用者の負担割合が見直されました。

介護報酬不正請求等
2006-07 年，大手訪問介護事業者3社の介護報酬不正請求と職員の虚偽申請が発覚し，社会問題となった。

地域包括ケアシステム
高齢者の尊厳の保持と自立生活の支援の目的のもとで，可能な限り住み慣れた地域で，自分らしい暮らしを人生の最期まで続けることができるように構築された地域の包括的な支援・サービス提供体制のこと。

介護保険の財源構成と規模

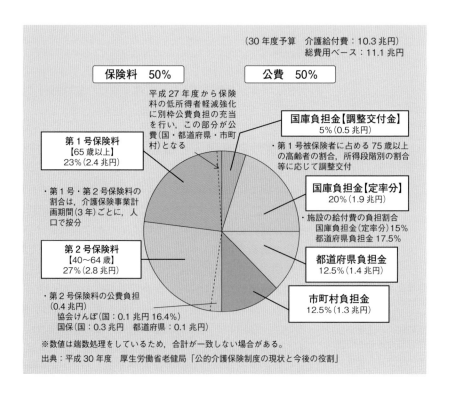

※数値は端数処理をしているため，合計が一致しない場合がある。
出典：平成 30 年度　厚生労働省老健局「公的介護保険制度の現状と今後の役割」

介護保険事業（支援）計画

　要介護者等に必要な介護サービスを適切に提供するためには，介護ニーズ

や必要なサービス量，サービス提供量を把握したうえで，両者の差を計画的に整備するとともに，介護保険の事業費の見込みを算定することが必要です。

介護保険事業における保険給付を円滑に実施するため，厚生労働大臣は基本的な指針（基本指針）を定めます。また，都道府県および市区町村は，基本指針に即して 3 年を一期とする事業（支援）計画を定めます。

国の基本指針

国の基本指針には，市区町村等が介護サービス量を見込むにあたり，参酌する標準が示されています。

市町村介護保険事業計画

市町村介護保険事業計画
介護保険法第 117 条に基づいて策定される。

市区町村が策定する事業計画で「区域（日常生活圏域）の設定」「各年度における種類ごとの介護サービス量の見込み（区域毎）」「各年度における必要定員総数（区域毎）」「各年度における地域支援事業の量の見込み」「介護予防・重度化防止等の取組内容及び目標」などが盛り込まれます。

市町村介護保険事業計画に基づいて，保険料が設定されます。また，地域密着型の施設等において必要定員総数を超える場合，市区町村長は指定しないことができます。

都道府県介護保険事業支援計画

都道府県介護保険事業支援計画
介護保険法第 118 条に基づいて策定される。

都道府県が策定する事業計画で「区域（老人福祉圏域）の設定」「市区町村の計画を踏まえた介護サービス量の見込み（区域毎）」「各年度における必要定員総数（区域毎）」「市区町村が行う介護予防・重度化防止等の支援内容及び目標」などが盛り込まれます。

介護保険施設等において必要定員総数を超える場合，都道府県知事は指定等をしないことができます。

03　介護報酬

介護報酬は，介護保険が適用される介護サービスを提供した事業所・施設に対価として支払われる報酬です。各サービスの基本的なサービス提供に係る費用（基本報酬）に加え，各事業者のサービス提供体制や利用者の状況等に応じて加算・減算される仕組みです。

介護報酬は金額ではなく単位で表示されます。1 単位の単価は 10 円ですが，実際は全国一律ではなく，地域における人件費水準を考慮した「単価の地域

		1 級地	2 級地	3 級地	4 級地	5 級地	6 級地	7 級地	その他
上乗せ割合		20%	16%	15%	12%	10%	6%	3%	0%
人件費割合	❶70%	11.40 円	11.12 円	11.05 円	10.84 円	10.70 円	10.42 円	10.21 円	10 円
	❷55%	11.10 円	10.88 円	10.83 円	10.66 円	10.55 円	10.33 円	10.17 円	10 円
	❸45%	10.90 円	10.72 円	10.68 円	10.54 円	10.45 円	10.27 円	10.14 円	10 円

❶訪問介護/訪問入浴介護/訪問看護/居宅介護支援/定期巡回・随時対応型訪問介護看護/夜間対応型訪問介護
❷訪問リハビリテーション/通所リハビリテーション/認知症対応型通所介護/小規模多機能型居宅介護/看護小規模多機能型居宅介護/短期入所生活介護
❸通所介護/短期入所療養介護/特定施設入居者生活介護/認知症対応型共同生活介護/介護老人福祉施設/介護老人保健施設/介護療養型医療施設/介護医療院/地域密着型特定施設入居者生活介護/地域密着型介護老人福祉施設入所者生活介護/地域密着型通所介護

区分」が設定されており，大都市部を中心に単価が割り増されます。

　地域区分については，大都市の地価や物価が反映されておらず割り増しが不十分であるという意見の一方，単価の低い地域から隣接する単価の高い地域へと人材が移動するので差をつけないでほしいという意見もあります。

介護報酬改定

　介護報酬は，厚生労働省に設置された社会保障審議会の**介護給付費分科会**で議論され，**3年ごとに改定**されます。報酬改定にあたっては，介護報酬の主な論点を議論，事業者団体ヒアリング等を経て，論点をさらに検討して取りまとめ，厚生労働大臣の諮問に答申します。答申に基づき，厚生労働大臣が改定額を定めます。

介護報酬改定の傾向

　議論に際しては，例年，改定の柱が設定されます。改定の柱は，介護保険の目的からも「医療・介護連携」や「地域包括ケアシステムの構築・推進」，「介護人材確保」等が多くなっています。

令和3年度（2021年度）改定の要点

　令和3年度改定では，今までの施策を強化する「地域包括ケアシステムの推進」「自立支援・重度化防止に向けた取組みの推進」「介護人材の確保・介護現場の革新」「制度の安定性・持続可能性の確保」といったテーマに加え，2020年に世界的に流行した新型コロナウイルス感染症（COVID-19）や毎年のように発生している豪雨災害などを踏まえて，事業継続計画（BCP）の作成を義務化するなど「感染症や災害への対応力の強化」を柱に議論されました。

04　介護サービスの利用

要介護認定

　介護保険の被保険者がサービスを受けるためには「予防・介護が必要である」という専門家の認定が必要です。これを要介護認定といいます。

　要介護認定の判定は2段階で行なわれます。まず，**全国共通の基準**による調査書（調査員等による訪問調査によるもの）と，主治医意見書をもとに要介護認定等基準時間が推計され，7段階に分類されます（1次判定）。次いで**介護認定審査会**が審査し，**要介護度**が判定されます（2次判定）。この結果は市区町村に通知されます。

　調査員等による訪問調査では「身体機能・起居動作」「生活機能」「認知機能」「精神・行動障害」「社会生活への適応」など74項目がチェックされます。このため，本人や家族が，本人の普段の様子を調査員に詳しく伝えることが重要です。

　要介護度が決まると，要支援は在宅サービスを，要介護は在宅サービスま

介護給付費分科会
有識者や業界団体，自治体，費用負担者等，計25名の委員で構成される。
3年ごとに改定
診療報酬は中央社会保険医療協議会の答申により，3年ごとに改定される。

全国共通の基準
2009年10月，認定結果のバラツキを減らして要介護認定を公平にするため，要介護認定の調査方法が変更された。
介護認定審査会
区市町村ごとに設置。保健・医療・福祉に関する学識経験者の中から区市町村長が任命した委員（5名程度）で構成される。
要介護度
要支援1～2，要介護1～5の7段階にわけて認定される。

たは施設入所のいずれかを選びます。

　なお，保険者である市区町村が行なった決定（判定結果等）に対して不服がある被保険者は，都道府県に置かれた**介護保険審査会**に審査請求できます。

介護保険審査会
介護保険に関する行政処分に対する不服申立て（審査請求）の審理・裁決を行なう独立した専門の第三者機関。各都道府県に設置されている。

介護保険サービスの体系

	サービス体系	サービス内容
在宅	訪問系サービス	訪問看護，訪問介護，訪問入浴介護，居宅介護支援等
	通所系サービス	通所介護，通所リハビリテーション等
↑↓	短期滞在系サービス	短期入所生活介護等
	居住系サービス	特定施設入居者生活介護，認知症共同生活介護等
施設	入所系サービス	介護老人福祉施設，介護老人保健施設，介護療養型医療施設，介護医療院等

介護サービス計画書（ケアプラン）の作成

ケアプラン
介護保険サービス等の利用についての方針の計画。

　介護サービスを受けるためには，介護保険サービス等の利用の方針を定めた計画（**ケアプラン**）が必要です。ケアプランには，サービスの種類とその頻度や回数，そして実際に利用できる施設や事業者の手配等が含まれます。

　施設入所の場合は施設内でケアプランが作成されます。一方，在宅サービ

【参考】介護サービスの利用の手続き

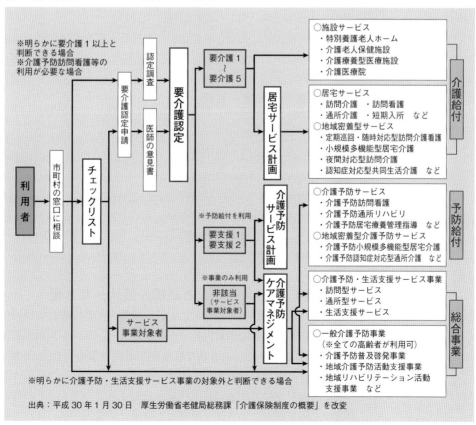

出典：平成 30 年 1 月 30 日　厚生労働省老健局総務課「介護保険制度の概要」を改変

介護支援専門員
指定居宅介護支援事業
所と介護保険施設に
は，介護支援専門員(ケ
アマネジャー)の配置
が義務づけられている。
措置
対象者の施設入所等の
給付の実施を行政機関
の権限として決定する
こと。

スの場合，自分で作成することもできますが，制度や費用の知識がないと難しいため，指定居宅介護支援事所の**介護支援専門員**（ケアマネジャー）に作成を依頼できます。給付内容は，本人・家族がケアマネジャーと相談して決定するので，ケアマネジャーには公正さが必要です。また，福祉における**措置**では本人の状態と家族の介護能力等が勘案されますが，介護保険では本人の状態だけで要介護度が決定されるため，既存のサービスとの調整が必要です。

ケアプランは市区町村に届け出ます。また，ケアプランに沿ってサービスを提供する事業所と契約をし，介護サービスを利用します。

支給限度額および利用者負担額

要介護度に応じて受け
られるサービスに限度
医療保険では，出来高
払い制度を原則として
おり（DPC 請求を除
く），医療の必要性に
応じた支給が認められ
ている。

介護保険では認定された**要介護度に応じて受けられるサービスに限度**が決められています。また，在宅サービスの場合には支給額の上限も決められています。

要介護度別の支給限度額

要介護度	要支援		要介護				
	1	2	1	2	3	4	5
支給限度額 （円/月）	50,320	105,310	167,650	197,050	270,480	309,380	362,170

＊額は介護報酬の1単位を10円として計算

施設サービスでは食費と居住費が，通所サービスでは食費が利用者負担です。

施設利用者の居住費・食費

		介護老人福祉施設 （特別養護老人ホーム）	介護老人保健施設 介護療養型医療施設 介護医療院
食費（円/日）		1,392	
居住費 （円/日）	多床室	855	377
	従来型個室	1,171	1,668
	ユニット型個室的多床室	1,668	
	ユニット型個室	2,006	

介護費用利用者負担割合と高額介護サービス費

介護保険制度を持続可能なものとし，世代内・世代間の負担の公平性，負担能力に応じた負担を求める観点から，介護サービスを利用するときには介護保険負担割合証に記載されている利用者負担割合（1割，2割，3割）に応じてサービス費用を負担します。

1か月
1日から末日まで

利用者の月々の負担額には上限額が設定されています。**1か月**の合計額が負担の上限を超えたときは，申請して超過分が償還（払い戻）されます。

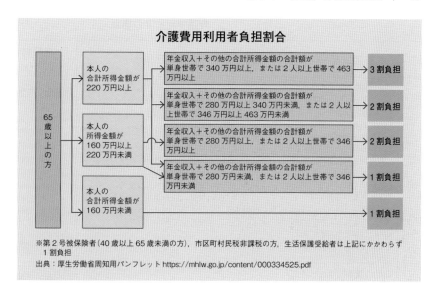

高額介護サービス費

区分	負担上限額（月額）
現役並み所得者に相当する方がいる世帯の方	44,400円（世帯）
世帯のどなたかが市区町村民税を課税されている方	44,400円（世帯）
世帯の全員が市区町村民税を課税されていない方	24,600円（世帯）
世帯の全員が市区町村民税を課税されていない方のうち，前年の合計所得金額と公的年金収入額の合計が年間80万円以下の方等	24,600円（世帯） 15,000円（個人）
生活保護を受給している方等	15,000円（個人）

　なお，医療保険にも医療機関や薬局の窓口で支払う医療費が1か月で上限額を超えた場合に，超えた額を支給される「高額療養費制度」があります。さらに，医療保険と介護保険における**1年間**の自己負担の合算額が高額な場合には「高額介護合算療養費/高額医療合算介護（予防）サービス費」として合算額から限度額を超えた額が支給されます。

1年間
毎年8月1日〜翌年7月31日

05　サービスの種類

　介護保険では，サービスの提供を開始する際には，その内容を説明し同意を得たうえで，**文書により契約**をかわします。

文章により契約
医療保険では，直接，医療機関に保険証を提示することで，契約と見なされる。

　なお，提供されるサービスの内容や事業者・施設等に関する利用者からの苦情・相談は，業務の中立性・公益性等の観点から，各都道府県の国民健康保険連合会（国保連）が行ないます。また「介護サービス情報の公開制度」により，各都道府県のウェブサイトから，事業所が提供するサービスの内容や運営状況などの情報を確認できます。

介護サービスの種類

	都道府県・政令市・中核市が指定・監督を行うサービス		市町村が指定・監督を行うサービス
介護給付を行うサービス	◎居宅介護サービス 【訪問サービス】 ○訪問介護（ホームヘルプサービス） ○訪問入浴介護 ○訪問看護 ○訪問リハビリテーション ○居宅療養管理指導 ○特定施設入居者生活介護 ○福祉用具貸与 ○特定福祉用具販売	【通所サービス】 ○通所介護（デイサービス） ○通所リハビリテーション 【短期入所サービス】 ○短期入所生活介護（ショートステイ） ○短期入所療養介護	◎地域密着型介護サービス ○定期巡回・随時対応型訪問介護看護 ○夜間対応型訪問介護 ○地域密着型通所介護 ○認知症対応型通所介護 ○小規模多機能型居宅介護 ○認知症対応型共同生活介護（グループホーム） ○地域密着型特定施設入居者生活介護 ○地域密着型介護老人福祉施設入所者生活介護 ○複合型サービス（看護小規模多機能型居宅介護）
	◎施設サービス ○介護老人福祉施設 ○介護老人保健施設 ○介護療養型医療施設 ○介護医療院		◎居宅介護支援
予防給付を行うサービス	◎介護予防サービス 【訪問サービス】 ○介護予防訪問入浴介護 ○介護予防訪問看護 ○介護予防訪問リハビリテーション ○介護予防居宅療養管理指導 ○介護予防特定施設入居者生活介護 ○介護予防福祉用具貸与 ○特定介護予防福祉用具販売	【通所サービス】 ○介護予防通所リハビリテーション 【短期入居サービス】 ○介護予防短期入所生活介護（ショートステイ） ○介護予防短期入所療養介護	◎地域密着型介護予防サービス ○介護予防認知症対応型通所介護 ○介護予防小規模多機能型居宅介護 ○介護予防認知症対応型共同生活介護（グループホーム） ◎介護予防支援

この他，居宅介護（介護予防）住宅改修，介護予防・日常生活支援総合事業がある。
出典：平成30年1月30日　厚生労働省老健局「介護保険制度の概要」

介護療養病床に関する経緯

　2000年の介護保険法施行によって**介護療養病床**が設定されましたが，医療と介護の役割分担や医療費適正化などの議論を経て，2006年に介護老人保健施設等への転換促進と廃止が決定されました。しかし**転換は進まず**，2018年に新たな転換先として介護医療院が新設されました。また介護療養型医療施設から他施設への移行期間は2024年度末までとなっています。

介護老人保健施設（通称：老健）

　要介護者が在宅復帰を目指すためにリハビリを受ける施設として，2006年に新設されました。基本報酬において在宅復帰機能を強化するような要件が設定されています。

介護医療院

　要介護者が長期にわたって療養する生活施設であり，2018年に新設されました。居住系介護施設等として診療報酬上「在宅」と見なされ，急性期・地域包括ケア・回復期リハビリ病棟の在宅復帰・病床機能連携率に算定されます。

介護療養病床
主として長期にわたり療養を必要とする要介護者に対して医学的管理・介護が行なわれる。
転換が進まない
介護療養病床への入院患者には常時医療が必要な者も多く，在宅復帰を目指し，リハビリや医学的管理に重点を置く介護老人保健施設だけでは受け入れきれないことも，転換が進まない大きな理由である。

06　医療と介護の連携

　高齢化が進むと，医療・介護双方のニーズがある中重度の高齢者や，介護保険サービス利用者の認知症割合が大きく増加すると見込まれます。病気と共存しながら生活の質（QOL）の維持・向上を図り，自宅等の住み慣れた場所で自分らしい生活を続けるためには，切れ目のない医療・介護の提供体制構築が重要です。

医療介護総合確保法（1989 年施行）

正式名称：地域における医療及び介護の総合的な確保の促進に関する法律

　団塊の世代が**後期高齢者**となる 2025 年を見据えて，医療・介護サービスの提供体制を改革するために制定されました。総合確保方針に基づいて，都道府県は**都道府県計画**を，市区町村は**市区町村計画**を作成します。

医療介護総合確保推進法（2014 年公布）

正式名称：地域における医療及び介護の総合的な確保を推進するための関係法律の整備等に関する法律

　高齢化が進行する中でも持続可能な社会保障制度を確立するため，効率的かつ質の高い医療提供体制を構築するとともに，地域包括ケアシステムを構築することを通じて，地域における医療及び介護の総合的な確保を推進するために制定されました。

総合確保方針（2014 年策定）

正式名称：地域における医療及び介護を総合的に確保するための基本的な方針

　利用者の視点に立って切れ目のない医療及び介護の提供体制を構築し，自

後期高齢者
75 歳以上の高齢者のこと。65〜74 歳は前期高齢者という。
都道府県計画
当該都道府県における医療および介護の総合的な確保のための事業の実施に関する計画。
市区町村計画
当該市区町村における医療および介護の総合的な確保のための事業の実施に関する計画。

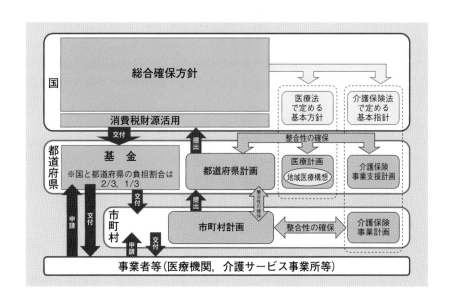

立と尊厳を支えるケアを実現するために策定されました。

　2016 年の改正の際には「医療計画と介護保険事業（支援）計画の整合性」や「市町村が行う在宅医療・介護連携推進事業のうち，単独では実施困難な取組への広域的な支援の確保」などが盛り込まれています。

地域医療介護総合確保基金（2014 年創設）

　効率的かつ質の高い医療提供体制の構築や地域包括ケアシステムの構築を行なうために創設された**財政支援制度**です。

財政支援制度
財源には 2014 年の消費税増収分(5%→8%)を用いている。

07　介護人材確保に向けた取り組み

　2018 年に公表された介護人材の必要数の推計では，2016 年度の介護職員数約 190 万人に加えて，団塊の世代が後期高齢者になる 2025 年度末までに約 55 万人（合計で約 245 万人），すなわち年間 6 万人程度の介護人材の伸びが必要と見込まれました。一方で，介護分野における有効求人倍率は高い水準で推移しており，今後のわが国の人口動態を踏まえれば介護人材の確保は一段と厳しくなることが想定されます。

　そこで，介護人材の確保育成は喫緊の課題であるとして「介護職員の処遇改善」「多様な人材の確保・育成」「離職防止・定着促進・生産性向上」「介護職の魅力向上」「外国人材の受入れ環境整備」などの取り組みが行なわれています。

介護に関する資格

介護支援専門員（ケアマネジャー）

　保健医療福祉分野における国家資格等に基づく業務または相談援助業務における 5 年の実務経験を経た者で，都道府県が実施する介護支援専門員実務研修受講試験に合格し，都道府県が実施する実務研修の課程を修了した者がケアマネジャーになれます。また，所定の研修を受けることで主任ケアマネジャーになれます。

　しかし，受験資格を得るための必要実務経験年数の長さや介護支援専門員実務研修受講試験の難度，処遇改善の対象外とされたために給料が介護福祉士を下回った等の理由から，受験者が減少。人材不足が課題です。

介護福祉士

　身体上または精神上の障害があり日常生活に支障がある方に対して，専門的知識や技術をもって心身の状況に応じた介護を行なうとともに，被介護者や家族等の介護者に対して介護に関する指導ができる国家資格です。

　しかし，介護福祉士養成施設は年々減少しており，さらに定員割れが続いています。

介護職員の処遇改善

介護職員処遇改善加算
介護報酬によって行なわれているため，医療施設に勤務する介護職員は対象外である。

　2009 年以降，介護報酬改定のたびに**介護職員処遇改善加算**が増額されて

いましたが，介護人材確保のための取り組みをより一層進めるため，2019年10月からは勤続年数10年以上の介護福祉士について月額平均8万円相当の処遇改善を行なうことを算定根拠に**特定処遇改善加算**が設定されました。

多様な人材

アクティブシニアの活用

少子高齢化が進展して労働力不足が課題となっている中，働く意欲のある高齢者が能力や経験を生かし，年齢に関わりなく働ける生涯現役社会が目指されています。そのような中，元気高齢者の介護参入を積極的に促進する動きもあります。

例えば，シルバー人材センターを介して介護施設から仕事を発注する取り組みの他，**高齢者を介護助手として雇用**することも行なわれています。介護助手がこれまで介護職員が行なってきた周辺業務を担うことで，介護職員の業務負担の軽減や専門職化につながると期待されます。

外国人材の活用

世界に先駆けて超高齢社会に突入した日本は介護先進国であり，質の高い介護を提供する力を培っています。このため，すでに高齢社会の国々だけでなく，これから急速に高齢化が進む国々からも注目されています。

そこで，人材不足を補うとともに日本式介護を輸出するという視点から，外国人介護人材の活用が進められています。外国人介護人材の受入れについては，**EPA**（経済連携協定），**在留資格「介護」**，**技能実習**，**特定技能**の4経路があり，それぞれの制度趣旨に沿った受入れが進められています。

業務の効率化

文書に係る負担軽減

介護分野では，施設や報酬請求に関することなど，様々な書類を自治体等に提出する機会があります。しかし，これらの書類には内容が重複するものや，自治体によって様式が異なるなど，介護現場の大きな負担です。

そこで，2020年代初頭に介護分野における文書量を半減させることを目標に「書類の簡素化」「標準化」「**ICT**等の活用」が進められています。

介護ロボットの活用

介護においては，限られた人員の中で質の高い介護サービスを提供する環境を整備することも重要です。高齢者の生活の質の維持・向上や介護者の負担軽減，人員基準の緩和等を図る観点から，介護ロボットへの期待が高まっています。

現在では，移乗支援のための装着型パワーアシスト，移動支援のための歩行アシストカート，排泄支援のための自動排泄処理装置，認知症の方を見守るための見守りセンサーなど，様々な介護ロボットが導入されつつあります。

特定処遇改善加算
他の介護職員等の処遇改善にも充てることができるよう，柔軟な運用が認められている。

高齢者を介護助手として雇用
三重県では，地域医療介護総合確保基金を活用して地域の元気高齢者を介護助手として雇用する事業を実施。

EPA
二国間の経済連携の強化を目的とした制度。インドネシア，フィリピン，ベトナムからEPA介護福祉士候補者を受け入れている。

在留資格「介護」
専門的・技術的分野の外国人を受け入れる制度。2017年9月施行。

技能実習
本国への技能移転を目的とした制度。介護は2017年11月に追加された。

特定技能
人手不足対応のため，一定の専門性・技能を有する外国人を受け入れる制度。2019年4月施行。

ICT
Information and Communication Technology（情報通信技術）の略。

介護ロボット
情報の感知・判断・動作という3つをもつシステムで，利用者の自立支援や介護者の負担の軽減に役立つ介護機器。

08　介護の質

身体的拘束の禁止

　介護保険施設においては，介護保険制度の施行時から原則として身体的拘束が禁止されています。身体的拘束は高齢者の尊厳を傷つけて精神的な苦痛を与えるだけでなく，関節の拘縮や筋力の低下など身体機能の低下を招く可能性があります。このため，身体的拘束は高齢者虐待に該当する行為と考えられています。

　しかし高齢者本人や他の利用者の生命または身体が危機にさらされる場合など**緊急かつやむを得ない場合**には，例外的に行動の制限が行なわれることもあります。このような場合には，明確に記録を残すことが必要です。

介護の質の評価と介護報酬への反映

　効率的・効果的な介護サービス提供を促進するため，介護報酬には介護の質を評価する枠組みがあります。サービスの質を踏まえた介護報酬は，**ストラクチャー・プロセス・アウトカム**3つの視点に分類でき，それぞれの特性に応じた介護報酬が導入されています。

質の評価に関する介護報酬の例

	対象	介護報酬	内容
ストラクチャー	特養	看護体制加算	看護職員を手厚く配置している事業所を評価
プロセス	（共通）	基本報酬	要介護度別に設定
アウトカム	老健	在宅復帰・在宅療養支援機能加算	在宅復帰を評価

　しかしアウトカム評価には，「社会的・文化的価値観の違いや個人の人生観や思想信条の相違により，評価項目の設定について合意を得ることが困難」「高齢者は身体・精神機能の悪化・改善を繰り返すことが多いため，評価する時点によって判定が異なる可能性」「家族や本人の努力によって高いアウトカムが得られることがあり，事業所のサービスの質を反映しているとは限らない」「複数のサービスを組み合わせて利用している場合，効果のあったサービスの特定が困難」などの課題もあります。

　そこで，現行のアウトカム評価に基づく加算の実績データ等を検証するだけでなく，質の評価に資するデータ等を蓄積・分析するなどの多角的な視点からサービスの質の評価手法が検討されています。

科学的介護と介護関連のデータベース

　自立支援・重度化防止の効果が科学的に裏付けられた介護を実現するため，必要なデータを収集・分析するためのデータベースが構築されています。介護関連データベースは，介護保険総合データベース（介護DB），通所・訪

緊急かつやむを得ない場合
切迫性，非代替性，一時性の3要件をすべて満たしている必要がある。

ストラクチャー
構造。人的配置等が該当する。

プロセス
過程。事業者と利用者間の相互作用等（要介護度別の基本報酬，訓練等の実施）が該当する。

アウトカム
結果。サービスによりもたらされた利用者の状態変化等（在宅復帰等）が該当する。

問リハビリテーションの質の評価データ収集等事業のデータ（VISIT），そして これら2つを補完する高齢者の状態・ケアの内容等のデータ（CHASE）で構成されています。2021年からVISITとCHASEは一体的に運用され，LIFE（Long-term care Information system For Evidence）と呼ばれています。

> ・介護DB
>   収集情報：市区町村から要介護認定情報（2009年度〜）
>   介護保険レセプト情報（2012年度〜）
>   運用開始：2013年（2018年度よりデータ提供義務化）
> ・VISIT
>   対象施設：通所・訪問リハビリテーション事業所
>   収集情報：リハビリテーション計画書等（2017年度〜）
>   運用開始：2017年
>   ＊2018年度介護報酬改定にて，データ提出を評価するリハビリマネジメント加算（Ⅳ）が新設
> ・CHASE
>   収集情報：状態…血圧，日常生活動作，認知機能 等
>   介入…栄養指導，リハビリテーション，介助による入浴 等
>   イベント…転倒，肺炎の罹患，施設からの退所 等
>   運用開始：2020年
>   ＊2021年度介護報酬改定にて，データを提出し，フィードバックを受けてPDCAサイクルを推進することを評価する加算が新設

認知症対策

高齢化の進展に伴い認知症の人はさらに増加し，団塊の世代が後期高齢者となる2025年には約700万人（後期高齢者約5人に一人）が認知症患者になると想定されています。

認知症の発症を遅らせ，認知症になっても希望をもって日常生活を過ごせる社会を目指し，認知症の人や家族の視点を重視しながら「共生」と「**予防**」を車の両輪として施策を推進していくため，2019年には「認知症施策推進大綱」がとりまとめられました。

予防
「認知症にならない」という意味ではなく「認知症になるのを遅らせる」「認知症になっても進行を穏やかにする」という意味で用いられている。

09　今後の課題

感染症や災害への対応力強化

・感染症流行時や災害時における介護サービスの安定的・継続的な提供
・感染症や災害への対応力強化

感染症流行時
介護施設での集団感染を防ぐため，家族の入館が禁止された場合のWEB面会等の導入も進められている。

地域包括ケアシステムの推進

・在宅で生活する者の在宅限界を高めるための在宅サービス等の在り方
・これまでも取り組みを進めてきた介護保険施設での対応の在り方に加え，

高齢者向け住まいにおけるさらなる対応の在り方
・人生の最終段階においても本人の意思に沿ったケアが行なわれること

自立支援・重度化防止の推進

・介護の質の評価と科学的介護の推進
・自立支援：リハビリテーション・機能訓練等，口腔ケア，栄養ケア
・重度化防止：寝たきり防止予防，褥瘡ケア，排泄支援

介護人材の確保・介護現場の革新

・人員配置基準における仕事と育児・介護の両立支援への配慮
・介護職員処遇改善
・職場環境改善
・ハラスメント対策
・夜間における人員・報酬（見守りセンサー等のテクノロジーの活用）
・会議のICTの活用
・文書量の負担軽減

　さらに現在，医療の進歩により，人工呼吸器や胃ろう等を使用し，痰の吸引などの医療的なケアを必要とする子ども（医療的ケア児）も増えています。今後は医療・介護の連携にとどまらず，障害者福祉サービスをはじめとする障害保健福祉施策とも連携し，障害児・障害者を含めたすべての人が住み慣れた地域で自分らしい暮らしができる地域共生社会を確立することが重要です。

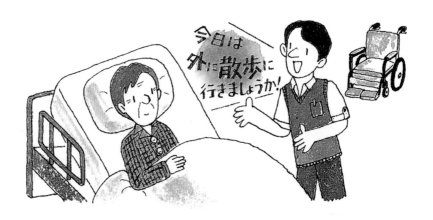

10

第10章
病院業務の流れ

01 経営資源の蓄積と流れ

金・時間・人材・モノ・
関係・情報
金時人物関情と覚える。

　経営資源には，**金・時間・人材・モノ・関係・情報**があります。それぞれの経営資源は，相互に関連しています。換言すると，経営とは効果的に経営資源を交換して価値を創造することです。

　これらの経営資源を管理する視点に，二つの側面があります。すなわち，その蓄積（stock）とその流れ（flow）です。いずれの側面も重要ですが，従来は蓄積に重点が置かれていました。しかし，近年，流れが重視されています。その理由は二つあります。一つは，"変化"が急速になったことです。変化が緩慢であった時代には，変化への対応は困難ではなく，蓄積に留意すればよかったのです。しかし，変化が急激かつ大きな時代には，適時・適切に対応するためには，短期間の流れと流れの変化に注目しなければならなくなりました。二つは，ジュランの質の定義に戻ると分かります（166頁）。すなわち，効用が重要なのです。経営資源を蓄積しているだけでは，効用は大きくなりません。経営資源の働きを機能といいます。蓄積した経営資源の機能を活かさなければ意味がありません。

02 業務の流れ

業務の流れ
課業のつながり。
待機はあっても，途切
れない流れである。

　働くとは人が動くことです，人が他の経営資源を動かすこと，活かすことです。したがって，人の管理が重要であり，経営の中心となります。人の動きや作業を時間軸で展開したものを業務フローといいます。病院の業務の特徴は，他の産業や企業と比較して，経営資源が時間空間的に常に，大きく，速く移動することにあります。すなわち，多職種・多部署で同時並行的に業務が行なわれています。複雑に交錯しているからこそ，それらの一連の業務を，関係者に**見えるように**することが必要です。それを目的に開発された道具が工程表であり，業務フロー図です（208頁参照）。

見えるように
見える化という。物理
的に見えるではなく，
理解容易の意味であ
る。顕在化でもある。
見えない物は把握しに
くい。

　業務フローは病院により異なります。したがって，それぞれの病院ごとに書かなければなりません。書くことはすなわち，業務を分析することに他なりません。ただし，一から書く必要はなく，大きな流れは共通しているので，サンプルがあれば，それを参考にして自院に合った流れに修正することで十分です。

　病院の実務に沿って業務の流れの概要を説明します。病院によって部署の名称や**役割**が異なりますが，基本的な事項は共通しています。

役割
割り当てられた任務。
権限と義務を伴う。

03　病院の活動

　病院の活動を機能別に表示すると次の通りです。機能を果たすためには，以下に述べる経営資源の有効活用が必要です。そのためには，それぞれの経営資源の流れと，それぞれの連携が重要です。すなわち，業務の流れ（業務フロー・ワークフロー）を把握することが重要です。

病院活動	医療提供		診療
			看護・介護
	生活提供	衣	寝具・衣料・裁縫・洗濯
		食	食事療養
		住	インテリア（家具・調度・カーテン・敷物）
			照明・色彩・装飾
			空気調整
			保守・清掃
			緑化
			害虫対策
			院内感染対策
			ハウスキーピング
			電気機器
			防火防災
	外来機能		診療
			予防医療
			生活指導
	在宅医療		在宅医療の提供
			在宅医療の指導
			在宅介護の指導
			在宅介護の提供
	予防活動		人間ドック
			健（検）診センター
			集団健診
			予防接種
			健康教室
	その他		看護学校
			その他学校
			職員教育・職員研修

04　物の流れ

物品管理の中央化

　病院には多種多様の物品等があります。大型の医療機器，情報機器からディスポ製品，薬品，医療材料，食料品さらには文具から酸素，液体窒素，ガス，水道と数え切れないほどの物品等で溢れています。しかもこれらはすべて膨大なお金を使って購入しています。

　DPC 等の診療報酬支払い制度の包括化が進む中，従来の収益管理重視の対応では不十分です。支出（コスト）管理，特に，薬剤・医療材料等の変動費部分の購買管理がより重要になりました。個々の医療行為の原価計算ができる仕組みが必要です。

　物品の在庫管理も病院経営にとって大事です。購買管理と在庫管理の効率化のために，原則として物品の管理を用度課に集中しています。

　日々の消耗品の請求から修理依頼まですべて所定の請求方法で，決められた日時に担当部署に決められた方法に従って請求します。

　主な留意点は以下の通りです。

❶医薬品：採用する医薬品は薬事委員会で審議して病院が決定します。この決定を経ないサンプルや医薬品は院内では使用できません。価格交渉，発注業務は用度係または薬剤科の購入担当者が行ないます。納品の検収と質管理・在庫管理は薬剤科が行なう方法が一般的です

DPC の導入によりジェネリック医薬品の使用が増加しており，購買管理と質管理がより重要になっています。とくに，2014 年 4 月から，ジェネリック医薬品の使用率により DPC 係数が変わることになり，情報システムによる医薬品毎の数量管理が必要になりました

❷食料品：購入の直接業務は用度係が行ないますが，栄養科に一任している施設もあります。栄養科は納品の検収，質管理と在庫管理を行ないます。業者と品物についての具体的な交渉は栄養科の責任者に委任しています

❸その他の物品：燃料や医療材料，衛生材料，外注等の購買管理も，一括して用度係で行ないます

　在庫管理を含めて職員全員がコスト意識をもつことが必要です。

SPD 方式について

　SPD は Supply Processing and Distribution の略です。1960 年代に米国のゴードン・フリーセンが提唱した概念で，物品管理供給部門の中央化，搬送の自動化を通して，病院経営の効率化を図るものです。

　SPD 導入の効果は，❶過剰在庫・不動在庫の解消，❷定数管理による安定供給，❸情報の一元化による，物品数の削減，❹保険請求対象物品の請求もれ防止，❺在庫スペース（倉庫・各部署）の有効利用，❻人件費の削減，❼看護師等の業務削減，等が挙げられます。わが国では 1980 年代から一部の病院で導入されています。1990 年代後半からは，オーダリング・システムと SPD システムを連携して，患者個人別の物品供給方式に発展しました。しかし，費用対効果の点から，まだ一般に普及するまでには至っていません。すなわち，効果があったとして報告される事例の大半は，SPD による効果ではなく，定数管理によるものです。

05　人の流れ

　人の流れにはいろいろあります。大別すると，❶患者の流れ，❷職員の流れ，❸業者の流れ，❹家族，見舞客の流れ，❺見学者等の流れになります。新しく建築される病院では，これらの流れができるだけ交叉しないような工夫がなされています。

患者の流れ

　医学・医療の進歩により，高度医療や状態の悪い患者に対する治療が行なわれるようになりました。特に，入院治療は医療密度が高いので，良質の医療を提供するためには，職員の資質向上と組織的取り組みの他に，患者の協力が必要です。その意味でも，患者の流れを把握することが重要です。

外来患者の流れ

　外来はいつも混雑しています。どの患者も早く診療をすませたいと思っています。当然，診察の順番には神経質になっています。しかし，病院の流れは業務の流れ図（180，209〜211頁参照）をみても分かるように，複雑であり，機械的に順番通りにはいきません。また，救急車での搬入等による割り込みも，外来患者の不満の原因となります。曜日によって混雑する日とそうでない日があります。この流れを改善する努力が必要ですが，同時に，業務量に合わせて人員配置をする弾力的な業務の見直しが必要です。

入院患者の流れ

　入院生活は，制約あるいは拘束された状態です。入院患者は，日常生活とは異なる環境に置かれるだけではなく，不具合をもち，不安に満ちた，心身ともに不安定な状態にあります。そのような状態の人は健常な状態の人とは異なることに留意する必要があります。入院患者の流れに関連して，病床の効率的な運用が求められています。個室と大部屋，男女の区別，疾病の種類，感染症等種々の要因がありますが，有効利用が社会的要請です。病床数に合わせて人員配置をしなければなりませんから，病床の回転率は大切な数字です。一般に平均在院日数という概念を用います。また患者数に応じて病棟間で臨機応変に対応する体制が必要です。病床稼働率が病院経営を左右するといっても過言ではありません。

職員の流れ

　職員の動きには二つの視点があります。一つは人の動きそのものであり，二つは人事異動という意味での動きです。本項では，一つ目の意味で考えます。人事異動は人事管理の項で説明します。

　病院では，多職種，多部署の職員が，交代で，時間空間的に移動しつつ，連携して業務を行なっています。職員の流れは，すなわち，業務の流れ（業務フロー）に他なりません。ただし，業務の流れは，先に述べたように，経

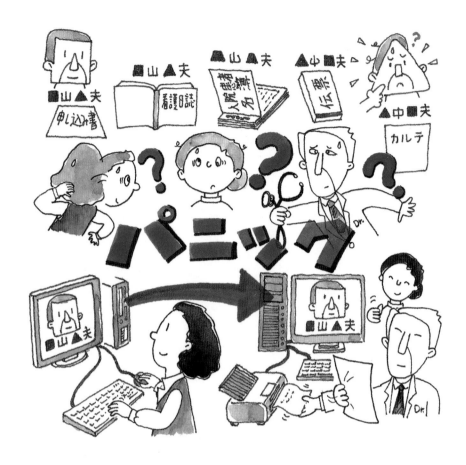

　営資源すべての流れであり，職員が中心であることに留意してください。効率的に業務を行なうためには，職員の動線を検討することが極めて重要です。これは病院建築における重要な要素です。業務改善とともに，情報技術を活用して業務フローを変えることも必要です。

06　　情報の流れ

情報とは

　病院の情報にはいろいろなものがあります。患者に関する情報，職員に関する情報，医薬品情報や検査情報，医療情報といった医療に直接関係のある情報から，医療法改正や診療報酬等，医療の制度に関する情報等があります。また，医療廃棄物や消防法規の通知といった病院の設備管理に関する情報等もあります。大事なのは，このように溢れる情報を，病院が取捨選択して，いかに使うかにあります。

　情報は鮮度が重要であり，時間の経過とともにその価値をなくします。経営分析の情報等はそのよい例で，遅れた情報はすでに過去の記録にすぎません。したがって，報告書や議事録等は直ちに提出してください。また，情報

は単に事実の羅列ではありません。勘違いして，ばらばらの事実の列記，しかも未確認の事柄（伝聞といいます）を報告する人がいます。上司または他部門の人が一目で判断できるように資料を整理して報告してください。

　情報を蓄積し，分類・整理し，関連づけることにより価値が付加されます。これをリレーショナル・データ・ベース（RDB）といいます。単にデータを蓄積するだけではなく，必要なときに，必要なデータを，柔軟に活用するために，データウェアハウス（DWH：Data WareHouse）を構築する病院が増えつつあります。また，情報を分析し，判断を加えることにより，さらに付加価値が大きくなります。これをインテリジェンスといいます。

情報とコンピューター

　情報処理に関して，同じ情報を各部署でそれぞれに入力あるいは作成するという非効率的な作業が多くみられます。病院日誌と看護管理日誌，入院患者入退院簿と医事課の入院患者管理簿，カルテと処方箋や検査伝票等の各指示箋がその例です。それらのデータの不一致を訂正するために相当の労力を要します。オーダリング・システムや，いわゆる電子カルテシステムにより，転記作業をなくし，情報共有を進めることができます。

　最近はコンピューターが小型化，高性能化し，とくにパソコンの進歩には目をみはるものがあります。しかし，機種やソフトが部署によって異なっていては，データを共有できない場合があります。データ処理を一本化する必要があります。

07　金の流れ

　金の流れ（cash flow）は財務管理と原価管理の項で説明します（147頁参照）。

11

第11章
病院の組織

01 病院の組織の概要

　病院は，医療を行なって病める人あるいは健康に不安をもつ人を社会復帰させあるいは不安を軽減することを目的としています。医師を中心に医療を行なう組織（診療管理）と経営や運営の組織（経営管理）とに分けて考える必要があります。

　患者個々の病態にはそれぞれ差があり，個別に高度の医療技術が要求されるため，医療は効率化が難しい分野です。チーム医療といわれるように，医師をはじめとする多くの職員の連携と協力によって行なわれる，労働集約性の強い業種です。サービス業の一種といわれています。日本の病院の発祥が，小規模な診療所から病院に拡大したので，組織体としては一般企業に比して遅れており，競争が少ないといわれております。

　組織は，経営主体や運営方法によって若干の差はありますが，業務の流れや命令系統で2つの組織に分けて考えます。一見，一般企業のピラミッド型の組織とは異なるようにみえますが，「事業部制の組織」や「現業と経営管理が分立している」と考えれば大きな違いはありません。

　医療法上，医療法人の理事長，院長は原則として，医師または歯科医師でなければなりません。ただし，都道府県知事の認可を受けた場合は，医師又は歯科医師でない理事のうちから選出することができます（第46条の6）。日進月歩する医学，医療や変革する社会情勢に的確に対応するには経営の専門的知識が必要です。日本でも**経営管理を勉強する病院長**が増えつつあります。それぞれの部門が経営や運営を考え，効率化に努めることが必要です。

経営管理を勉強する病院長
全日本病院協会は，独自に事例教材を作成し，経営人材育成研修を実施している。
MBAを取得する医師が増えたが，経営に活かせているかは疑問である。

02 病院の組織図

　病院の組織は設立主体や規模により異なりますが，基本的には次の図のように，診療部，診療技術部，看護部，事務部の4部門に大別されます。これらをライン組織といいます。その他に，理事長/院長直属で部署の枠にとらわれない，各種の機能があります。これは，いわゆる参謀で，スタッフ組織といいます。ラインの長がスタッフを兼任する場合があります。例えば，診療部長（ラインの長）や看護部長（ラインの長）が経営企画会議・管理会議（スタッフ）の構成員であること等です。

　組織とは，一定の目的を達成するために協力する集団です。このように，これまでの病院の組織図は，従来の縦型組織の一面を示しているに過ぎません。縦割り（部署）・横割り（職種）の組織の枠を超えた連携が必要です。

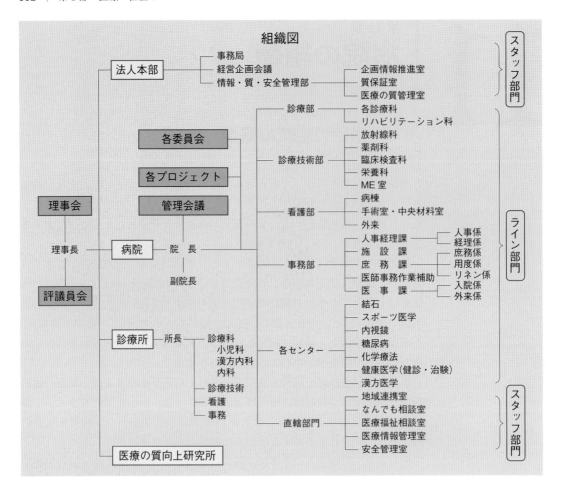

組織図

スタッフ部門

- 法人本部
  - 事務局
  - 経営企画会議
  - 情報・質・安全管理部
    - 企画情報推進室
    - 質保証室
    - 医療の質管理室

ライン部門

- 各委員会
- 各プロジェクト
- 管理会議

- 診療部
  - 各診療科
  - リハビリテーション科
- 診療技術部
  - 放射線科
  - 薬剤科
  - 臨床検査科
  - 栄養科
  - ME 室
- 看護部
  - 病棟
  - 手術室・中央材料室
  - 外来
- 事務部
  - 人事経理課 ─ 人事係／経理係
  - 施　設　課
  - 庶　務　課 ─ 庶務係／用度係／リネン係
  - 医師事務作業補助
  - 医　事　課 ─ 入院係／外来係

- 理事会
- 評議員会
- 理事長
- 病院　院　長／副院長

- 診療所　所長
  - 診療科
    - 小児科
    - 漢方内科
    - 内科
  - 診療技術
  - 看護
  - 事務

- 各センター
  - 結石
  - スポーツ医学
  - 内視鏡
  - 糖尿病
  - 化学療法
  - 健康医学（健診・治験）
  - 漢方医学

スタッフ部門

- 直轄部門
  - 地域連携室
  - なんでも相談室
  - 医療福祉相談室
  - 医療情報管理室
  - 安全管理室

- 医療の質向上研究所

病院は組織的医療の場である
横断的組織運営理論（飯田）

診療部（医師）

診療技術部

看護部

事務部

医療の質向上活動（MQI）・チーム医療・プロジェクト管理

手術室　病棟　外来　検査室・薬局　設備

ラインとスタッフ

法人		部門			部署	責任者		責任者・担当者
監事 理事会 院外理事： 院内理事： 　理事長・ 　院長 　その他 評議員会 院外評議員：	理事長	法人本部	スタッフ		事務局	事務局長		
					経営企画会議	理事長		
				情報・質・安全管理部	企画情報推進室	室長		
					質保証室	室長		
					医療の質管理室	室長		
	院長	院長	ライン	センター	糖尿病	院長		院長
					漢方医学	漢方医		漢方医
					化学療法室	診療部長		診療部長
					内視鏡	診療部長		診療部長
					健康医学	院長	健診センター	健診医
							治験センター	院長
				4 部門制	診療部	副院長（診療部長）	各診療科	各科科長
					診療技術部	診療技術部長	薬剤科	科長
							検査科	科長
							放射線科	科長
							リハビリテーション科	科長
							栄養科	科長
					看護部	看護部長	外来	師長
							健康医学センター	師長
							病棟	師長
							手術室	師長
							中央材料室	主任
					事務部	事務長	医事課	課長
							庶務課	課長
							医師事務作業補助	室長
							人事経理課	課長
							施設課	課長
			スタッフ	会議体	管理会議	院長	副院長 事務長 看護部長，副部長	院長
					教育委員会		管理会議＋教育師長	院長
					その他委員会			委員長
				部署	医療情報管理室			主任
					医療安全管理室			安全管理責任者（主任）
					地域連携室			室長（診療部長兼任）
					なんでも相談室			事務長
					MSW （医療社会相談室）			主任
						管理会議構成員		

これを横断的組織運営理論といいます。

03　多面体の組織運営

チーム医療
組織医療のことである。
病院における医療である（185 頁参照）。

　それぞれが協力し，業務の流れに沿った具体的な連携が必要です。すなわち，「**チーム医療**」による効率的で質の高い医療の提供を目指すことが必要

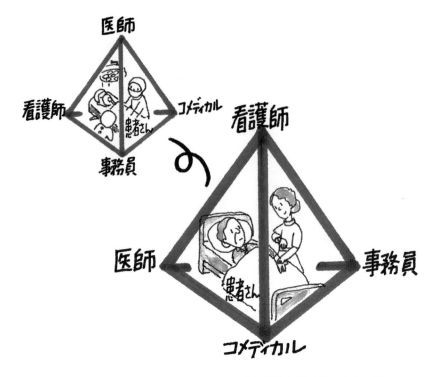

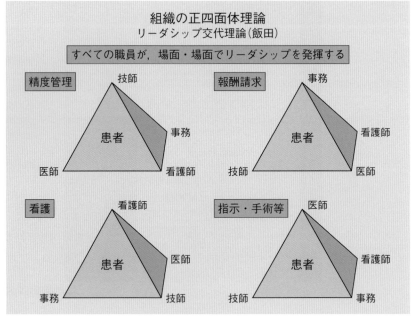

リーダー
組織的活動を指導する
人。
管理職である必要はな
く，場面により最適の
人が担当する。それを
役割という。
リーダーシップ交代理
論（飯田）
場面・場面に応じて
リーダーが交代する。
したがって，縁の下の
力持ちはいない。

です。チーム医療とは，単に多職種が働いていることではありません。多職種，多部署の職員が共通の理念・方針に基づいて，協力して働くことです。病院には，患者を診療するという共通の目的があります。病院には様々な業務があります。それぞれの業務の内容に応じて，最も適当な職種や職員が**リーダー**となります（**リーダーシップ交代理論**）。診断や治療方針決定では医師が，看護では看護師が，精度管理では臨床検査技師が，診療報酬請求では事務職員がリーダーシップを発揮します。したがって，リーダーは固定的なもので

はありません（241頁参照）。

04　医局

　市中病院の医局は，医師の執務室あるいは控え室として，事務連絡，症例検討，勉強会をする親睦会的な機能を果たしています。一般に管理組織ではありません。

　大学の医局は診療科ごとに別れて「講座」と一体化し，親睦会的な機能ではなく，教授を頂点とする管理組織であり，関連病院の対外人事まで含めた組織です。いわゆる「医局制度」あるいは講座制と一体化した「医局講座制」が大部分です。医局制度の弊害が指摘されていますが，❶専門研修の場の確保，❷地域医療への医師の供給という社会的な役割もあります。一部の大学で「医局制度」の改革が行なわれています。教授を頂点とする縦割り組織から脱却し，横断的流動的に運営するものです。

チーム医療における医師の役割

医師の役割
医師の任務は「医療及び保健指導を掌ることによって，公衆衛生の向上及び増進に寄与し，もって国民の健康な生活を確保するもの」（医師法第1条）と規定されている。

　社会全体の医療に対する関心が高まる中で，医療における**医師の役割**は大変重要なものです。しかし，専門分化が進み，医療は医師単独で行なうものではなく，多くの職種や部門が連携・協力し，患者を社会復帰させるという目的に向かって，チームとして取り組むようになっています。このチーム医療において，医師は診断と治療方針を決定し，自ら治療を行なうだけでなく，チーム全体を視野に入れ，各職種・部門間で「報告・連絡・相談（ホウ・レン・ソウ）」によるコミュニケーションをはかり，専門的な知識や技術を患者に提供できるように指示しなければなりません。この指示の善し悪しで，医療全体が良質かつ適切で効果的なものとなるか否かが決まるといっても過言ではありません。

プライマリ・ケアについて

　米国国立科学アカデミー（National Academy of Sciences：NAS）の定義（1996年）によれば，『primary careとは，患者の抱える問題の大部分に対処でき，かつ継続的なパートナーシップを築き，家族および地域の枠組みの中で責任をもって診療する臨床医によって提供される，総合性と受診のしやすさを特徴とする医療』です。

　医療の高度化に伴い，医師が専攻する専門科目も細分化されています。それに伴い，各学会が専門医・認定医制度のあり方を整備する動きが顕著となっています。また，患者も大学病院等の高機能病院を好む傾向がみられます。

　そこで，初期医療（プライマリ・ケア）を担当する医師の重要性が再認識され，日本プライマリ・ケア学会（1978年），日本家庭医療学会（1986年），日本総合診療医学会（1993年）がそれぞれ設立されました。

　大学病院や大病院では，総合診療科を設置して，専門分化の行き過ぎを解消する動きがあります。

プライマリ・ケアの 5 つの理念

1	近接性	地理的
		経済的
		時間的
		精神的
2	包括性	予防から治療，リハビリテーションまで
		全人的医療
		Common disease を中心とした全科的医療
		小児から老人まで
3	協調性	専門医との密接な関係
		チーム・メンバーとの協調
		住民との協調
		社会的医療資源の活用
4	継続性	ゆりかごから墓場まで
		病気の時も健康な時も
		病気の時は外来-病棟-外来へと継続的に
5	責任性	医療内容の監査システム
		生涯教育
		患者への十分な説明

　2010 年 4 月，3 学会が合併して，日本プライマリ・ケア連合学会が設立されました。医師には「応招の義務（等）」があり（医師法第 19 条），患者やその疾患を選ぶことなく診療し，適切な処置・指導を行ない，「**かかりつけ医師**」として患者との信頼関係を築き，健康管理をしなければなりません。病状等，必要に応じて高機能病院等，専門医へ紹介し，**最善の医療**を提供しなくてはなりません。これを病診連携・病病連携といいます。

かかりつけ医師
専門や規模を問わず，気軽に相談できる医師。診療所医師とは限らない。

最善の医療
現状で，可能な限りなしうる医療である。結果が良いことではない。
最高・理想の医療ではない。

05　薬剤科

　薬剤科の目的は，有効で安全，かつ品質が保証された医薬品を，適切な情報とともに提供することにより，国民の健康増進に寄与することです。薬剤科の機能は，薬品管理，調剤，薬剤管理指導，薬品情報，注射調剤，製剤，治験管理，試験・研究より成り立っています。従来の薬という物質を中心とした，調剤室という狭い範囲で仕事をしていた薬剤師から，薬を投与される患者のいる場所を中心とした，広範囲で活躍する薬剤師へと変わりつつあります。また，医師，看護師をはじめとする医療チームの中で果たす役割も期待されています。

　米国では，1983 年から Get the Answers キャンペーンが行なわれ，処方された薬につき患者の側から質問をして納得したうえで治療を進めようという運動が行なわれています。すなわち，次のような内容です。

❶医薬品の名前と作用は？

❷いつ，どのように，いつまで服用する？

❸服用中に併用を避けるべき他の薬は？

❹副作用があるか？　起きたときの対処は？

❺何か文書の情報はあるか？

　日本においても，1997 年 4 月，薬剤師法が改正され，医薬品の名前，保管上の注意，服薬上の注意，効能・効果，副作用等について，個々の症例に応じ必要な情報を適切に患者らに提供することが義務づけられました。すなわち，正しく薬を服用し期待された効果を発揮するために，また，予期せぬ副作用から自らを守るために，患者と医療を提供する側が目標を同じくし協力しようとするものです。

　一方，1240 年，フリードリッヒ 2 世が制定し，日本においては明治に入って，初めて西洋医学とともに導入された医薬分業も，2013 年 6 月現在，全国平均 67.0％と進展しつつあります。外来処方箋発行により得られた時間を入院患者に向けています。

　薬剤管理指導業務の内容は，入院時の持参薬，薬歴，副作用，アレルギーの調査に始まり，服薬指導，効果・副作用・相互作用のチェック等，薬剤師としての専門的立場から，薬の適正使用に貢献するものです。さらに院内感染防止の立場から，化学療法をはじめとする注射薬を薬剤科で無菌的に調剤することが重視されています。

　薬剤関連業務に関わる医療事故・過誤が多く，また，重大な影響が発生する場合があります。とくに，安全確保，質向上，質保証において，中核的役割を果たすことが期待されます。

　薬剤師法が 2013 年に改正され，2014 年 6 月から施行されました。従来の「情報提供義務」から「情報提供及び指導義務」へと変更されました。これに対応するために，日本病院薬剤師会は，「必要な薬学的知見に基づく指導の進め方」を作成しました。

　高度な知識・技能を有する薬剤師が増加しています。2006 年から日本病院薬剤師会が認定するがん，感染制御，精神科，妊婦・授乳婦，HIV 感染症の専門薬剤師，日本医療薬学会が認定する認定薬剤師，日本臨床薬理学会では臨床薬理学の専門家としての薬剤師，日本生薬学会と公益財団法人日本薬剤師研修センターは共同で漢方薬・生薬の専門薬剤師を認定しています。

　その他，期待される病院薬剤師の役割は，以下の通りです。

期待される病院薬剤師の役割

❶安全確保と副作用の未然防止

❷品質管理

❸情報提供と指導・教育活動

❹医薬品の適正使用の推進

❺他職種，特に医師との連携

日本において現在認定されている専門性をもつ薬剤師（主なもの）

認定組織	認定名称
日本病院薬剤師会	がん専門薬剤師
	感染制御専門薬剤師
	精神科専門薬剤師
	妊婦・授乳婦専門薬剤師
	HIV 感染症専門薬剤師
	感染制御認定薬剤師
	がん薬物療法認定薬剤師
	精神科薬物療法認定薬剤師
	妊婦・授乳婦薬物療法認定薬剤師
	HIV 感染症薬物療法認定薬剤師
日本医療薬学会	日本医療薬学会認定薬剤師
	日本医療薬学会指導薬剤師
日本臨床薬理学会	日本臨床薬理学会認定薬剤師
	日本臨床薬理学会指導薬剤師
	認定 CRC
日本生薬学会/日本薬剤師研修センター	漢方薬・生薬認定薬剤師
日本糖尿病療養指導士認定機構	日本糖尿病療養指導士
日本臨床栄養代謝学会	NST 専門療法士
日本緩和医療薬学会	緩和薬物療法認定薬剤師
日本化学療法学会	抗菌化学療法認定薬剤師
日本プライマリ・ケア連合学会	プライマリ・ケア認定薬剤師
日本在宅薬学会	在宅療養支援認定薬剤師
日本臨床救急医学会	救急認定薬剤師
日本禁煙学会	日本禁煙学会専門薬剤師
	日本禁煙学会認定指導薬剤師
日本褥瘡学会	日本褥瘡学会認定師
日本医薬品情報学会	医薬品情報専門薬剤師
日本腎臓病薬物療法学会	腎臓病薬物療法専門薬剤師
	腎臓病薬物療法認定薬剤師
日本アンチ・ドーピング機構	スポーツファーマシスト
日本臨床栄養協会	NR・サプリメントアドバイザー

薬剤師教育制度の改革

　2006 年度入学より 4 年制課程も基礎薬学や創薬科学関連の教育研究を確保するため残され，6 年制課程では薬剤師職能教育を充実させるため長期の病院薬局実務実習が導入されました。薬剤師国家試験の受験資格は 6 年制課程を卒業または卒業見込の者に与えられます。2012 年度から新制度（薬学教育 6 年制）下で教育を受けた薬剤師が輩出され，医療現場における薬剤師

の評価を確立し，将来は，看護師とともに薬剤師の業務拡大の動きがあります。

　たとえば，薬剤師の責任下における剤形の選択や薬剤の一包化等の実施・繰り返し使用可能な処方せん（いわゆるリフィル処方せん）の導入・薬物療法への主体的な参加（薬物の血中濃度測定のための採血，検査オーダ等の実施）・一定の条件の下，処方箋に記載された指示内容を変更した調剤，投薬および服薬指導等の実施等，さらなる業務範囲，役割の拡大について，検討されています。

06　臨床検査科

臨床検査技師の業務範囲

　2005年，「臨床検査技師，衛生検査技師等に関する法律」が「臨床検査技師等に関する法律」と改正され，2006年施行されました。

　国家試験に合格し，厚生労働大臣の免許を受けて，医師または歯科医師の具体的な**指示**のもとに人体から排出され，または採取された検体の厚生労働省令で定める検査（検体検査）を業とします。さらに，診療の補助として，厚生労働省令で定める生理学的検査および具体的な指示による採血等の業務が含まれます。

　2014年6月，法律が改正され，2015年4月から診療の補助として検体採取が加わりました。検体採取項目として，インフルエンザ等の検体採取，表在からの検体採取，肛門からのスワブでの検体採取等です。追加研修の受講が義務化されました。

> **指示**
> 指導監督から指示に改訂されたことに意味がある。指示を受ければ責任をもって業務を遂行できる。

検体検査

　人体から採取した検体を検査の対象とするものです。検体には，血液，尿・便，喀痰等の排泄物，臓器・組織等があります。

　検体検査には❶血液学的検査，❷血清学的検査，❸生化学的検査，❹寄生虫学的検査，❺微生物学的検査，❻病理学的検査があります。❶，❷，❸では，自動分析機により，検査の迅速化と標準化が図れます。

　遺伝子関連検査は，❶，❹，❻に関連しています。

病理学的検査

　病変部（各種の炎症，がん等）の組織を顕微鏡を用いて検査します。目的に応じて病理組織検査と細胞診検査に分けられます。とくに，悪性腫瘍（がん）では，早期発見・早期治療が最も有効です。この検査で確定診断します。

❶病理組織

　内視鏡や外科的切除等による採取組織を，標本を作成して，顕微鏡で病理医が診断します。

❷細胞診

　喀痰，尿，腟分泌物，穿刺液等や，直接臓器に穿刺して細胞を採取し，塗

抹，染色し，顕微鏡で細胞の悪性度を診断します。

　細胞検査士が標本を鏡検し，所見を記載した後に，病理医が最終診断します。

生理学的検査

　臨床検査技師の行なう生理学的検査は省令第1条に列挙された生理学的検査を行なえます。

　生理学的検査は，人体を検体とするので，法律上医行為です。臨床検査技師が医師の診療の補助として行なう場合に限られます。以下の検査があります。

臨床検査技師が診療の補助として行なう生理学的検査

※心電図検査	※呼吸機能検査	・磁気共鳴画像検査（MRI）
・心音図検査	※眼底写真検査	・毛細血管抵抗検査
※脳波検査	・超音波検査	・経皮的血液ガス分圧検査
※筋電図検査	※眼振電図検査	※聴力検査
・基礎代謝検査	・脈波検査	※※味覚検査
・熱画像検査	・重心動揺計検査	※※嗅覚検査

※実施にあたり検査内容に制限のある検査

※※2015年4月から追加された検査

採血・検体採取

　法第20条の2の規定により，診療の補助として医師の具体的な指示を受け，検査を目的として採血・検体採取の業務が臨床検査技師に認められています。

　入院患者に対しても，臨床検査技師が病棟採血する病院があります。鼻咽頭液採取等で，インフルエンザ，COVID-19疑い患者に対しても，大きな役割を果たしています。

07　臨床工学技士

　臨床工学技士とは，臨床工学技士法（1987年6月）で規定され，医師の具体的な指示を受け，診療の補助として，厚生労働省令で定める生命維持管理装置の操作及び保守点検を行ないます。

　2007年臨床工学技士法改正で医療機器の保守点検が義務づけられました。また，2010年，「臨床工学技士業務指針」が廃止され，「臨床工学技士基本業務指針2010」が制定されました。高度な専門性を持った臨床工学技士に対し，関連学会が認定制度を設けています。

主な ME 認定資格・関連資格

認定学会	認定資格・関連資格
透析療法合同専門委員会	透析技術認定士（血液浄化業務）
日本人工臓器学会, 日本胸部外科学会, 日本心臓血管外科学会	体外循環技術認定士（人工心肺業務）
日本胸部外科学会, 日本呼吸器学会, 日本麻酔科学会	3 学会合同呼吸療法認定士（呼吸療法業務）
日本高気圧環境・潜水医学会	高気圧酸素治療専門技師
日本生体医工学会, 日本医療機器学会	臨床 ME 専門認定士（保守点検業務・安全管理業務）
日本生体医工学会	第 1 種 ME 技術実力検定試験
日本生体医工学会	第 2 種 ME 技術実力検定試験
日本アフェレシス学会	日本アフェレシス学会認定技士
日本臨床工学技士会	ペースメーカ関連専門臨床工学技士 血液浄化専門臨床工学技士 不整脈治療専門臨床工学技士 呼吸治療専門臨床工学技士 高気圧酸素治療専門臨床工学技士

放射線技師認定資格

認定機関	分野	資格名称
日本乳がん精度管理中央委員会	マンモグラフィ	検診マンモグラフィ撮影認定診療放射線技師
日本磁気共鳴専門技術者認定機構	MRI	磁気共鳴専門技術者
日本超音波医学会	超音波検査	超音波検査士
日本核医学専門技師認定機構	核医学	核医学専門技師
日本放射線治療専門放射線技師認定機構	放射線治療	放射線治療専門放射線技師
医学物理士認定機構		医学物理士
放射線治療品質管理機構		放射線治療品質管理士
日本診療放射線技師会	放射線機器管理	放射線機器管理士
日本診療放射線技師会	放射線安全管理	放射線管理士
日本診療放射線技師会	医療情報	医療画像情報精度管理士
日本医療情報学会		医療情報技師
日本医用画像情報専門技師共同認定育成機構		医用画像情報専門技師
日本診療放射線技師会	教育	臨床実習指導教員
日本 X 線 CT 専門技師認定機構	CT	X 線 CT 認定技師
		X 線 CT 専門技師
肺がん CT 検診認定機構		肺がん CT 検診認定技師
日本血管撮影・インターベンション専門診療放射線技師認定機構	血管撮影・インターベンション	日本血管撮影・インターベンション専門診療放射線技師
血管診療技師認定機構	血管疾患診療	血管診療技師（CVT）
日本救急撮影技師認定機構	救急撮影	救急撮影認定技師
日本消化器がん検診学会	上部消化管撮影	胃がん検診専門技師

08　放射線科

診療放射線技師

　厚生労働大臣の免許を受けて，医師または歯科医師の指示のもとに放射線を人体に照射，撮影することを業とします。がん患者に対するコバルトの照射療法等の治療行為も業務の範囲に含まれます。

　CT・MRI 検査等の画像検査も放射線技師の業務です。ただし，放射線を用いない MRI 検査は臨床検査技師も実施可能です。

09　リハビリテーション科

理学療法士

　厚生労働大臣の免許を受け，医師の指示のもと，身体に障害のある者に対し，その治療計画に沿って理学療法を行なう者をいいます。具体的には障害者の身体的機能回復を目的に，様々な試験を実施し，その結果をもとに筋力増強訓練や歩行訓練，電気刺激，マッサージ，温熱等その障害に最適の訓練計画をつくり，障害者自身の意思で自由に身体を動かせるように訓練・指導します。

作業療法士

　厚生労働大臣の免許を受け，医師の指示のもと，身体または精神に障害のある者に対し，主に応用動作能力または社会適応能力の回復をはかるため手芸，工作等の作業療法を行なう者をいいます。作業療法の手段には土木，陶芸，園芸，印刷，織物，手芸，絵画，音楽，芝居等があり，個人または集団で行ないます。

視能訓練士

　厚生労働大臣の免許を受け，医師の指示のもとに眼の機能異常の有無を検査し，斜視や弱視等の両眼視機能障害をもつ者に対する視能の訓練，指導を行ないます。また視力，屈折，調節，視野，色覚，光覚，眼圧，眼位，眼球運動，両眼視機能等，眼科の一般検査も行ないます。

言語聴覚士

　厚生労働大臣の免許を受け，医師の指示のもとに音声，構音，言語，聴覚，摂食・嚥下機能に障害のある者に対し，機能の向上，維持のために行なわれる訓練を医療言語聴覚療法といい，これらの機能に障害をもつ者に対し，検査や訓練を行なう他，家族への助言や指導もします。

義肢装具士

　厚生労働大臣の免許を受け，医師の指示のもとに個々の患者に適した義手，

義足，ギプス等の義肢装具の採寸，製作，適合を行なう専門家です。最近では術後の円滑な社会復帰を促すための早期訓練が定着し，リハビリテーション医療の中でも重要な役割を担っています。

10　栄養科

栄養科の役割は，❶患者の身体状況および病状に応じた食事の提供を行ない，病状の回復を図ることと，❷療養のために必要な栄養指導を行なうことです。

栄養士

厚生労働大臣の指定した養成施設で 2 年以上栄養士としての必要な知識および技能を修得し，都道府県知事の免許を受けたものです。

1 回 100 食以上または 1 日 250 食以上の食事を提供する施設には栄養士の設置が努力規定です。病院では 100 床以上に 1 名の設置が標準です。

入院患者に対し医師が発行する食事箋に基づいた献立作成，調理，供食，栄養出納までの栄養管理や衛生管理，入院・外来患者への栄養指導を業務とします。

管理栄養士

厚生労働大臣の免許を受けて，以下の業務を行ないます。

❶傷病者に対する療養のため必要な栄養の指導
❷個人の身体の状況，栄養状態等に応じた高度の専門的知識および技術を要する健康の保持増進のための栄養指導
❸特定多数人に対して持続的に食事を供給する施設における利用者の身体の状況，栄養状態，利用の状況等に応じた特別の配慮を必要とする給食管理
❹これらの施設に対する栄養改善上必要な指導等

1 回 300 食以上または 1 日 750 食以上の食事を供給する集団給食施設では管理栄養士を一人以上設置することが努力規定です。

2006 年から，特別管理（適時適温給食）が廃止され，入院時食事療養 I の算定要件とされました。常勤の管理栄養士が必要です。

また，医師の発行する栄養指導指示箋に基づき管理栄養士が栄養指導を行なった場合に，栄養食事指導料を算定できます。

2014 年に管理栄養士の配置を評価した栄養管理実施加算が新設されました。

調理師

調理の業務に従事することができる者として都道府県知事の免許を受けた者です。主に栄養管理における給食調理，衛生管理を行ないます。厚生労働大臣の指定した養成施設において 1 年以上調理師としての必要な知識および

技能を修得した者，あるいは調理業務に2年以上従事した後，調理師試験に合格した者で都道府県知事の免許を受けた者です。

　栄養士の作成した献立をもとに入院患者の食事を調理しますが，医療法上の設置義務はありません。

　調理技術審査試験や病院専門調理師認定の講習会等で病院調理師の質向上に努めています。

11　リネン

　入院患者の寝具や病衣の洗濯管理業務を行ないます。また，院内で使用するカーテンや職員の白衣，術衣等，広くリネン業務を行ないます。とくに，入院患者の寝具や病衣の数量の管理は一定の管理書類に基づいて行なうよう指導されています。

12　看護部

　看護部は，専門性を効率的に発揮できるように，部門として確立し，指示命令系統を明確にすることが重要です。看護単位の設定は施設の規模や考え方により種々の分け方があります。一看護単位には必ず一人の看護管理職を配置し管理することが必要です。

　2002年3月，保健婦（士），助産婦（士），看護婦（士），准看護婦（士）を保健師，助産師，看護師，准看護師と呼ぶことになりました。

　看護部の職種は，保健師，助産師，看護師，准看護師，看護補助者等で，医療の**専門分化**に伴い，看護の専門性の向上のために，専門看護師・認定看護師が活躍しています。

専門看護師

　専門看護師とは，「複雑で解決困難な看護問題をもつ個人・家族や集団に対して，水準の高い看護ケアを効率よく提供するための，**特定の専門看護分野**の知識・技術を深めた看護師」です。受験資格として，日本国の保健師，助産師，看護師のいずれかの免許を有し，看護系大学院修士課程修了者で，日本看護系大学協議会が定める専門分野の専門看護師カリキュラム総計26もしくは38単位取得，実務経験通算5年以上が必要です。そのうち通算3年以上は特定の専門看護分野の経験があり，3年のうち1年は修士課程修了後の実務経験が必要です。がん看護，精神看護，地域看護，老人看護，小児看護，母性看護，慢性疾患看護，急性・重症患者看護，感染症看護，家族支援，在宅看護，遺伝看護，災害看護に分類され，教育目標は分類ごとに規定されています。2019年12月現在2,519名が認定されています。

専門分化
対極の統合や総合が必要。総合診療科設立の理由。総合医を専門医とする矛盾がある。
特定の専門看護分野
専門看護は，がん，精神，地域，老人，小児，母性，慢性疾患，急性・重症患者，感染症，家族支援，在宅，遺伝，災害の13分野。

認定看護師

特定の看護分野
認定看護は，救急，皮膚・排泄ケア，集中ケア，緩和ケア，がん化学療法，がん性疼痛，感染管理，訪問，糖尿病，不妊症，新生児集中ケア，透析，手術，乳がん，摂食・嚥下障害，小児救急，認知症，脳卒中リハビリテーション，がん放射線療法，慢性呼吸器疾患，慢性心不全の 21 分野。

認定看護師とは，「看護分野で熟練した技術と知識を用いて，高い水準で看護を行なう看護師」です。**特定の看護分野**での専門家であり，患者・家族へのケアの実践，看護職員や他職種への指導や相談等が主な役割です。

認定看護師教育課程の入学選抜試験受験資格は，保健師，助産師，看護師いずれかの免許取得者で，実務経験が通算 5 年以上あり，そのうち通算 3 年以上は認定看護分野の経験が必要です。選抜試験は筆記試験と面接です。

認定看護師教育課程（6 か月以上，615 時間以上）を修了後，筆記試験と書類審査による認定看護師認定審査を受け，合格者に認定資格が与えられます。レベル保持のため 5 年ごとに更新審査を受ける必要があります。2019 年 12 月には認定看護師は累計で 21,048 名です。

看護界も大きな変化の中にあります。看護の業務に精通することはもちろん大切なことですが，視野を広くすることも心がけてください。病院では看護職が一番多くの人員を擁し，かつ，多くの時間，患者に接するので，病院の評価の鍵となります。

病院内では医師をはじめ，数多くの専門職が仕事をしています。看護業務は，保健師・助産師それぞれに専門的な部分はありますが，共通することは，❶身の回りのお世話と，❷診療の補助業務です。❶は看護職の判断で実践可能ですが，❷は，医師の指示に基づいて実施することが必要です。

多くの職種が院内で直接患者に対して業務を行ないます。「看護」とは何か，何をするべきか，何ができるかを自問しながら専門職としての業務を考える姿勢が必要です。

看護師同士や他の職種と協調してチーム医療を提供します。大切なことは，自分の仕事を引き継ぐ人がやりやすいように，相手の立場を考えて自分の仕事を進めることです（後工程はお客様，177 頁参照）。ある調査では，「看護

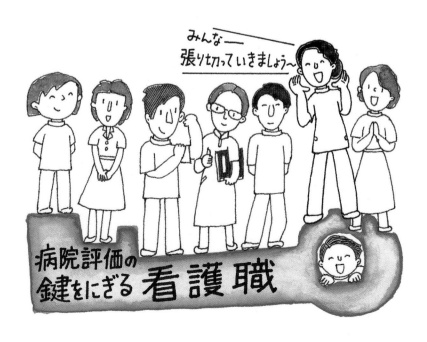

はサービス」と捉えている人が増え、50％の看護職がそう感じています。医療者の言動一つで患者は落ち込んで絶望的になったり、勇気が湧いて元気になったりします。相手の立場で物事を考える感性をもち、常に自分を磨く訓練をしてください。

認定看護管理者（Certified Nurse Administrator）

多様な健康問題をもつ個人、家族および地域住民に対して、質の高い組織的看護の提供を目指し、看護管理者の資質と看護水準を維持および向上させ、保健医療福祉に貢献することを目的とします。

教育課程はファーストレベル、セカンドレベル、サードレベルの3課程です。

日本看護協会認定看護管理者認定審査に合格し、管理者として優れた資質をもち、創造的に組織を発展させることができる能力を有すると認められた者をいいます。2019年12月には認定看護師管理者は累計で4,157名です。

2022年第26回認定審査から、認定看護管理者認定審査受験資格要件が変更されます。

特定行為

チーム医療の推進に関する検討会が2009年8月に厚労省に発足し、2010年3月に「他の医療スタッフと十分な連携を図る等、安全性の確保に十分留意しつつ、一人一人の看護師の能力・経験の差、行為の難易度等に応じ、❶看護師が自律的に判断できる機会を拡大するとともに、❷看護師が実施し得る行為の範囲を拡大するとの方針により、その能力を最大限に発揮できるような環境を用意する必要がある」と報告しました。

これを受けて、「第1回チーム医療推進会議」（2010年5月）では、現行法の範囲内で**特定の医行為**を担う「特定看護師」（仮称）と一般の看護師の業務範囲等を検討するワーキンググループ（WG）と、チーム医療全般に関するWGを設置しました。先行して高度な看護実践能力を養成している大学院を対象としたモデル事業に加え、現行法で「グレーゾーン」とされる看護業務を実態調査しました。

特定の医行為は特定看護師（仮称）しか実施できないとすると、医療現場が混乱するとして、特定看護師（仮称）の導入に強い懸念があり、以下の要件を満たす看護師に対し、特定能力認証証を交付する制度について検討されました。

特定の医行為
保助看法改正（2014年6月）による医師の指示のもとに行なう"診療の補助"の特定行為である。2014年12月、医道審議会看護師特定行為・研修部会は、21区分、38行為を選定した。

❶看護師の免許を有すること
❷看護師の実務経験が5年以上であること
❸厚生労働大臣の指定を受けたカリキュラムを修了すること
❹厚生労働大臣の実施する試験に合格すること

特定行為

特定行為は，診療の補助であり，看護師が手順書により行う場合には，実践的な理解力，思考力及び判断力並びに高度かつ専門的な知識及び技能が特に必要とされる次の 38 行為です。

（注）「歯科医行為」の場合は「医師」を「歯科医師」と読み替えるものとする。

特定行為	特定行為の概要
経口用気管チューブ又は経鼻用気管チューブの位置の調整	医師の指示の下，手順書により，身体所見（呼吸音，一回換気量，胸郭の上がり等）及び検査結果〔経皮的動脈血酸素飽和度（SpO₂），X 線所見等〕等が医師から指示された病状の範囲にあることを確認し，適切な部位に位置するように，経口用気管チューブ又は経鼻用気管チューブの深さの調整を行う。
侵襲的陽圧換気の設定の変更	医師の指示の下，手順書により，身体所見（人工呼吸器との同調，一回換気量，意識レベル等）及び検査結果〔動脈血液ガス分析，経皮的動脈血酸素飽和度（SpO₂）等〕等が医師から指示された病状の範囲にあることを確認し，酸素濃度や換気様式，呼吸回数，一回換気量等の人工呼吸器の設定条件を変更する。
非侵襲的陽圧換気の設定の変更	医師の指示の下，手順書により，身体所見（呼吸状態，気道の分泌物の量，努力呼吸の有無，意識レベル等）及び検査結果〔動脈血液ガス分析，経皮的動脈血酸素飽和度（SpO₂）等〕等が医師から指示された病状の範囲にあることを確認し，非侵襲的陽圧換気療法（NPPV）の設定条件を変更する。
人工呼吸管理がなされている者に対する鎮静薬の投与量の調整	医師の指示の下，手順書により，身体所見（睡眠や覚醒のリズム，呼吸状態，人工呼吸器との同調等）及び検査結果〔動脈血液ガス分析，経皮的動脈血酸素飽和度（SpO₂）等〕等が医師から指示された病状の範囲にあることを確認し，鎮静薬の投与量の調整を行う。
人工呼吸器からの離脱	医師の指示の下，手順書により，身体所見（呼吸状態，一回換気量，努力呼吸の有無，意識レベル等），検査結果〔動脈血液ガス分析，経皮的動脈血酸素飽和度（SpO₂）等〕及び血行動態等が医師から指示された病状の範囲にあることを確認し，人工呼吸器からの離脱（ウィーニング）を行う。
気管カニューレの交換	医師の指示の下，手順書により，気管カニューレの状態（カニューレ内の分泌物の貯留，内腔の狭窄の有無等），身体所見（呼吸状態等）及び検査結果〔経皮的動脈血酸素飽和度（SpO₂）等〕等が医師から指示された病状の範囲にあることを確認し，留置されている気管カニューレの交換を行う。
一時的ペースメーカの操作及び管理	医師の指示の下，手順書により，身体所見（血圧，自脈とペーシングとの調和，動悸の有無，めまい，呼吸困難感等）及び検査結果（心電図モニター所見等）等が医師から指示された病状の範囲にあることを確認し，ペースメーカの操作及び管理を行う。
一時的ペースメーカリードの抜去	医師の指示の下，手順書により，身体所見（血圧，自脈とペーシングとの調和，動悸の有無，めまい，呼吸困難感等）及び検査結果（心電図モニター所見等）等が医師から指示された病状の範囲にあることを確認し，経静脈的に挿入され右心室内に留置されているリードを抜去する。抜去部は，縫合，結紮閉鎖又は閉塞性ドレッシング材の貼付を行う。縫合糸で固定されている場合は抜糸を行う。
経皮的心肺補助装置の操作及び管理	医師の指示の下，手順書により，身体所見（挿入部の状態，末梢冷感の有無，尿量等），血行動態〔収縮期圧，肺動脈楔入圧（PCWP），心係数（CI），混合静脈血酸素飽和度（SvO₂），中心静脈圧（CVP）等〕及び検査結果〔活性化凝固時間（ACT）等〕等が医師から指示された病状の範囲にあることを確認し，経皮的心肺補助装置（PCPS）の操作及び管理を行う。
大動脈内バルーンパンピングからの離脱を行うときの補助の頻度の調整	医師の指示の下，手順書により，身体所見（胸部症状，呼吸困難感の有無，尿量等）及び血行動態〔血圧，肺動脈楔入圧（PCWP），混合静脈血酸素飽和度（SvO₂），心係数（CI）等〕等が医師から指示された病状の範囲にあることを確認し，大動脈内バルーンパンピング（IABP）離脱のための補助の頻度の調整を行う。
心嚢ドレーンの抜去	医師の指示の下，手順書により，身体所見（排液の性状や量，挿入部の状態，心タンポナーデ症状の有無等）及び検査結果等が医師から指示された病状の範囲にあることを確認し，手術後の出血等の確認や液体等の貯留を予防するために挿入されている状況又は患者の病態が長期にわたって管理され安定している状況において，心嚢部へ挿入・留置されているドレーンを抜去する。抜去部は，縫合，結紮閉鎖又は閉塞性ドレッシング材の貼付を行う。縫合糸で固定されている場合は抜糸を行う。
低圧胸腔内持続吸引器の吸引圧の設定及びその変更	医師の指示の下，手順書により，身体所見（呼吸状態，エアリークの有無，排液の性状や量等）及び検査結果（X 線所見等）等が医師から指示された病状の範囲にあることを確認し，吸引圧の設定及びその変更を行う。
胸腔ドレーンの抜去	医師の指示の下，手順書により，身体所見（呼吸状態，エアリークの有無，排液の性状や量，挿入部の状態等）及び検査結果（X 線所見等）等が医師から指示された病状の範囲にあることを確認し，手術後の出血等の確認や液体等の貯留を予防するために挿入されている状況又は患者の病態が長期にわたって管理され安定している状況において，胸腔内に挿入・留置されているドレーンを，患者の呼吸を誘導しながら抜去する。抜去部は，縫合又は結紮閉鎖する。縫合糸で固定されている場合は抜糸を行う。

腹腔ドレーンの抜去（腹腔内に留置された穿刺針の抜針を含む。）	医師の指示の下，手順書により，身体所見（排液の性状や量，腹痛の程度，挿入部の状態等）等が医師から指示された病状の範囲にあることを確認し，腹腔内に挿入・留置されているドレーン又は針を抜去する。抜去部は，縫合，結紮閉鎖又は閉塞性ドレッシング材の貼付を行う。縫合糸で固定されている場合は抜糸を行う。
胃ろうカテーテル若しくは腸ろうカテーテル又は胃ろうボタンの交換	医師の指示の下，手順書により，身体所見（ろう孔の破たんの有無，接着部や周囲の皮膚の状態，発熱の有無等）等が医師から指示された病状の範囲にあることを確認し，胃ろうカテーテル若しくは腸ろうカテーテル又は胃ろうボタンの交換を行う。
膀胱ろうカテーテルの交換	医師の指示の下，手順書により，身体所見（ろう孔の破たんの有無，接着部や周囲の皮膚の状態，発熱の有無等）等が医師から指示された病状の範囲にあることを確認し，膀胱ろうカテーテルの交換を行う。
中心静脈カテーテルの抜去	医師の指示の下，手順書により，身体所見（発熱の有無，食事摂取量等）及び検査結果等が医師から指示された病状の範囲にあることを確認し，中心静脈に挿入されているカテーテルを引き抜き，止血するとともに，全長が抜去されたことを確認する。抜去部は，縫合，結紮閉鎖又は閉塞性ドレッシング材の貼付を行う。縫合糸で固定されている場合は抜糸を行う。
末梢留置型中心静脈注射用カテーテルの挿入	医師の指示の下，手順書により，身体所見（末梢血管の状態に基づく末梢静脈点滴実施の困難さ，食事摂取量等）及び検査結果等が医師から指示された病状の範囲にあることを確認し，超音波検査において穿刺静脈を選択し，経皮的に肘静脈又は上腕静脈を穿刺し，末梢留置型中心静脈注射用カテーテル（PICC）を挿入する。
褥瘡又は慢性創傷の治療における血流のない壊死組織の除去	医師の指示の下，手順書により，身体所見（血流のない壊死組織の範囲，肉芽の形成状態，膿や滲出液の有無，褥瘡部周囲の皮膚の発赤の程度，感染徴候の有無等），検査結果及び使用中の薬剤等が医師から指示された病状の範囲にあることを確認し，鎮痛が担保された状況において，血流のない遊離した壊死組織を滅菌ハサミ（剪刀），滅菌鑷子等で取り除き，創洗浄，注射針を用いた穿刺による排膿等を行う。出血があった場合は圧迫止血や双極性凝固器による止血処置を行う。
創傷に対する陰圧閉鎖療法	医師の指示の下，手順書により，身体所見（創部の深さ，創部の分泌物，壊死組織の有無，発赤，腫脹，疼痛等），血液検査結果及び使用中の薬剤等が医師から指示された病状の範囲にあることを確認し，創面全体を被覆剤で密封し，ドレナージ管を接続し吸引装置の陰圧の設定，モード（連続，間欠吸引）選択を行う。
創部ドレーンの抜去	医師の指示の下，手順書により，身体所見（排液の性状や量，挿入部の状態，発熱の有無等）及び検査結果等が医師から指示された病状の範囲にあることを確認し，創部に挿入・留置されているドレーンを抜去する。抜去部は開放，ガーゼドレナージ又は閉塞性ドレッシング材の貼付を行う。縫合糸で固定されている場合は抜糸を行う。
直接動脈穿刺法による採血	医師の指示の下，手順書により，身体所見（呼吸状態，努力呼吸の有無等）及び検査結果〔経皮的動脈血酸素飽和度（SpO_2）等〕等が医師から指示された病状の範囲にあることを確認し，経皮的に橈骨動脈，上腕動脈，大腿動脈等を穿刺し，動脈血を採取した後，針を抜き圧迫止血を行う。
橈骨動脈ラインの確保	医師の指示の下，手順書により，身体所見（呼吸状態，努力呼吸の有無，チアノーゼ等）及び検査結果〔動脈血液ガス分析，経皮的動脈血酸素飽和度（SpO_2）等〕等が医師から指示された病状の範囲にあることを確認し，経皮的に橈骨動脈から穿刺し，内套針に動脈血の逆流を確認後に針を進め，最終的に外套のカニューレのみを動脈内に押し進め留置する。
急性血液浄化療法における血液透析器又は血液透析の操作及び管理	医師の指示の下，手順書により，身体所見（血圧，体重の変化，心電図モニター所見等），検査結果〔動脈血液ガス分析，血中尿素窒素（BUN），カリウム値等〕及び循環動態等が医師から指示された病状の範囲にあることを確認し，急性血液浄化療法における血液透析器又は血液透析濾過装置の操作及び管理を行う。
持続点滴中の高カロリー輸液の投与量の調整	医師の指示の下，手順書により，身体所見（食事摂取量，栄養状態等）及び検査結果等が医師から指示された病状の範囲にあることを確認し，持続点滴中の高カロリー輸液の投与量の調整を行う。
脱水症状に対する輸液による補正	医師の指示の下，手順書により，身体所見（食事摂取量，皮膚の乾燥の程度，排尿回数，発熱の有無，口渇や倦怠感の程度等）及び検査結果（電解質等）等が医師から指示された病状の範囲にあることを確認し，輸液による補正を行う。
感染徴候がある者に対する薬剤の臨時の投与	医師の指示の下，手順書により，身体所見（尿混濁の有無，発熱の程度等）及び検査結果等が医師から指示された病状の範囲にあることを確認し，感染徴候時の薬剤を投与する。
インスリンの投与量の調整	医師の指示の下，手順書（スライディングスケールは除く）により，身体所見（口渇，冷汗の程度，食事摂取量等）及び検査結果（血糖値等）等が医師から指示された病状の範囲にあることを確認し，インスリンの投与量の調整を行う。
硬膜外カテーテルによる鎮痛剤の投与及び投与量の調整	医師の指示の下，手順書により，身体所見（疼痛の程度，嘔気や呼吸困難感の有無，血圧等），術後経過（安静度の拡大等）及び検査結果等が医師から指示された病状の範囲にあることを確認し，硬膜外カテーテルからの鎮痛剤の投与及び投与量の調整を行う〔患者自己調節鎮痛法（PCA）を除く〕。

持続点滴中のカテコラミンの投与量の調整	医師の指示の下，手順書により，身体所見（動悸の有無，尿量，血圧等），血行動態及び検査結果等が医師から指示された病状の範囲にあることを確認し，持続点滴中のカテコラミン（注射薬）の投与量の調整を行う。
持続点滴中のナトリウム，カリウム又はクロールの投与量の調整	医師の指示の下，手順書により，身体所見（口渇や倦怠感の程度，不整脈の有無，尿量等）及び検査結果（電解質，酸塩基平衡等）等が医師から指示された病状の範囲にあることを確認し，持続点滴中のナトリウム，カリウム又はクロール（注射薬）の投与量の調整を行う。
持続点滴中の降圧剤の投与量の調整	医師の指示の下，手順書により，身体所見（意識レベル，尿量の変化，血圧等）及び検査結果等が医師から指示された病状の範囲にあることを確認し，持続点滴中の降圧剤（注射薬）の投与量の調整を行う。
持続点滴中の糖質輸液又は電解質輸液の投与量の調整	医師の指示の下，手順書により，身体所見（食事摂取量，栄養状態，尿量，水分摂取量，不感蒸泄等）等が医師から指示された病状の範囲にあることを確認し，持続点滴中の糖質輸液，電解質輸液の投与量の調整を行う。
持続点滴中の利尿剤の投与量の調整	医師の指示の下，手順書により，身体所見（口渇，血圧，尿量，水分摂取量，不感蒸泄等）及び検査結果（電解質等）等が医師から指示された病状の範囲にあることを確認し，持続点滴中の利尿剤（注射薬）の投与量の調整を行う。
抗けいれん剤の臨時の投与	医師の指示の下，手順書により，身体所見（発熱の程度，頭痛や嘔吐の有無，発作の様子等）及び既往の有無等が医師から指示された病状の範囲にあることを確認し，抗けいれん剤を投与する。
抗精神病薬の臨時の投与	医師の指示の下，手順書により，身体所見（興奮状態の程度や継続時間，せん妄の有無等）等が医師から指示された病状の範囲にあることを確認し，抗精神病薬を投与する。
抗不安薬の臨時の投与	医師の指示の下，手順書により，身体所見（不安の程度や継続時間等）等が医師から指示された病状の範囲にあることを確認し，抗不安薬を投与する。
抗癌剤その他の薬剤が血管外に漏出したときのステロイド薬の局所注射及び投与量の調整	医師の指示の下，手順書により，身体所見（穿刺部位の皮膚の発赤や腫脹の程度，疼痛の有無等）及び漏出した薬剤の量等が医師から指示された病状の範囲にあることを確認し，副腎皮質ステロイド薬（注射薬）の局所注射及び投与量の調整を行う。

米国におけるナース・プラクティショナー
（Nurse Practitioner：NP）

NP は登録看護師（registered nurse：RN）の資格をもち，さらに上級の教育を受けて，種々の専門分野で活躍する看護職です。50州に資格制度があり，35の州では医師との提携を義務づけ，9つの州は医師の監督を命じています。多くの州において NP は処方権をもっています。その業務範囲は多様であり，医師と看護師の中間職と位置づけられます。

医師の補助の他，医師のいない過疎地等においては自ら診療行為を行なう場合もあります。専門領域は，すべての州で認められているウィメンズヘルス（女性の健康），小児，高齢者，精神，急性期の5つの領域の他，救急，家族，新生児等があります。

米国におけるフィジシャン・アシスタント

フィジシャン・アシスタント（physician assistant：PA）は，医師の監督の下に医療行為ができる資格で，医師が行なう医療行為の8割をできるといわれています。専門学校で24〜32か月間履修して，国家試験を経て資格を得た後に州免許を取得します。

日本におけるナース・プラクティショナーの検討

日本の医師法は，医師・歯科医師以外が診断や薬剤の処方等を行なうことを認めておらず，現状ではナース・プラクティショナーに相当する職種は存在しません。

医師の指示を受けずに診療行為を行なうナース・プラクティショナー（NP）は，医師の指示を受けて診療の補助行為を行なう看護師である特定看護師（仮称）とは異なり，その導入の必要性を含め基本的な論点について慎重な検討が必要です。

2008 年 4 月，**大分県立看護科学大学大学院**の博士前期課程において，老年および小児のナース・プラクティショナーの養成教育が始められています。

日本看護協会は 2010 年 2 月，厚生労働省の「チーム医療の推進に関する検討会」に，「医師との連携・協働の下に**自律して**一定の医療行為が行なえる看護師（日本版ナース・プラクティショナー）の創設・法制化」「保健師の役割拡大」について意見書を提出しました。

さらに，いわゆる「フィジシャン・アシスタント」（PA）については，看護師等の業務拡大の動向等を踏まえつつ，外科医を巡る様々な課題（外科医の業務負担，処遇，専門医療システム等）の一環として，引き続き検討することを要望しています。

なお，2015 年 10 月に厚生労働省により「特定行為に係る看護師の研修制度」が施行され，指定研修機関での研修が始められています。

13　介護職

医療施設と介護施設の機能分化と連携が進むにつれ，施設で，介護福祉士も介護支援専門員も活躍しています。医療・介護両施設において，療養上の世話と生活支援が必須であり，看護職と介護職の密接な連携がますます重要です。

14　事務部

経営資源（人・物・金・時間・情報）を司る部門であり，部門構成や各部門の呼称等は病院の規模や設立主体によって異なります。最近では経営企画室や情報管理室といった経営者に**直轄した部門**を設け，情報分析や経営戦略の要として機能している病院もあります。

人事課

職員に関する事務を行ないます。主な課業は，給与，賞与，退職金算定支払い管理，入退職事務，募集，採用，配置，社会保険労務事務，就業管理（休暇，時間外，休日労働，出張，表彰，制裁）等です。

人事考課業務もあり，昇格・昇進計画等も行ないます。また教育研修計画策定と実施も人事課業務といえます。経理課との接点が多く，緊密な連携が必要です。

総務課

　事務一般を担当します。施設の規模により，総務課で人事・経理・庶務・施設管理等一括する組織もあります。

経理課

　病院における入出金の管理，資金繰り，預金運用管理，関係帳簿の作成，財務諸表の作成，税務管理，財産管理等の経理事務を統括します。月次，年次予算実績や事業計画における予算編成等の経営管理も行ないます。適正な業務実績の把握が重要です。人事課としての機能（人事管理，給与管理）や財務も経理課で行なう病院があります。

庶務課

　総務，人事，用度を兼ねており，経理財務以外の事務を統括する病院が多いです。

　人事，用度を除いた庶務業務は，法務（各種関係法との照合・調査，施設基準管理と届け出），各関係行政（医療，消防，建物施設）への対応，その他に秘書機能としての位置づけもあり，内部資料作成，経営方針の展開や周知，会議の招集等，院内調整業務が大きな柱です。関係業者との契約事務と契約管理，**文書管理**，施設管理，外注管理，院内規約管理と運用等もあります。

　また，広報業務として，地域への保健活動や患者への情報提供，職員への福利厚生の実施や院内行事の計画や実施等も担当します。

文書管理
情報の共有には，文書作成，保管だけではなく，データベース作成と改訂作業が重要である。
情報は資産であり，文書管理の重要性が増している。

医事課

　医事とは，狭義にはレセプトすなわち診療報酬請求明細書の作成をいいます。広義には医療に関連する事務をいいます。受付，診療費の計算と出納，診療記録管理，入退院事務，病棟事務（病棟クラーク）等が主な業務です。1994 年に，公的ではありませんが「診療報酬請求事務能力検定」という資格制度ができました。

　これまでは出来高払い制度を前提とした業務でしたが，DPC 等の包括払いが導入により，業務内容が大きく変化しました。医事課職員には診療情報管理（109 頁参照），ICD 分類，DPC 制度等の知識の習得が必要です。

用度課（資材課）

　病院で使用するすべての物品の購買業務を中心に購買管理と物品管理を行ないます。具体的には，機械，薬品，診療材料，備品等を扱い，購買計画の策定，購買方法（入札，見積もり合わせ），購買先の決定等があげられ，物品管理については在庫数，回転数，棚卸し等が主な業務です。また，採用物品の規格統一や一覧表の作成，請求，支払い管理等，経理課との連携が必要です。また医事課への保険請求情報や関係部署への物品採用の情報も提供します。

　その他，機器の修理受付や帳票発注，院内印刷等も用度課の業務です。外

注委託管理やリース管理等の業務も用度課で行なう病院があります。

施設課（営繕課）

施設や設備の管理
第14章（151頁）参照。

施設や設備の管理と保全を担当します。院内備品の管理と修繕，また，廃棄物の適正処理や水質管理，消防設備点検，清掃点検，医療ガス管理等も施設課の業務です。24時間交代制で勤務して，夜間の保安も兼ねる病院もあります。

施設・設備管理に関しては，第14章で解説します。

医師事務作業補助者・医療クラーク等

医師・看護師の書類作成（診断書，意見書，紹介状の作成等）事務に関する業務負担が増加し，また，書類作成時間の長期化という患者の不満が増大しています。事務職員（医療クラーク）を積極的に導入し，医師等の負担軽減を図り，患者・家族へのサービス向上を推進する必要があるという観点から，2008年4月，医師事務作業補助者の配置が診療報酬で評価されました。

医療クラークの他，看護業務補助者，医療ソーシャルワーカー（MSW），診療情報管理士，メッセンジャー等，医師等の負担軽減，医療の質の向上，医療安全の確保を図る観点から，各種事務職員の導入の推進に向けた取り組み（活用状況の把握，業務ガイドラインの作成，認定・検定制度の導入等）が検討されています。

> 医師事務作業補助者の業務範囲
> 1. 診断書等の文書作成補助，診療記録への代行入力，医療の質の向上に資する事務作業（診療に関するデータ整理，院内がん登録等の統計・調査，医師の教育や臨床研修のカンファレンスのための準備作業等）ならびに行政上の業務（救急医療情報システムへの入力，感染症のサーベイランス事業等）への対応を医師の指示の下に行なう
> 2. 医師以外の職種の指示の下に行なう業務，診療報酬の請求事務，窓口・受付業務，医療機関の経営，運営のための基礎データ収集業務，看護業務の補助並びに物品運搬業務等を行なわないこと

15　その他の部署や機能チーム

その他のいくつかの部門・部署や特殊な機能チームがあります。それらのうち，いくつかをスタッフ部門として独立した組織とする病院があります。

地域連携室（地域連携部）

医療の特性として地域性があります。機能分化，地域連携が建前として叫ばれ，診療報酬体系からも経済的誘導が強くなりました。しかし，運営主体，規模，機能にかかわらず，地域の医療機関に評価されない病院は存続できません。すべての医療機関は，経営の最重要課題として，地域連携を図らなけ

ればなりません。

　医療機能評価においても，評価項目に地域における連携を図るための部門または担当者がいることが求められています。地域連携とは地域の医療機関や福祉施設等と構築する信頼関係のことです。そして，その信頼が患者さんの安心と信頼の基礎となります。現在，地域連携室として，その他の部署に位置づけられている病院が大半です。今後は，戦略的役割が大きくなり，独立した部としての機能の拡大が進むと思われます。

　地域連携とは，地域における病院の顧客とよい関係をつくることです。顧客とは患者や家族だけではなく，地域の医療機関，行政，住民も病院の顧客であるという認識が必要です。

医療福祉相談室（医療ソーシャルワーカー：MSW）

　経済的，社会的，心理的な問題の相談に応じ，専門的知識をもって調整や援助を行ないます。また，社会復帰や在宅医療への準備等に向けて，地域の医療・保健・福祉機関等との連絡調整も行ないます。

在宅医療室

　病院内の各職種がチームを組み，在宅患者を支援する部署です。訪問診療・看護・薬剤管理指導・栄養食事指導（管理）・リハビリ等，医療の提供とともに，患者・家族への様々な指導，福祉相談等を行ないます。病院の機能分化（特定機能，地域医療支援，一般，療養型病床群等）が進み，2000 年の介護保険導入以来，さらに地域医療の中核を担うための期待が寄せられます。相談室とともに，地域連携室として統合されている病院もあります。

企画情報推進室

　企画室や情報室を設ける病院が増えてきました。医療経営では，情報の重要性と戦略の必要性が認識されています。データや情報そのものが財産であり，それを活用する情報システムの構築が重要な経営上の課題です。コンピューターシステムは情報を共有するための道具であり，個人や部署単位ではなく，組織として構築することが必要です。**情報リテラシー**教育を担当する部署です。

医療情報管理室

　診療記録（カルテ）の整備は，医療の質を担保するために極めて重要なものです。診療記録の保管だけではなく，むしろ，**診療の標準化**と，その内容の充実をはかる目的で，公的な資格ではありませんが，診療情報管理士が養成されています。診療記録の整備と **ICD** 分類に基づいてコーディングすることが大きな仕事です。DPC が導入されてからは，DPC コーディングも重要な業務です。

　1998 年にレセプトの開示が厚生省の通知で出されました。また，診療情報の提供として，診療録開示の法制化が議論され，日本医師会では 2000 年から**診療録の原則開示**を実施しています。

情報リテラシー
情報（技術）活用能力。情報における読み・書き・そろばん（ワープロ・インターネット・表計算ソフト操作能力）。
診療の標準化（195 頁）
質向上のためには，必須かつ基本的な事項である。
ICD（195 頁）
共通言語の制定である。ICD-10（2003 年版）を使用していたのが，2016 年 9 月から ICD-10（2016 年版）に移行した。病院は 2018 年 4 月 か ら ICD-10（2016 年版）で報告することが決まった。
診療録の原則開示
個人情報保護法の趣旨からも，原則開示である。開示請求の理由は問わない。
記載内容（個人情報）の制御権は患者本人にある。
法的には診療録の所有権と管理義務は医療機関にある。
要求の基に医療不信がある。

　2000 年の診療報酬改定で，診療録管理が評価されたことで，診療情報管理士の養成が急速に進みました。しかし，コーディングの実務は経験を要するので，全日本病院協会等でコーディング実務研修を開催しています。

質保証室

　良質の医療を提供するためには，質向上（QI）と質保証（QA）の取り組みが必要です。質保証とは，顧客が要求する質が十分に満たされていることを保証するために，生産者あるいはサービス提供者が行なう体系的活動です。つまり，要求事項を満たしていると証拠に基づいて示し，信頼感を与えることです。患者満足を確実にすることに繋がります。

　質向上と唱えているだけでは，質は向上しません。実践が必要です。具体的な質向上の取り組みをするには，一部の幹部職員だけではなく，一般職員を含む全職員に，質・質管理の考え方と手法を理解させ，実践させることが必要です。しかし，言うは易く行なうは難しです。そこで，質に関する情報を収集し，分析し，また考え方や手法を職員に教育，あるいは質向上活動を支援する部門として，質保証室を設置する病院があります。

　質向上活動の事務局機能は，質保証室，事務部あるいは企画情報推進室等が協力して担当する場合があります。

医療安全管理室

　安全は基本的な要求事項です。安全管理は最重要な経営課題であり，組織的取り組みが必須です。医療の特性で述べましたが，医療は不安全行為です。

　患者の要求水準の向上，医療技術や医療機器の高度化に伴い，従来は治療の対象でない患者にも，治療を行なうようになりました。また，分業化が進み業務が複雑になり，事故発生のリスクが高まりました。2006 年診療報酬で医療安全対策加算が新設されてから安全管理に関する委員会あるいは安全管理室を設置し，専従の職員を配置する病院が多くなりました。安全管理においては，事故防止という観点だけではなく，質向上の観点からの取り組みが必要です。

何でも相談室

　患者・家族や地域住民の苦情・相談・要望等を受付，対応する部署です。迅速かつ適切な対応が必要です。単なるクレーム情報収集センターと考えるのではなく，苦情・相談・要望等の情報を組織的かつ一元的に収集，分析し対応することが極めて重要です。初期の対応を間違えると，重大な結果を招くことがあります。したがって，事務長またはそれに準ずるものが担当します。

日本糖尿病療養指導士（Certified Diabetes Educator Japan：CDEJ）

　糖尿病とその療養指導に関する幅広い専門知識をもち，患者の生活を理解し，適切な自己管理が行なえるよう援助する資格です。2000 年から試験が始まりました。日本糖尿病療養指導士認定機構が認定します。受験資格は，

❶看護師，管理栄養士，薬剤師，臨床検査技師，理学療法士の資格取得者，
❷「日本糖尿病学会専門医あるいは常勤学会員医師が受験者を指導」している施設で「外来診療」「患者教育・食事指導」を行なっている施設で継続2年以上，通算1,000時間以上糖尿病療養指導の業務に従事したこと，❸上記期間に，自分が携わった糖尿病療養指導の自験例を10例有すること，❹認定機構の講習会（受験者用）を受講し受講終了証を取得していること，です。受験資格の趣旨は，チーム医療の体制が確立された医療の現場で現在活躍し，自分の医療職として療養指導の経験が十分にあることを重視しています。

栄養サポートチーム（Nutrition Support Team：NST）

栄養サポートチームとは，術後や低栄養等栄養管理の必要な患者に対して，医師，看護師，薬剤師，栄養士，理学療法士等が連携して，栄養管理を行なうチームのことです。NSTによる病棟回診をする病院もあります。手術後の感染症併発の減少，創傷や褥瘡治癒の促進効果があります。診療成績の向上とともに，入院期間が短縮し，医療費の削減に繋がります。

呼吸サポートチーム（Respiratory Support Team：RST）

高齢者重症患者の治療や手術が多くなり，従来よりも，呼吸管理が重要になっています。主治医，麻酔医，看護師（集中ケア認定看護師，呼吸療法認定士），臨床工学技士，理学療法士，言語聴覚士，歯科衛生士等からなるチームです。各々の専門分野の知識を結集し，病棟回診や勉強会等を通して院内全体での呼吸療法の向上を図っています。

褥瘡チーム（Pressure Ulcer Care Team：PUCT）

急性期病院，慢性期病院（長期療養）を問わず，高齢者や栄養状態の悪い患者に褥瘡が発生しやすく，また，褥瘡を有する患者が入院します。入院時に褥瘡のリスクを評価し，適切な体圧分散寝具の選択を行ない，褥瘡を予防します。また，褥瘡を有する患者が入院し，あるいは，褥瘡が発生したときには適切な処置を行ない，医師，栄養士，看護師等のチームで回診し，褥瘡の悪化を防止し治療します。

褥瘡治療計画を立案，栄養状態評価，適切な被覆材の選択等を行ないます。

（慢性）創傷ケアチーム（Wound Care Team：WCT）

6か月以上治らない傷，または治療を開始して1か月以上治らない傷を「慢性創傷」と呼びます。慢性創傷には，動脈硬化症を伴う血流障害による傷，糖尿病性の足病変，褥瘡等があります。外来治療が主体ですが，入院が必要になる場合もあります。褥瘡以外の，主に，足病変の治療を行なう，医師（外科，内科，整形外科，形成外科等），看護師，臨床検査技師，栄養士，理学療法士，義肢装具士等からなるチームです。

化学療法チーム（Chemotherapy Team：CT）

がん化学療法を外来通院で行なうことが一般的になりつつあります。外来

化学療法を安全に実施するには，施設・設備等のハードウェア面，医師，看護師，薬剤師，臨床検査技師，事務員等チームの連携が重要です。毎回治療前に採血と診察を行ない，医師，看護師，薬剤師等が，患者の状態に合わせて，投与計画，投与方法，投与量，投与経路，禁忌薬等，安全性を確認した後に薬剤を投与します。

高齢者や体力が低下している場合，または抗がん剤の種類によっては安全性を確認するため，投与開始後 1〜2 週間程度入院して，副作用の有無と程度を観察することがあります。

感染対策チーム（Infection Control Team：ICT）

医師，看護師，薬剤師，臨床検査技師等からなるチームで，院内の感染症発生状況を把握し，組織横断的に院内感染対策を行ないます。感染防止チーム，感染制御チームとも呼ばれ，感染対策委員会として活動する病院もあります。

抗菌薬の適正使用のため，特定の抗菌薬の使用届，使用状況の把握，抗菌薬の血中濃度測定管理，菌の感受性調査等サーベイランス，アウトブレイク発生時の調査，対応等コンサルテーション業務を行ないます。

2002 年 4 月の診療報酬改定で「院内感染防止対策未実施減算」が実施されました。現在は「感染防止対策加算」となっています。

データ管理室（部署）

病院内の多種多様なデータを一元管理して活用するために，**データ管理室（部署）**を設置して専任あるいは専従の職員を配置する病院があります。

医療の質向上活動チーム

部署毎の改善チーム（QCC）を超えて，組織横断的な医療の質向上活動を実施している病院があります（第 2 部第 5 章，184 頁参照）。

データ管理（データマネジメント）
DAMA-DMBOK データ管理知識体系ガイドでは，「データと情報資産の価値を獲得し，統制し，保護し，提供し，向上させるためのポリシー，実践，プロジェクトについて計画を立てて実行すること」と定義している。
データに価値がある，最重要である。
データ管理室（部署）の重要性の認識が不足しがちである。

12

人事

01　人事労務管理は組織管理の要

　甲陽軍鑑の「人は城　人は石垣　人は堀　情けは味方　仇は敵なり」の言葉を引くまでも無く，人は組織の要であり，人事労務管理は組織管理の要です。人材を人財と言い直す人もいます。しかし，材には，木材，材料，資材の他に，才と通じて能力・資質・才人，財と通じて宝，財・纔と通じて僅か，という意味があります。したがって，人材で良いと考えます。

　人事の要諦は，適時適材適所です。人の能力・特性などを正しく評価して，ふさわしい地位・仕事につけることです。しかし，施設・地域毎の，需給バランスの差が大きく，理屈通りにはいきません。とくに，近年は，産業，施設，地域に関係なく，必要な人員の確保が困難になっています。ますます，人事労務管理の重要性が高まっています。

02　労働契約と就業規則

採用から定年退職まで

就業規則
組織の理念，方針，目的と仕事の仕方を従業員に明示したもの。

　病院にはそれぞれの病院の基本的考え方である理念があります。理念に基づいて，どのように働いたらよいかを具体的に示すものが就業規則です。就業規則は職場の憲法にあたるもので，病院が職員の代表者の意見を聞いて定めるものです。各病院の就業規則の内容をよく読んで理解してください。以下は就業規則の一般的な例として採用から退職までの流れを説明します。職員の身分に関する事柄です。内容はすべて労働基準法に準拠しています。

採用

　病院の採用条件と就職希望者の希望条件をすり合わせて，文書および面接等による選考を経て，採用が決定します。決定までに，処遇等に関して詳細に文書で確認することが必要です。勘違いや誤解があると，就職後にトラブルの基になります。

　就業規則および諸規定の遵守，法令の遵守を誓約書で確認します。とくに，個人情報保護規定の遵守に関して誓約書を記載します。

就業について

　出勤時間ぎりぎりに来てタイムカードを捺す人がいますが，出勤時間とはいつでも就業が開始できる状態になった時間のことをいいます。また，時間外勤務は職場の上司が必要と判断した場合に指示します。指示なく勝手に残

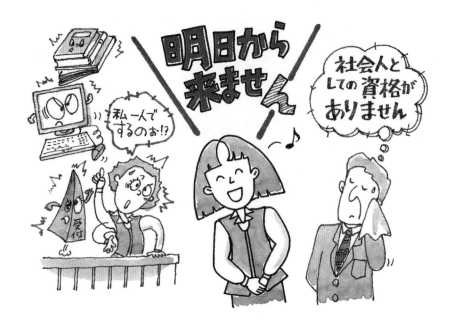

業した場合には時間外勤務とは認められません。その他，休憩時間，休日休暇（年次有給休暇，生理休暇，慶弔休暇，夏期休暇，年末年始休暇）等も規定に明記されています。

退職

労働基準法では，病院（使用者）は，少なくとも30日前に解雇の予告をしなければならないとされています（第20条第1項）。これは病院に対する制限です。退職について特段取り決めがなければ，退職の申し入れをして2週間を経過すると終了する（民法第627条）とされています。就業規則に規定がある場合はその規定を遵守する義務があります。

これらの規定の趣旨は，突然解雇されると翌日からの生活が維持できなくなるからです。また突然退職されると病院の運営に支障をきたします。また，職場の同僚にも迷惑をかけ，結果として，医療の提供にも支障をきたすことになります。「明日から来ません」と言って辞める人がいますが，このような人は，そもそも社会人としての資格がありません。

03　労働安全衛生

労働安全衛生法の目的は，法第1条によれば，「この法律は，労働基準法（昭和二十二年法律第四十九号）と相まつて，労働災害の防止のための危害防止基準の確立，責任体制の明確化及び自主的活動の促進の措置を講ずる等その防止に関する総合的計画的な対策を推進することにより職場における労働者の安全と健康を確保するとともに，快適な職場環境の形成を促進すること」

です。

　法第 3 条に，「事業者は，単にこの法律で定める労働災害の防止のための最低基準を守るだけでなく，快適な職場環境の実現と労働条件の改善を通じて職場における労働者の安全と健康を確保するようにしなければならない。また，事業者は，国が実施する労働災害の防止に関する施策に協力するようにしなければならない」，法第 4 条に，「労働者は，労働災害を防止するため必要な事項を守るほか，事業者その他の関係者が実施する労働災害の防止に関する措置に協力するように努めなければならない」と労使双方に義務を課しています。

　2014 年 6 月 25 日に労働安全衛生法が改正され，2016 年 6 月までに順次施行されました。

　改正の目的は，化学物質による健康被害が問題となった胆管がん事案の発生や，精神障害を原因とする労災認定件数の増加など，最近の社会情勢の変化や労働災害の動向に即応し，労働者の安全と健康の確保対策を一層充実することです。改正は以下の 7 項目です。

❶化学物質についてリスクアセスメントの実施が義務となります

❷ストレスチェックの実施等が義務となります

❸受動喫煙防止措置が努力義務となります

❹重大な労働災害を繰り返す企業に対し，大臣が指示，勧告，公表を行なう制度が導入されます

❺法第 88 条第 1 項の届出を廃止します

❻電動ファン付き呼吸用保護具が型式検定，譲渡制限の対象となります

❼外国に立地する機関も検査・検定機関として登録ができるようになります

ストレスチェック

　労働者の精神疾患，特にうつ病が増加しており，ストレスチェック制度が制定されました。とくに，"感情労働" と言われる医療においては，うつ病が大きな問題となっています。

　ストレスチェック制度の概要は以下の通りです。

> **感情労働（Emotional Labour）**
> 肉体や頭脳だけでなく，感情の抑制や鈍麻，緊張，忍耐などが絶対的に必要な労働をいう。COVID-19 対応が加わり，医療従事者のうつ病およびそれによる休職・退職が多い。

○労働者の心理的な負担の程度を把握するための，医師，保健師等による検査（ストレスチェック）の実施を事業者に義務づける。ただし，従業員 50 人未満の事業場については，当分の間努力義務とする

○ストレスチェックを実施した場合には，事業者は，検査結果を通知された労働者の希望に応じて医師による面接指導を実施し，その結果，医師の意見を聴いたうえで，必要な場合には，作業の転換，労働時間の短縮その他の適切な就業上の措置を講じなければならないこととする

○国は，ストレスチェックを行なう医師，保健師等に対する研修の充実・強化，労働者に対する相談・情報提供体制の整備に努めるものとする

○検査項目は，「職業性ストレス簡易調査票」(57 項目による検査) を参考とし，標準的な項目を示す。検査の頻度は，1 年ごとに 1 回とする

○検査結果は，検査を実施した医師，保健師等から直接本人に通知され，本人の同意なく事業者に提供することは禁止される

○検査の結果，一定の要件の労働者から申出があった場合，医師による面接指導を実施することが事業者の義務となります。また，申出を理由とする不利益な取扱いは禁止される

○面接指導の結果に基づき，医師の意見を聴き，必要に応じ就業上の措置を講じることが事業者の義務となる。就業上の措置とは，労働者の実情を考慮し，就業場所の変更，作業の転換，労働時間の短縮，深夜業の回数の減少等

ストレスチェック制度の概要

　厚労省ホームページより　https://www.mhlw.go.jp/file/06-Seisakujouhou-11300000-Roudoukijunkyokuanzeneiseibu/0000181833.pdf

　「厚生労働省版ストレスチェック実施プログラム」は厚労省のホームページからダウンロードできます（https://stresscheck.mhlw.go.jp/）。

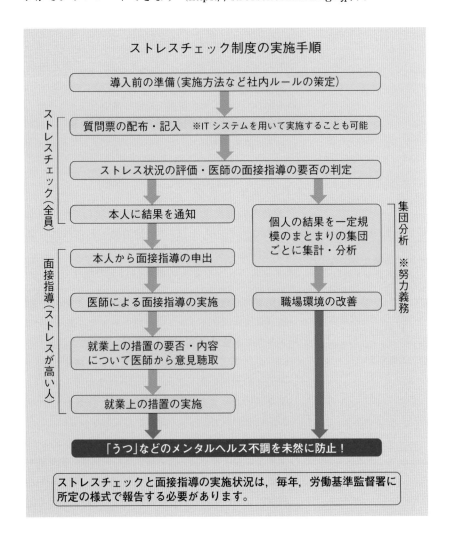

ストレスチェック制度の実施手順

導入前の準備（実施方法など社内ルールの策定）

質問票の配布・記入　※ITシステムを用いて実施することも可能

ストレス状況の評価・医師の面接指導の要否の判定

本人に結果を通知

本人から面接指導の申出

医師による面接指導の実施

就業上の措置の要否・内容について医師から意見聴取

就業上の措置の実施

個人の結果を一定規模のまとまりの集団ごとに集計・分析

職場環境の改善

「うつ」などのメンタルヘルス不調を未然に防止！

ストレスチェックと面接指導の実施状況は，毎年，労働基準監督署に所定の様式で報告する必要があります。

実施プログラムは，以下の機能をもっています。

❶労働者が画面でストレスチェックを受けることができる機能

※職業性ストレス簡易調査票の 57 項目によるものと，より簡易な 23 項目に
　よるものの 2 パターンを利用可能

※紙の調査票で実施し CSV 等へ入力したデータをインポートすることも可能

❷労働者の受検状況を管理する機能

❸労働者が入力した情報に基づき，あらかじめ設定した判定基準に基づき，
　自動的に高ストレス者を判定する機能

❹個人のストレスチェック結果を出力する機能

❺あらかじめ設定した集団ごとに，ストレスチェック結果を集計・分析（仕
　事のストレス判定図の作成）する機能

❻集団ごとの集計・分析結果を出力する機能

❼労働基準監督署へ報告する情報を表示する機能

04　人事考課

　これまで病院では形式的な平等観が主流でした。しかしそれでは，働いて
も働かなくても待遇が変わらないために，前向きに努力して成果をあげてい
る職員に，「やりがいがない，**存在価値**がない，使命感がもてない」という
不満が多くありました。また，評価がないということで，永年勤続者に有利
な待遇であるために，中途採用の人材確保が難しい等の問題もあります。人
事考課制度を導入する目的は，職員個々の成果を適正に評価するとともに，
勤労意欲向上を動機づけ，指導育成，自己啓発を促進することです。

　考課査定は昇給，昇任昇格，賞与，退職金のすべてにおいて行ないます。
パート職員も含め全職員を対象に行ないます。医師を中心とした資格者に対
する考課査定の実施が困難な病院もあると思われますが，例外をつくること
は好ましくありません。

　考課基準を定めて実施します。しかし，業務が流動的で確定が困難な場合
もあります。考課は絶対評価で行なわれます。そのために，病院全体で評価
の基準を揃えることが重要です。

　被考課者には，人事考課を何のために行なっているかを理解させることが
重要です。

　病院にはそれぞれ風土があります。理論だけではすまない部分も多くあり
ます。したがって，人事考課制度の導入は，その病院の実情に応じて柔軟に
対応していくことが大切です。人事考課制度を取り入れることによる最大の
利点は，職員にどのように働いてもらいたいかを明示できることです。病院
の理念や方針を再確認できることです。またこれにより人材育成の動機と成
しうることです。

　組織の大小に関わりなく，労務管理が重要性を増しています。したがって，
人材育成，活用においても各部署での管理職の役割が重要です。管理職の主

存在価値
他者からの評価。
存在価値を認識するこ
とが，自己実現に繋が
る。

（考課）査定
基準に基づいた評価。
マイナスとは限らな
い。プラスもある。

たる役割が部下の掌握と育成であることを認識させることが重要です。これからは年功序列ではなく，管理職の適性をもった者が管理職になり，交替もありうるとすることも重要です。

特殊にみられがちな医療という職場の中で，様々な専門職種が共同作業を行ないます。専門職種であっても，共通の基準による人事考課が当たり前であると認識できるようになれば，結果として，病院界全体の質の向上が図れるものと考えます。

05　アウトソーシング（外部委託）

病院は規模の大小にかかわらず，何らかの業務を外部に委託しています。委託の理由は運営費用や設備費用の削減と，機能や患者サービスの拡大です。

チームとしての業務の流れや協力体制の構築が最重要課題です。指揮命令系統と職務分掌を明確にする必要があります。総合的質経営（TQM）の観点からも留意すべき点です。

相手の企業の個人情報保護法に関する規定を確認し，企業との契約書に個人情報保護に関する事項を明記し，また，その派遣あるいは委託職員個人から個別に誓約書をとることが必要です。

1992年，医療法の一部改正（15条の2）で委託できる範囲が法律で規定され，2018年，医療法15条の3として一部改正され施行されました。

業務委託の質の確保を図るためには，医療法の委託基準だけではなく，食品衛生法，クリーニング業法，薬機法等の他の関係法令の規定を併せて遵守しなければなりません。医療機器の保守点検業務および患者等給食業務は，薬事法改正等に伴い委託基準を見直し，2005年7月にまとめられた医療関連サービス基本問題検討会の滅菌消毒専門部会による「**滅菌消毒業務の委託に関する報告書**」を踏まえ，医療法施行規則および関係通知の一部改正が行なわれ，2006年4月から施行されました。新たに医療機関内における滅菌消毒業務の基準が規定されました。

滅菌消毒業務の委託に
関する報告書
https://www.mhlw.go.jp/shingi/2005/07/s0729-13.html

❶委託基準

病院業務のうち，診療もしくは患者等の入院に著しい影響を与える下記の業務を委託するときは，業務の種類に応じ，施行規則9条に規定する基準に適合する者に委託しなければなりません。

　ⅰ 検体検査業務

　ⅱ 医療用具の滅菌消毒業務

　ⅲ 患者等の食事の提供業務

　ⅳ 患者等の搬送業務

　ⅴ 医療機器の保守点検業務

　ⅵ 医療ガスの供給設備保守点検業務

　ⅶ 患者等の寝具類の洗濯業務

　ⅷ 施設の清掃業務

ix 医療機関内における滅菌消毒業務

x 産業廃棄物処分

委託における注意点は以下の4点です。

i 委託契約書による契約を締結する

ii 基準に適合するものに委託する

iii 委託職員の研修・教育の実施

iv 業務委託の最終責任は医療機関にある

❷受託者の選定

受託者の選定には，業者の標準作業書，業務案内等，施行規則に定める基準に適合することを確認しなければなりません。

❸医療関連サービスマーク制度

良質な医療関連サービスの提供および普及を図り，一定の認定要件に適合する良質の医療関連サービスに対して医療関連サービスマークの認定を行ない，そのサービスを提供する事業者に認定証を交付するものです。

❹委託業務の性格

労働者派遣契約ではなく，請負契約に基づく業務委託です。

医療従事者の取り扱いについては，看護業務，診療放射線業務，生理学的検査，理学療法・作業療法等の業務，またはこれらの補助行為等は業務委託の適用対象外です。

医療関連サービス受託事業の業績評価

厚生労働省の2005年8月に報告された「実績目標1：多様なサービスを提供する事業者の医療関連サービス市場への参入促進を図ること」，すなわち，"医療関連サービス事業の受託事業"に関する業績評価を要約して以下に示します。

❶現状分析

受託事業者数は毎年増加しており，事業者間の競争を通じたサービスの質の向上を図り，多様な医療関連サービスの効率的な提供を図る必要があります。

医療機関における業務の見直しや受託事業者の増加により，今後も，医療関連サービス事業の業務委託は進むと考えます。

❷評価結果

・手段の有効性および効率性の評価

業務委託は原則として医療機関の判断により自由とする一方，医師等の診療等に著しい影響を与える業務は，質の確保を図る観点から，法令に基づき必要最小限の規制を行ないつつ，事業者の市場参入を促進します。これにより，事業者の競争が行なわれ，患者の多様なニーズ等に対応したサービスの適切な提供を図るうえで有効かつ効率的です。

・総合的な評価

医療関連サービスの民間事業者数が毎年増加しており，事業者間の競争を

通じて多様なサービスが効率的に提供されています。各種業務を委託する施設数も増加しており，施策目標の達成に向けて進展があったと評価できます。

　滅菌消毒業務の委託に関し，医療機関の中で滅菌消毒業務を行なう委託の形態もみられます。このため，医療関連サービス基本問題検討会の下に，滅菌消毒専門部会を設置し，2005 年 1 月より院内委託の基本的ルールのあり方の検討を開始しました。

　今後も，医療機関や患者の要望の多様化等に対応しつつ，医療関連サービス事業の業務委託のさらなる進展をはかるため，引き続き施策を推進する必要があります。

06　労働者派遣

　業務委託と並んで労働者派遣が増えました。派遣元事業主が自己の雇用する労働者をその雇用関係の下に，かつ派遣先の指揮命令を受けて，派遣先の労働に従事させることを業とします。病院の規模にもよりますが，医療事務等の派遣が増加しています。その背景には病院の労務管理が容易になることがあります。

　例えば急な退職や業務の拡大に対する人員補充等，また業務能力を有する人を派遣してもらうことで，短期の教育訓練で即戦力となることです。

　労働者派遣事業法で認められている対象事業は 1999 年 12 月の改正で原則自由となり，港湾運送，建設，警備等を除くすべての業務に拡大されました（同法第 4 条）。

　2001 年 3 月の改正で，❶「IT 関連・金融関連の営業の業務」が追加されました。❷療養施設や老人ホーム等の社会福祉施設における医療の業務が解禁されました。

　2004 年 3 月，厳しい雇用失業情勢，働き方の多様化等に対応するため，労働者派遣事業が労働力需給の迅速，円滑かつ的確な結合をはかれるよう，労働者派遣法・関係政省令等が改正されました。内容は，❶派遣期間の制限を見直し，26 業務に関わる 3 年の期間制限指導の廃止，❷1 年間の派遣期間制限付きで，「物の製造の業務」を追加，❸医師や看護師等の医療関係者の病院への派遣も紹介予定派遣が可能で，事前面接等が可能になりました。

　2009 年 7 月，労働者派遣事業法が改正され，名称が，「労働者派遣事業の適正な運営の確保及び派遣労働者の就業条件の整備等に関する法律」に変わりました。

　法律の名称に「派遣労働者の就業条件の整備」を，目的に「派遣労働者の保護・雇用の安定」が明記されました。以下の問題に対応するためです。
❶いわゆる「派遣切り」の多発や，雇用の安定性に欠ける派遣形態の横行
❷派遣労働者の不透明な待遇決定，低い待遇の固定化
❸偽装請負等の違法派遣の増加，行政処分を受ける企業の増加

　2012 年 3 月，労働者派遣法が改正されました（10 月施行，労働契約申込みなし制度については，2015 年 10 月施行）。

2018 年派遣労働者の同一労働同一賃金の実現に向けて，労働者派遣法が改正され，2020 年 4 月から施行されました。改正点は次の 3 点です。

---

1. 不合理な待遇差をなくすための規定の整備
   以下の❶または❷の待遇決定方式により公正な待遇が確保されます。
   ❶【派遣先均等・均衡方式】派遣先の通常の労働者との均等・均衡待遇
   ❷【労使協定方式】一定の要件を満たす労使協定による待遇

2. 派遣労働者の待遇に関する説明義務の強化
   （1）派遣先から派遣元への比較対象労働者の待遇等に関する情報
   （2）教育訓練の実施・福利厚生施設の利用機会の付与・情報提供

3. 裁判外紛争解決手続（行政 ADR）の規定の整備

07　外国人労働者

　わが国の人口減少，労働者人口の減少，高齢化は，要医療者・要介護者の急速な増加と，医療者・介護者の不足をもたらし，極めて深刻な課題であります。この解決策の一つとして，外国人労働者の活用があります。しかし，文化，言語の違いだけでは無く，諸外国においても，それぞれの国の人口問題があります。EPA の枠組みで，看護師，介護士を受け入れましたが，種々の問題が指摘されています。

　2014 年 6 月，成長戦略の改定に向けた検討方針の柱に，医療や農業に関する規制緩和に加え，外国人労働者の入国など雇用分野の規制緩和が盛り込まれました。雇用分野では，女性の活用に積極的な企業への補助金制度の導入に加え，外国人労働者の国内への受け入れ拡大に向けた技能実習制度を見直すことになっています。

インドネシア，フィリピンおよびベトナムからの外国人看護師・介護福祉士候補者の受入れ

　インドネシア，フィリピンおよびベトナムのそれぞれの国との経済連携協定に基づき，看護師・介護福祉士候補者を受入れています。2019 年 10 月時点で，3 国で累計 6,400 人が入国しました。

　厚労省は「これら 3 国からの受入れは，看護・介護分野の労働力不足への対応として行うものではなく，相手国からの強い要望に基づき交渉した結果，経済活動の連携の強化の観点から実施するものです」としています。

13

第 13 章
病院管理と財務

01　病床管理

　医療従事者は，多忙や医療の質保証を理由に病床稼動を制限する傾向があります。「病床の有効利用」は医療従事者の重要な役割です。診療科別の病棟管理をする場合でも，空床があれば他診療科の患者を受け入れることが必要です。また，男女の区別も勘案して，病院全体として効率的に運用しなければなりません。DPC 適用病院では，疾病ごとの在院日数の適切な管理が重要になりました。良質な医療と効率化すなわち病床回転率を上げるべきという社会的要請の中で，これまでのように「多忙」に甘えることはできません。

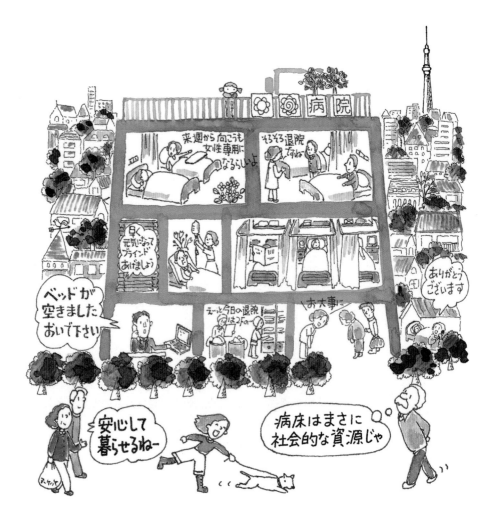

02 情報管理

　情報管理は極めて微妙かつ重要な課題です。個人情報保護法が全面実施されて 10 年以上が経過しました。個人情報とは個人を同定できる情報をいいます。また，個人情報保護とは，個人情報の制御権付与であることの理解が必要です。質向上と質保証の両面から考えることが必要です。質向上の面とは，情報をいかに有効に活用するかということです。質保証とは，セキュリティを含めた情報管理です。

　情報のあり方も大きく変化しています。情報は氾濫しています。情報伝達手段の発達は情報獲得の機会を飛躍的に伸ばしました。情報の独占はすでに過去のことです。情報を的確に分析する能力が求められています。また，情報という資源は他の物的・人的資源と異なり，いくら使っても消耗しない資源です。むしろ，使えば使うほど付加価値が増大します。

　情報システムの管理に関しては，第 14 章（151 頁）で解説します。

03 病院の財務

　財務とは，狭義には，経営の価値計算を意味し，損益計算と財務計算が対象とされます。広義には，資本または資金の調達と運用を意味します。財務管理や企業財務という場合の財務がこれにあたります。

　財務の状態を表す会計諸表のことを財務諸表といい，いわば経営のカルテです。

　財務諸表は貸借対照表〔Balance Sheet, B/S：総勘定元帳の貸借の差額（残高）を集計したもので，病院の一定時点の財政状態を示す表〕と損益計算書（Profit & Loss statement, P/L：病院の一定期間の経営成績を示す表）をいいます。

　医療活動の結果として決算期末に財政状態とその期間の成果を，複式簿記の方法によって貸借対照表に示します。利益は貸借対照表をみれば分かりますが，それだけでは，なぜ利益が出ることになったのか，この 1 年間のどの活動によって利益が出たのか分かりません。そこで必要になるのが損益計算書です。

　収益から費用を差し引くと，利益または損失が出ます。この利益または損失は，貸借対照表に表示された利益と一致します。貸借対照表の利益は，損益計算書によって，その経歴が明確になります。

キャッシュフロー
資金繰りのことである。黒字倒産もあり，近年重視されている。

　利益とは収益から費用を差し引いたものですが，それに対してキャッシュフロー（資金収支）は収入から支出を差し引いたもので，「お金の出入り（現金および現金同等物の流入と流出をいう）」です。

　業務の流れの項で説明したように，変革の時代においては，変化すなわち流れの観点から考える必要があります。財務に関しても同様のことがいえます。したがって，最近は，財務諸表に，キャッシュフロー計算書（C/F）が

加えられています。金の流れ（循環）を把握することは，血液循環を測定することと同じです。

04　病院経営の重要な指標

病院を評価するには様々な指標があります。以下に病院管理者が一般的に使っている経営指標のいくつかをあげます。

日当点

日当点
患者一人あたりの 1 日単価である。
収入＝単価×数量である。

普通は，診療報酬明細の合計点数を診療延日数で割った数字です。入院・外来別々に，患者一人当たりに換算して表現します。医療と経営は別という考え方もありますが，その病院で展開している医療水準は日当点と相関関係があります。医療密度を示すものです。とくに，入院時医学管理加算や看護配置加算のような基本診療料が占める割合が増加しているのでこの傾向が顕著です。

平均在院日数

平均在院日数は，病床利用状況の指標です。病床利用が定常状態にあることを前提として，在院患者がすべて入れ替わるまでの期間を表したものです。病床回転率（期間）です。

よく勘違いしますが，入院患者が退院するまでの入院実日数を平均したものは「退院患者平均在院日数」といい，平均在院日数とは異なります。区別が必要です。

$$平均在院日数＝\frac{在院患者延数}{（新入院患者数＋退院患者数）/2}$$

平均在院日数と（新入院患者数＋退院患者数）は反比例の関係にあります。

平均在院日数 20 日というと，在院患者数に対する入退院患者数の比率が 1 割ということを意味します。平均在院日数は短くなるほど，短縮が難しくなります。

平均在院日数は入院基本料や DPC の承認要件として重要です。平均在院日数は提供されている医療が急性期（短期療養）か慢性期（長期療養）かの一応の目安になります。

病床稼働率

回転率とは別に，病床の利用率を病床稼働率といいます。入院待機患者数が一定であれば，平均在院日数と病床稼働率は比例の関係になります。実際に，診療報酬の包括化に伴い，平均在院日数が短縮するにつれ，病床稼働率が低下する傾向があります。

効率的に運営している病院は稼働率が 90％ を超えていました。常時，救急患者に対応するためには，ぎりぎりの数値です。しかし，DPC の導入に

より平均在院日数が急減し，稼働率も急減しています。

$$病床稼働率＝\frac{（24時現在の患者数＋1日に退院した患者数）}{病床数}$$

病床利用率

病院報告に用いる24時現在の入院患者数を病床数で除した数字です。一般病床の基準病床の算定には病床利用率76％を用いることになります〔4章 02 病床の再編（36頁）参照〕。

$$病床利用率＝\frac{24時現在の患者数}{病床数}$$

看護単位当たりの病床数

看護体制の種類は別にして，1日24時間，365日，交代勤務をする病棟は一定の看護要員が必要です。一定の看護要員が担当する病床のまとまりを看護単位といいます。したがって，その看護単位が何床かは経営的な問題であると同時に，医療の質の問題でもあります。現行の診療報酬体系のもとでは，急性期病院は50床というのが経験的な数字で，現在は60床まで認められています。

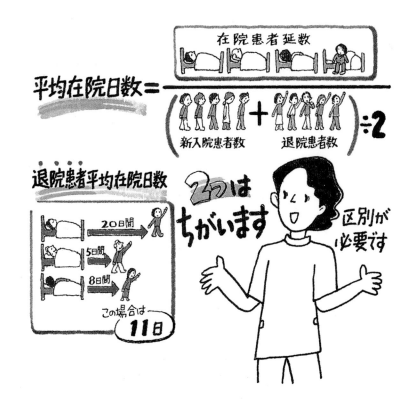

看護必要度

　2014年の診療報酬改定で，一般病棟用の重症度，医療・看護必要度が見直されました。急性期病床の患者像ごとの評価の適正化を図るため，モニタリングおよび処置等の項目（A項目）について，急性期患者の特性を評価する項目とし，「一般病棟用の重症度，医療・看護必要度」に名称が変更されました。A項目のうち，血圧測定，時間尿測定は削除され，呼吸ケアでは喀痰吸引のみの場合が除かれました。専門的な治療・処置の抗悪性腫瘍剤の内服，麻薬の内服・貼付，抗血栓塞栓薬の持続点滴が追加されました。B項目の変更はありません。ICU，HCUの重症度，医療・看護必要度も見直されました。

　2016年の診療報酬改定で，看護必要度について大きな見直しが行なわれました。A項目に，「救急搬送後（2日間）の患者」と「無菌治療室での治療」（専門的な治療・処置に追加）を追加，B項目から「起き上がり」「座位保持」を削除し，新たに「危険行動」「診療・療養上の指示が通じる」を追加，C項目（手術などの医学的状況を判断）「開頭，開胸，開腹，骨の観血的，胸腔鏡・腹腔鏡手術，全身麻酔・脊椎麻酔の手術，救命等に係る内科的治療」が追加されました。また，2016年10月から看護必要度の生データ提出が義務づけられました。

　2016年の診療報酬改定で，一般病棟用の重症度，医療・看護必要度が，評価項目と重症患者のカウント方法について見直されました〔例えば，C項目の評価期間を大幅に延長した他，A1点・B3点かつ危険行動等の患者（認知機能の低下した患者）を重症者カウントから除外するなど〕。さらに，重症患者割合（看護必要度を満たす患者の割合）の基準値についても見直されました。

職員一人当たりの生産性と費用

　医業収入を職員数（常勤換算数）で割ると職員一人当たりの生産性が算出されます。医師一人当たりの生産性も重要な指標です。この数字は病院の機能によって異なりますが，同様に医業費用を割った数字と比較することが重要です。

14 第 14 章 施設・設備管理

01 施設・設備管理

　施設・設備管理の意義は，単に，建築あるいは購入した施設・設備の維持管理というだけではありません。企画・設計の段階から，建築・購入・配備，維持管理はもちろん，配置換え・更新・廃棄・改築までの全経過（Life Cycle）にわたって考えるべき事項です。

　とくに，医療機器，情報機器の高度化に伴い，その設置・更新および運用において様々な制約が出ています。また，高度な設備機器が導入されており，専門知識，専門技術が必要です。ことに，エネルギーに関しては安定供給と効率的利用の観点からの周到な検討が必要です。災害対策と関連した管理運営が必要です。

　建築において，初期投資と共に，維持管理費も含めた全体の費用管理が重要です。施設・設備の維持管理すなわち，修理や建て替えまでも含めた全経過にわたる費用を LCC（Life Cycle Cost）といいます。電気，ガス，水道，ボイラー，空調設備，電話・通信，情報システムの設備等の管理をはじめとするエネルギー・情報の効率利用を含みます。これらの管理をファシリティ・マネジメント（Facility Management：FM）といいます。したがって，施設課の役割は極めて大きいことを認識しなければなりません。

　医療機器そのものの運用と維持管理は，各部署の専門技術職あるいは臨床工学技士が担当します。

02 情報システム管理

　情報技術の急速な進歩発展により，情報システムの構築および更新は極めて重要な経営課題です。物理的な LAN 配線，サーバー・クライアント設置，プリンターやスキャナー設置，電源供給，消耗品供給等多くの業務があります。

　SE（system engineer）が専従する病院が多くなりましたが，各部署の職員も自分が運用している情報システムの概要に関する知識を持つことが必要です。せめて，LAN の電源を抜いておいてパソコンが動かない，用紙切れなのにプリンターから印字されない，と SE を呼ばないようにしたいものです。

　情報システムを運用するに当たり，見落とされがちな事項は，導入前のマスター作成およびその後の変更管理です。マスターを整備しないと情報システムは円滑に運用できません。

　また，維持管理を導入企業にどこまで依頼するかを明確にする必要があり

ます。

　オーダリング，検体検査，生理学的検査，画像検査，薬剤投与，給食，電子カルテ，診療報酬請求，事務管理等々の情報システムがダウンしては，1日たりとも病院運営ができません。日頃の維持管理が重要です。個人情報保護（254頁参照）も重要な課題です。

03　防災体制

　病院運営において，設備管理としての防災体制は重要です。病院には，心身の障害や不具合のある多数の患者が入院しており，多部署で多くの職員が働いています。火災や災害時に，その多くの人々の安全と生命を守るためには，沈着冷静な判断と行動が必要です。普段から防災計画を策定し，防災訓練・教育することが必要です。また火災や事故の未然防止が重要です。

　以下の法的義務を遵守しなければなりません。

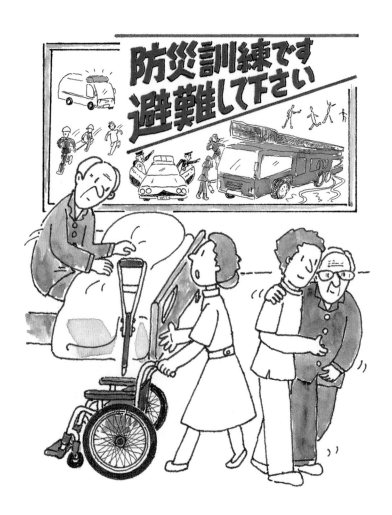

❶火災予防対策

　病院管理者は火災発生の防止について最善の措置を講ずるよう努め，施設，設備の不備により火災が発生，または拡大しないよう建築基準法，消防法，医療法ならびに関係政省令等，防火関係規定を遵守する責務があります。

　具体的には消防計画の策定，防災体制の手段および組織等の明確化です。そのために，防火管理者の選任および，業務として，消防計画および訓練の実施，消防設備点検，避難誘導，搬送体制の確保等を実施します。

❷防災および危害防止対策

　その他の防災対策として，漏電防止対策（電気事業法），建築物防災対策（建築基準法），診療用器具類の危険防止対策および診療用ガス設備の保安管理（高圧ガス保安法等）等があります。医療ガス安全対策委員会を設置し，保守点検等の安全管理を行なわなければなりません。

　その他水道法による水質検査の実施，汚物処理，排水処理，下水道についても病床数の区分により，法的規制および定期点検，水質検査が義務づけられ，水質管理者の選任が必要です。

15

医療廃棄物・感染管理・環境保全

01　産業廃棄物

　産業廃棄物とは，事業活動に伴って生ずる廃棄物のうち，燃え殻，汚泥，廃油，廃酸，廃アルカリ，廃プラスチック類その他政令で定める 20 種類の廃棄物をいいます。

　産業廃棄物は，排出者責任の原則に基づき，事業者がその処理責任を負います。事業者は，自ら特別管理産業廃棄物処理基準に従って処理するか，特別管理産業廃棄物の許可業者に運搬または処分を委託しなければなりません。

　ダイオキシン問題以来，医療廃棄物処理は年々厳しくなっています。ほとんどの医療機関が廃棄物の処理を専門の処理業者に委託しています。医療機関から排出される廃棄物の処理を処理業者に委託する場合でも，医療機関は排出事業者として廃棄物が適正に最終処分されるまでの責任を負っています（自己責任の原則）。

　そのため病院管理者は，中間処理場から最終処分場を訪問してどのように処理されているかを確認する責務があります。分別が不十分であったり，違法投棄が問題となっていますが，2002 年には，医療機関が責任を負うことになりました。したがって，産業廃棄物管理表（マニフェスト積荷目録）で確認するだけでは責任を回避できません。

　そこで，排出事業者向け環境汚染賠償責任保険が設けられました。

02　特別管理廃棄物（感染性廃棄物）

　廃棄物処理法では，「爆発性，毒性，感染性その他の人の健康又は生活環境に係る被害を生ずるおそれがある性状を有する廃棄物」を特別管理廃棄物として規定し，必要な処理基準を設け，通常の廃棄物よりも厳しく規制されています。

　感染性廃棄物は法律における「特別管理一般廃棄物」と「特別管理産業廃棄物」で規定され，政令で医療関係機関等から発生し，人が感染し，または感染のおそれのある病原体が含まれ，もしくは付着している廃棄物またはこれらのおそれのある廃棄物とされています。

　医療関係機関，試験研究機関等から排出される廃棄物は形状，排出場所や感染症の種類の観点から感染性廃棄物であるか否かを判断できますが，これらいずれの観点からも判断できない場合でも，血液等その他の付着の程度や

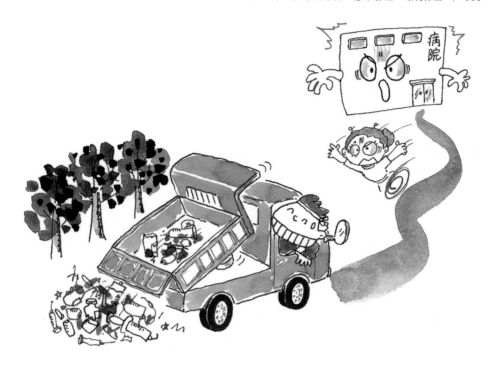

これらが付着した廃棄物の形状，性状の違いにより，専門知識を有する者（医師，歯科医師および獣医師）によって感染のおそれがあると判断される場合は感染性廃棄物とします。また，非感染性の廃棄物であっても，鋭利なものについては感染性廃棄物と同等の取扱いとします。

　在宅医療廃棄物は，一般家庭での在宅医療に伴って排出される廃棄物のことをいいます。処理に当たっては，環境省の「在宅医療廃棄物の処理に関する取組推進のための手引き」（2008 年）では，現段階で最も望ましい処理方法として，「(1) 注射針等の鋭利なものは，医療関係者あるいは患者・家族が医療機関へ持ち込んで感染性廃棄物として処理する。(2) その他の非鋭利なものは，市町村が一般廃棄物として処理する」と記載されています。

　医療廃棄物を以下の 2 つの条件の上産業廃棄物から独立した第三の類型として処理することが検討されています。

❶医療廃棄物が合理的で適切に処理できる
❷処理業者の監視が十分できる

　しかし，排出側にとっては，以下の問題があります。

❶分別がいっそう複雑になる
❷委託費用が高騰する

医療廃棄物処理体制が不十分であり，改善が必要です。

03 医療機関内での管理体制

医療機関等は，医療行為等によって生じた廃棄物を自らの責任において適正に処理しなければなりません。

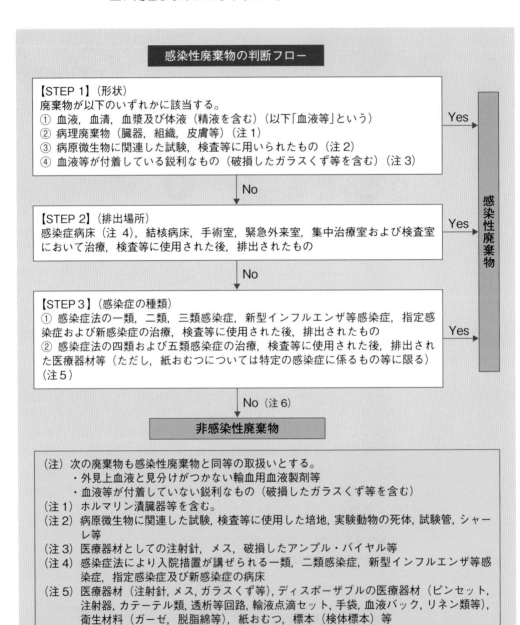

感染性廃棄物の判断フロー

【STEP 1】（形状）
廃棄物が以下のいずれかに該当する。
① 血液，血清，血漿及び体液（精液を含む）（以下「血液等」という）
② 病理廃棄物（臓器，組織，皮膚等）（注1）
③ 病原微生物に関連した試験，検査等に用いられたもの（注2）
④ 血液等が付着している鋭利なもの（破損したガラスくず等を含む）（注3）

→ Yes

No ↓

【STEP 2】（排出場所）
感染症病床（注4），結核病床，手術室，緊急外来室，集中治療室および検査室において治療，検査等に使用された後，排出されたもの

→ Yes

No ↓

【STEP 3】（感染症の種類）
① 感染症法の一類，二類，三類感染症，新型インフルエンザ等感染症，指定感染症および新感染症の治療，検査等に使用された後，排出されたもの
② 感染症法の四類および五類感染症の治療，検査等に使用された後，排出された医療器材等（ただし，紙おむつについては特定の感染症に係るもの等に限る）（注5）

→ Yes

No（注6）↓

非感染性廃棄物

→ 感染性廃棄物

（注）次の廃棄物も感染性廃棄物と同等の取扱いとする。
・外見上血液と見分けがつかない輸血用血液製剤等
・血液等が付着していない鋭利なもの（破損したガラスくず等を含む）
（注1）ホルマリン漬臓器等を含む。
（注2）病原微生物に関連した試験，検査等に使用した培地，実験動物の死体，試験管，シャーレ等
（注3）医療器材としての注射針，メス，破損したアンプル・バイヤル等
（注4）感染症法により入院措置が講ぜられる一類，二類感染症，新型インフルエンザ等感染症，指定感染症及び新感染症の病床
（注5）医療器材（注射針，メス，ガラスくず等），ディスポーザブルの医療器材（ピンセット，注射器，カテーテル類，透析等回路，輸液点滴セット，手袋，血液バック，リネン類等），衛生材料（ガーゼ，脱脂綿等），紙おむつ，標本（検体標本）等
なお，インフルエンザ（鳥インフルエンザおよび新型インフルエンザ等感染症を除く）伝染性紅斑，レジオネラ症等の患者の紙おむつは，血液等が付着していなければ感染性廃棄物ではない。
（注6）感染性・非感染性のいずれかであるかは，通常はこのフローで判断が可能であるが，このフローで判断できないものについては，医師等（医師，歯科医師および獣医師）により，感染のおそれがあると判断される場合は感染性廃棄物とする。

> 1　一般廃棄物及び特別管理一般廃棄物は，市町村の指示に従って処理するものとする。
>
> 2　産業廃棄物及び特別管理産業廃棄物は，排出事業者が自らの責任の下で，自ら又は他人に委託して処理するものとする。

と，規定されています（法第 3 条を参照）。

　医療機関では以下の管理を行なわなければなりません。

> ❶特別管理産業廃棄物管理責任者の設置：施設内における感染事故の防止と感染性廃棄物の適正処理をする。
>
> ❷施設内での廃棄物管理：施設内での廃棄物分別処理，滅菌処理，梱包，バイオハザード表示，保管の管理をする。
>
> ❸マニフェストの交付：産業廃棄物処理を委託する際に，産業廃棄物管理票（マニフェスト）を交付し，排出した産業廃棄物の収受，運搬，処分の流れを自ら把握管理し，自治体に報告しなければなりません。

感染性廃棄物の判断フロー

『廃棄物処理法に基づく感染性廃棄物処理マニュアル』2017 年 3 月　環境省環境再生・資源循環局　から

https://www.env.go.jp/recycle/misc/kansen-manual1.pdf

参考資料

感染性廃棄物を適正に処理するために　東京都環境局（2018.11）

https://www.kankyo.metro.tokyo.lg.jp/data/publications/resource/industrial_waste/industrial_waste.files/kansenn.pdf

　感染症法に基づく消毒・滅菌の手引き（2018 年 12 月）では以下の通り規定されています。

　感染症の病原体で汚染された機器・器具・環境の消毒・滅菌は，適切かつ迅速に行なって，汚染拡散を防止しなければならない。

　手袋，帽子，ガウン，覆布（ドレープ），機器や患者環境の被覆材などには，可能なかぎり使い捨て製品を使用する。使用後は，専用の感染性廃棄物用容器に密閉するか，あるいはプラスチック袋に二重に密閉したうえで，外袋表面を清拭消毒して患者環境（病室など）より持ち出し，焼却処理する。

　汚染した再使用器具は，ウオッシャーディスインフェクター，フラッシュイングディスインフェクター，またはその他の適切な熱水洗浄消毒器で処理するか，あるいは消毒薬に浸漬処理（付着汚染物が洗浄除去しにくくなることが多い）したうえで，用手洗浄を行なう。

　そのうえで，滅菌などの必要な処理を行なった後，再使用に供する。汚染した食器，リネン類は，熱水洗浄消毒または消毒薬浸漬後，洗浄を行なう。

　汚染した患者環境，大型機器表面などは，血液等目に見える大きな汚染物が付着している場合は，まずこれを清拭除去したうえで（消毒薬による清拭でもよい），適切な消毒薬を用いて清拭消毒する。清拭消毒前に，汚染微生物量を極力減少させておくことが清拭消毒の効果を高めることになる。

参考資料（東京都配付資料：感染性廃棄物を適正に処理するために，2頁より改変）

廃棄物の種類	感染性一般廃棄物	感染性産業廃棄物
❶血液など		血液，血清，血漿，体液（精液含む），血液製剤
❷手術などに伴って発生する病理廃棄物	臓器，組織	
❸血液などが付着した鋭利なもの		注射針，メス，試験管シャーレ，ガラスくずなど
❹病原微生物に関連した試験・検査などに用いられたもの	実験，検査などに使用した培地，実験動物の死体など	実験，検査などに使用した試験管，シャーレなど
❺その他の血液などが付着したもの	血液などが付着した紙くず，繊維くず（脱脂綿，ガーゼ）など	血液などが付着した実験・手術用の手袋など
❻汚染物もしくはこれらが付着した，またはそれらのおそれがあるもので❶〜❺に該当しないもの	汚染物が付着した紙くず，繊維くず	汚染物が付着した廃プラスチック類など

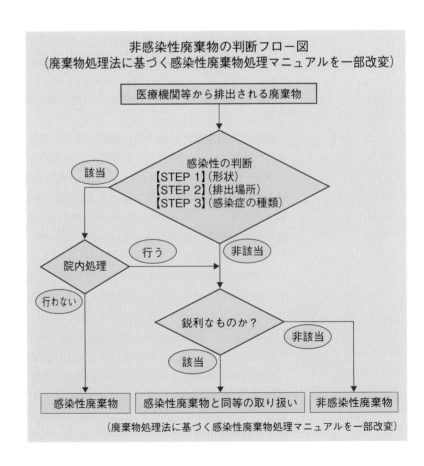

（廃棄物処理法に基づく感染性廃棄物処理マニュアルを一部改変）

　消毒薬処理は，滅菌処理と異なり，対象とする微生物の範囲が限られており，その抗菌スペクトルからはみ出る微生物が必ず存在し，条件が揃えば消毒薬溶液中で生存増殖する微生物もある。したがって，対象微生物を考慮した適切な消毒薬の選択が必要である。

04　感染管理

　感染症には様々なものがあります。メチシリン耐性黄色ブドウ球菌（MRSA），多剤耐性緑膿菌やノロウイルスのように伝搬されるもの，**HBV，HCV，HIV** のように血液，体液等で汚染された針や，器具，製剤による感染等があります。

　また，高齢者や免疫力が低下した患者の治療では，感染力の低い細菌による重度感染症（日和見感染という）の多発が問題になっています。

感染症対策

　院内感染対策に関しては，医療法（1948 年）第 6 条の 10 および医療法施行規則（1948 年）第 1 条の 11 第 2 項第 1 号の規定，**感染症の予防及び感染症の患者に対する医療に関する法律**（1998 年 10 月 2 日），「医療施設における院内感染の防止について」（2005 年 2 月 1 日指導課長通知），「良質な医療を提供する体制の確立を図るための医療法等の一部を改正する法律の一部の改正について」（2007 年 3 月 30 日医政局長通知），「多剤耐性アシネトバクター・バウマニ等に関する院内感染対策の徹底について」（2009 年 1 月 23 日指導課事務連絡）等に基づく院内感染防止体制の徹底が求められています。

　感染症法により，危険性が高い順に 1 類から 5 類に分類しています〔第 5 章 07 感染症（66 頁）参照〕。

多剤耐性菌

　多剤耐性菌とは，細菌のうち，変異して多くの抗菌薬（抗生物質）が効かなくなった細菌をいいます。1985 年頃以降，MRSA（メチシリン耐性黄色ブドウ球菌）が広がり，今世紀に入って，多剤耐性結核菌等，多くの多剤耐性菌が全国に広がり，大きな問題となっています。

　アシネトバクター属菌で多剤耐性菌が散見され，特定機能病院においてもアウトブレイクがあり大きな問題となりました。アシネトバクター属菌は，尿や喀痰，手術創の膿や滲出液等から分離されることが多く，人工呼吸器，トイレや汚物室等が汚染され，それらの交差感染を防止するための対策が必要です。

　また，NDM-1（ニューデリー・メタロベータラクタマーゼ-1）は大腸菌や肺炎桿菌等の腸内細菌科の菌種で確認されており，カルバペネムを含むほぼすべての広域 β ラクタム系抗菌薬とともに，フルオロキノロン系，アミノ配糖体系等広範囲の抗菌薬に多剤耐性を示す株が大半を占めるので，市中に広がる可能性が懸念されています。

感染症
鳥インフルエンザの渡り鳥，デング熱の蚊の防止対策も困難だが，交通機関が発達した現在は，人を介したエボラ出血熱流行防止，COVID-19 蔓延制御が困難である。
HBV
B 型肝炎ウイルス
HCV
C 型肝炎ウイルス
HIV
ヒト免疫不全ウイルス
感染症の予防及び感染症の患者に対する医療に関する法律
感染症予防法，感染症法，感染症新法ともいう。
伝染病予防法，性病予防法，エイズ予防法の 3 つを統合したものである。

HIV（エイズ：後天性免疫不全症候群）対策

HIV に関しては社会的問題として捉えられており，その医療機関での管理に関しては厚生労働省の**エイズ・サーベイランス委員会**の通達に沿って管理しなければなりません。

❶医療機関における HIV 検査実施

患者に対する検査実施においては，以下の点に十分配慮しなければなりません。

- 患者本人の同意を得ること。観血的処置を行なう場合において医療機関内感染防止を主たる目的として実施する場合にも，患者の同意が必要です。患者本人が意識不明等で，同意をとれない状況にでは，医師の判断で，小児患者に対しては保護者の同意が必要です。血液製剤輸血による HIV 感染の有無を確認する場合も患者の同意が必要です。
- 検査前および検査後に保健指導またはカウンセリングすること。
- 結果についてプライバシーを守ること。

❷針刺し事故防止対策マニュアル

針刺し事故はエイズ診療のみでなく，すべての医療行為の中で注意すべき問題です。事故発生率をどれだけ低く抑えるかが，その医療機関の医療水準の質を決める要素の一つです。東京都衛生局が作成したマニュアルを参考に，自施設内での手引き作成と実施が有効です。

❸針刺し事故後の HIV 感染防止のための予防服用マニュアル

これは HIV 診療を安全に行なうために，針刺し事故が起こった場合に，感染予防のために円滑に予防薬を服用するように，国立国際医療センター（当時）が作成しました。

05　環境保全

環境問題は地球温暖化やオゾン層の破壊等，地球環境から環境影響物質に至るまで大きな広がりがあります。廃棄物，リサイクル問題は，大量生産，大量消費，大量廃棄というこれまでの社会システムのあり方が抱える根本的な課題です。

行政，事業者，国民が環境負荷の少ない循環型社会の形成を目指すことが必要です。

環境保全を病院の社会的責務として自覚し，環境理念を策定し，経営戦略として環境問題に取り組む病院が増えました。環境対策委員会，環境マネジャーを設置し，環境法規の確認と遵守，医療活動が環境に与える負荷の見直しと改善，省資源と省エネ対策等の活動を行ないます。

ISO14000 シリーズ（**環境マネジメント**に関する一連の国際規格）は環境保全問題の中核をなすもので，環境マネジメントシステムと呼ばれています。ISO は，International Organization for Standardization（国際標準化機構）の略称です。

エイズ
感染防止と人権擁護が重要である。

環境マネジメント
環境保全が社会的責任だけでなく，経営戦略上も重視されている。廃棄物，環境破壊による，賠償や企業イメージが経営を圧迫することがある。

　ISO14001 には，企業の活動，製品またはサービスによる環境負荷や環境リスクを低減し，発生を予防するための行動を継続的に改善していくシステムを構築するための要求事項が規定されています。認証を取得し，環境保全活動を実施している医療機関もありますが，形式が先行し，内容が伴わない組織があることを危惧します。

　ISO14001 は審査登録制度であり，これに基づき環境マネジメントシステムを構築し，認証を取得することで自らが環境配慮へ自主的・積極的に取り組むことを示せます。

06　循環型社会

循環型社会
循環型とは，無限あるいは無限に近い大きさと考えられていた地球という人類の生活範囲が，制約あるもの，閉じた世界であると認識したことの表れである。宇宙はまだ実験，研究段階の世界である。
3R・4R・5R の Re の再を循環の意味に捉えたものである。
循環型社会形成推進基本法では，循環型社会とは，「製品等が廃棄物等となることが抑制され，並びに製品等が循環資源となった場合においてはこれについて適正に循環的な利用が行われることが促進され，及び循環的な利用が行われない循環資源については適正な処分が確保され，もって天然資源の消費を抑制し，環境への負荷ができる限り低減される社会」と規定している（第2条第1項）。
省資源・省エネルギー
省資源のために，全体のエネルギー使用量が増加する場合もある。

　循環型社会の形成を通じて，エネルギーの使用量削減の努力がされています。

　廃棄物発電や廃棄物の熱利用，熱回収（サーマルリサイクルを含む）等，エネルギー起源の温室効果ガス排出量を減らすことが可能です。廃棄物等の腐敗によって出るメタンガスの利用は，直接的に温室効果ガスの削減につながります。

省資源・省エネルギー

　省資源・省エネルギーとして，3R・4R・5R があります。

> ❶リデュース（削減）…製品の耐久性向上により廃棄物（ごみ）を削減，電気・ガス・水道の使用量を削減する
> ❷リユース（再利用）…製品の再使用を通じて新たな製品の生産を抑制する
> ❸リサイクル（再資源化）…既存の製品等から再資源化して利用する
> ❹リファイン（精製）…廃棄物を分別して，資源を精製・処理する
> ❺リターン（回収）…使用した製品や廃棄物を回収する

地球温暖化

　地球温暖化の緩和策・適応策を話し合う国際的な枠組みとして，最も大きなものが気候変動枠組条約（United Nations Framework Convention on Climate Change：UNFCCC）の締約国会議（Conference of the Parties：COP）です。1997 年 12 月 11 日に京都市で開かれた第 3 回会議（COP3）で京都議定書（Kyoto Protocol to the United Nations Framework Convention on Climate Change）が議決されました。その内容は，地球温暖化の原因となる，温室効果ガスの一種である二酸化炭素（CO_2），メタン（CH_4），亜酸化窒素（N_2O），ハイドロフルオロカーボン類（HFCs），パーフルオロカーボン類（PFCs），六フッ化硫黄（SF_6）について，先進国の削減率を 1990 年を基準として各国別に定め，共同で約束期間内に目標値を達成することです。

　2020 年以降の新たな枠組みについて，2014 年 12 月，ペルーの首都リマで，COP 20 と京都議定書第 10 回締約国会議（CMP 10）が開催されました。

2015年12月パリで開催されるCOP 21で「意味ある合意」をまとめるという総括文書を発表しました。

日本はCOP 21に向け，2020年以降の温室効果ガス排出削減目標案を早期に提出するとし，米国や中国を念頭に「すべての国が参加する公平かつ実効性のあるものでなければならない」と主張しました。

地球温暖化の対策は，温暖化を抑制する「緩和」（mitigation）と，温暖化への「適応」（adaptation）の2つがあります。

> ❶地球温暖化の緩和策として様々な努力がされていますが，温室効果ガスの排出量は増え続けています。しかし，20〜30年間の緩和努力が大きな影響力をもち，気候変動に対する早期かつ強力な対策の利益は，そのコストを上回ると考えられています。
> ❷適応策についても，様々な自主的行動，政策的行動が進められています。

病院にも，省エネルギー対策，CO_2排出削減の取り組みが求められています。

COP 24は，2018年にポーランドのカトヴィツェで「パリ協定の実施ルールづくり」をテーマに開催されました。しかし，議論はCOP 25まで持ち越すこととなりました。

COP 25は予定のチリで開催できず，急遽，2019年12月，マドリードで開催されました。最終合意できず，COP 26グラスゴー会議に先送りされました。パリ協定の1.5〜2℃未満目標に対する各国の行動の引き上げを，明文化して各国に行動強化を要請できませんでした。

CO_2先導事業は，CO_2（二酸化炭素）削減の先進的な事例を選び，整備費の一部を補助するもので，2008年度に開始しました。

病院の主な省エネルギー対策は以下の通りです。

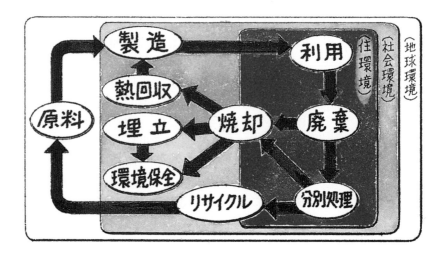

病院の主な省エネルギー対策等

1	エネルギー管理体制の構築	経営トップによる省エネルギー体制の構築 目標値の設定・目標値との比較 全員参加による省エネルギーの推進 患者さん参加による省エネルギーの推進
2	エネルギーデータの管理	毎日・毎月のエネルギー管理 エネルギーデータのグラフ化 原単位管理によるエネルギー管理
3	患者さんへの協力呼びかけ	掲示物による呼びかけ 温度湿度計設置による空調確認 昼光利用による減光呼びかけ 病棟共有室・病室のスイッチにシールによる呼びかけ
4	病院のエネルギー消費の特徴	東京都省エネカルテより 病院のエネルギー消費先比率
5	ボイラの省エネルギー	ボイラの稼働台数の適正化 空気比の適正化 蒸気配管，バルブの保温実施
6	冷凍機・冷温水発生器の省エネルギー	冷水上昇による省エネ運転 運転台数の見直し，削減 老朽冷凍機の高効率機器への更新
7	空調設備の省エネルギー	空調設定温度の緩和 フィルター等の掃除 ポンプ・ファンのインバータ化
8	照明設備の省エネルギー	（1）運用改善 適正照度の維持 点灯・消灯時間の管理 （2）設備改善 高効率照明器具の導入 高輝度誘導灯の導入
9	医療機器の省エネルギー	MRI の電力削減 待機機器の削減と効率向上
10	OA 機器・自販機の省エネルギー	OA 機器の待機電力の削減 自販機の休日・夜間の停止
11	受変電設備の省エネルギー	負荷の標準化 デマンドコントローラーの設置
12	給水・給湯の省エネルギー	

『病院の 省エネルギー対策』東京都環境局　東京都地球温暖化防止活動推進センターから
https://www.tokyo-co2down.jp/seminar/type/text

環境法の体系

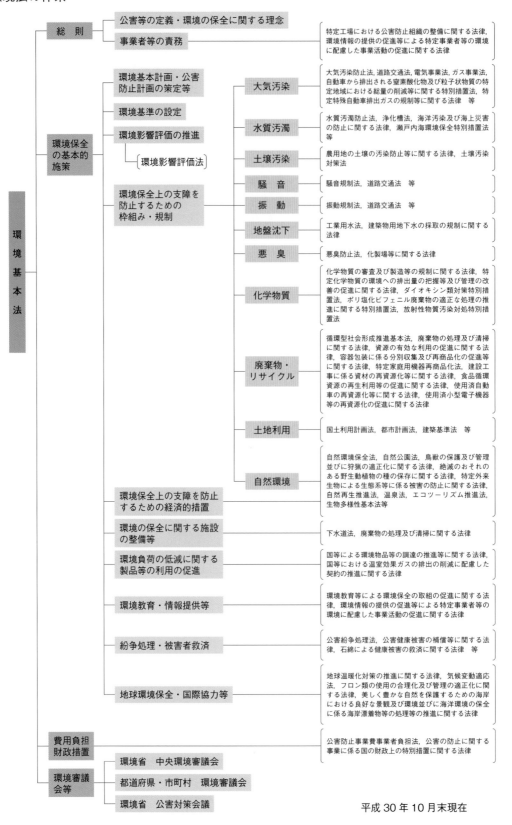

平成 30 年 10 月末現在

第 2 部

医療の質向上を目指して

1

質とは何か

01　基本的考え方の共有

用語の定義
医療の質に関連する用語は，『医療の質用語事典』を参照。質管理に関する用語の医療への適用に関しても言及している。
医療界・品質管理界，実務者・経営者・研究者相互の通訳（共通認識形成）の意図がある。用語の定義をあいまいに，あるいは，誤解したまま議論する人が多い。
違い
違いの存在は悪いことではない。違いの存在を否定，または，気づかないことが問題である。
適合
ISO9001 では，顧客要求事項への適合をいう。
ISO
International Organization for Standardization：国際標準化機構をいう。また，その規格をいう。
日本では工業規格 JIS がある。ここでは，ISO9001 を指す。
要求事項を満たす程度
顧客要求への適合，満足度である。
質 Q（Large Q）
質管理界では，質（Q）の定義に，Q（質），C（価格），D（提供）を用いる。同語反復（Tautology）である。筆者はこれを批判して，質（Q）と，ものやサービスそのものの質（q）を区別することを提唱している。

　医療の質向上を目指すとき，まず，質とは何か，医療の質とは何か，を明らかにしなければなりません。基本的事項に関する共通認識がないと，組織的な取り組みをするときに関係者間の対応にずれが生じます。また，患者や家族の要望を正しく捉えることができません。基本的な**用語の定義**，すなわち，基本的考え方を共有することが最初に必要です。これは，社会生活一般に該当する最重要事項です。

　たとえ，価値観の相違や，立場や状況により様々な考え方があっても，その**違い**を認識することに意義があります。違いがあることが分かれば，違う理由は何か，どこまで共有でき，どこから共有できないかが分かります。同じ考えにすることではなく，合意することが重要です。合意形成とは，違いを認めてすり合わせることに他なりません。

02　質の定義

　Quality is fitness for use：質とは効用（顧客要求）への**適合**であると，ジュラン（Juran）が定義しています。つまり，質とは顧客満足のことです。**ISO** では，質とは，本来備わっている特性の集まりが**要求事項を満たす程度**，と定義しています。

03　質の要素

　質 Q（**Large Q**）の要素とは，製品・サービスの質 q（Small q）と価格 C（Cost），提供の仕方 D（Delivery）です。Q＝f（q・C・D）と表すことができます。

　近年，質を，組織の質，職員の質，さらに，環境負荷に関する質（E）までを包含して捉えるようになりました。総合的質（TQ：Total Quality）の概念です。

　質の要素の分かりやすく的確な表現があります。吉野家の牛丼のキャッチフレーズは，時代により変遷し，現在は"うまい（q）・やすい（C）・はやい（D）"です。質の要素の順番（q・C・D）です。顧客によって吉野家の牛丼に期待する要素の順番が変わります。しかし，飲食業ですから，おいしさ（q）はおろそかにはできません。一定のおいしさは担保しなければなり

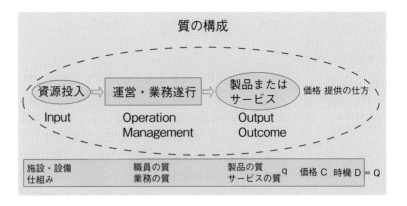

ません。

04　質の相対性

　質とは絶対的なものではなく，相対的なものです。事前期待と実際との違いが質です（満足の相対評価理論）。また，個人や各組織によって価値観や考え方が異なります。

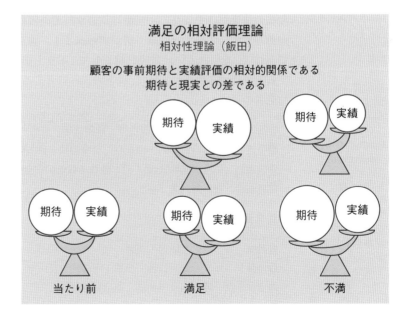

品質
本来備わっている特性の集まりが，要求事項を満たす程度（ISO9000, 3.6.2）。
注記2「本来備わっている」とは，"付与された"とは異なり，対象（3.6.1）の中に存在していることを意味する」（JISQ9000：2015　ISO9000：2015）。
品質特性（characteristic)
特徴付けている性質（3.10.1）。
注記1　品質特性は，本来備わっているもの又は付与されたもののいずれでもあり得る。"付与"の意味は一般とは異なるので分からなくなる（筆者）。
"品質"ではなく"質"
クオリティではなく質。TR Q 0005（技術標準書）では「クオリティマネジメントシステム―持続可能な成長の指針―」であったが，ISO9005では「持続可能な成長を実現する質マネジメントシステム」になった。
医療の質
医療の質には，狭義には診療の質（Medical Quality），広義には医療機関における組織活動すべての質（Healthcare Quality）がある。
検査（inspection)
品物又はサービスの一つ以上の特性値について，測定，試験，検定，ゲージ合わせなどを行なって，その結果を規定要求事項と比較して，適合しているかどうかを判定する活動〔Z 9015-1：2006(ISO 2859-1：1999)〕。検査で不良（品）を発見して取り除く，あるいは，修正することは，資源も時間も無駄になる。検査の意味を取り違え

05　質と品質

従来は"品質"という用語を用いていましたが，非製造業，製造業の非製造部門やサービス業，特に医療関係者は，"品質"という用語に違和感を覚えます。「製造業・製造部門と違って，品物を扱わない」という人もいます。"品質"も"質"もQualityであり，同じ意味ですが，本書では，読者が受け入れやすいように，**"品質"ではなく"質"**を用います。ただし，固有名詞はそのまま用います。

品質や品物の"品"は，『字通』および『字統』によれば，「祝禱を列することから，区別・種類・品第をいう。品第・評価を加える意」です。また，人の性情については，品位・品格・品行・品性と表現し，品（ひん）が良い，品（しな）をつくる，という用例もあります。したがって，"品"を物質に関してだけ用いるのではありません。

製造業あるいは質管理界においても，製品の質に止まらず，総合的質の考え方が広まり，品質ではなく質を用いる場合が多くなりました。

06　医療の質

医療の質とは，診療の質だけではなく，医療機関における組織活動すべての質をいいます。医療の質を考える場合に，まず，医療の特性（15頁参照）を理解しなければなりません。サービス業に共通しますが，とくに医療では，最後の結果だけではなく，医療提供のすべての段階で，患者（顧客）と接点があります。すべての段階で質が問われます。製造物，製品の質が求めるのであれば，途中あるいは最後に**検査**して，不良を排除あるいは是正できます。

質を評価する視点によって，以下のように考えると理解しやすいでしょう。
患者の視点からは，

❶診療内容（苦痛除去，健康指標・診療成績，説明・情報提供，医療機器）(q)
❷受診容易性（診療時間・診療科，待機期間・待ち時間）(D)
❸快適性（接遇，建物設備）(D・建物や設備の安全性はq)
❹経済性（費用対効果）(C)

提供側の視点からは，

❶診療の質（技術・能力・成果）(q)
❷付帯サービスの質（設備・接遇・その他）(D・q)
❸提供体制の質（制度・組織・運営）(D)
❹経済性（費用対効果・効率性・支払制度）(C)

要素からは，

❶技術的要素，すなわち，適切性，信頼性

ている医療者が多い。
質管理でいう検査は、
臨床検査や画像検査の
"検査" とは異なる。

❷人間的要素，すなわち，接遇，信頼と安心
❸環境的要素，すなわち，安全性，快適性
❹経済的要素，すなわち，効率性・費用対効果

07　医療の質の要素

　ドナベディアンは，医療の質の要素に，❶構造，❷過程，❸成果の３つを
あげました。これは，特別の視点ではなく，前章の質の構成で示したことを
言い換えたものです。

　❶構造は入力（Input），❷過程は Process，❸結果は出力（Output），成果
は Outcome です。

　❶よい構造（仕組み）に基づいて→❷よい過程（運用）を実施すれば→❸
よい結果，成果（良質な医療）を提供できます。そのため，医療の質の評価
は，主に構造と結果を対象としてきました。しかし，近年，結果（製品）を
検査するのではなく，**工程で質を造り込む**という質管理の考え方を導入し，
過程（プロセス）を重視するようになりました（179 頁参照）。

　良質な医療を提供するには，最初に，良質な医療とは何かを定義する必要
があります。

構造（Structure）
ここでいう構造とは物
理的なものに限らな
い。仕組みである。
基盤（Infrastructure）
を意味する。
人員配置，体制，仕組
みを含む。
工程で質を造り込む
プロセス志向である。
工程管理であるが，さ
らにその前の設計の段
階で質を造り込むこと
が重要である。
FMEA（故障モード影
響解析）は不良（品）
発生を未然防止する考
え方，手法である。

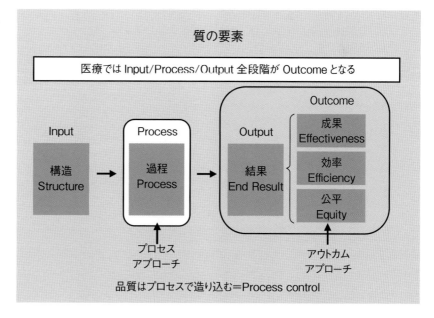

08　医療の質の相対性

特性
特性であり特殊性ではない。
どの分野にも特性はある。医療の特殊性を強調する傾向がある。
組織運営の観点からは，他業界との共通性が多い。
医療は学問（医学）ではなく実践
元日本医師会長武見太郎は，医療とは医学の社会的適用であるとした。
また，医療は文化であるといわれている。

　医療の**特性**は，❶科学性，❷個別性，❸緊急性，❹地域性，❺継続性（常時応需性），❻不具合への対応，❼不確実性，❽侵襲性，❾リスク性，❿物語性であると，15頁で説明しました。つまり，医療の提供は個別対応であり，状況によって異なります。

　医学的な必要性，緊急性と患者の要望，不安との食い違いもあります。それぞれの要素が互いに矛盾する側面をもっています。

　医療は学問（医学）ではなく実践なので，その社会的役割は，時代や制度によって異なります。理想的で絶対的な医療はありません。時代や地域や財政の限られた条件の中で，病院がどのような医療を提供できるかが重要です。

2 | 第2章 良質な医療

01 　良質な医療とは

良質な医療
職員が誇りをもち，患者が満足・安心する医療。
信頼される医療。
費用対効果を考慮した医療。
最善の医療。

顧客
サービスを提供する対象である。

外部顧客
病院にとって，患者・家族だけではなく，地域の医療機関，行政機関（役所，消防署，警察署），町会等も含む，関係者が顧客である。

内部顧客
「後工程はお客様」の後工程を受け持つ人をいう。
「前工程もお客様」の前工程を受け持つ人もいう。
仕事は繋がっている。
第3章（177頁）参照。

父権主義
パターナリズム。
独りよがり，自己満足になりがちである。善意の押しつけ。

極端
両極端になる傾向がある。
世の中は，振り子が大きく揺れて，適切な位置に落ち着くものである。
振れが激しいと目が回る，対応困難である。

サービス
売買した後にモノが残らず，効用や満足等を提供する，形のない財をいう。

　良質な医療とは，外部顧客である患者の要求事項を満たすものであり，患者が満足する医療です。加えて，内部顧客である医療従事者が満足できることも重要です（176頁参照）。

　医療従事者の「素人は分からないから，専門家が良い医療をすればよい」という父権主義的な医療を押しつけたり，あるいは，反対に，「医療の主人公は患者様」「患者様は神様」のような極端な考え方があります。

　医療はサービス業と位置づけられています。❶患者に支持され，❷良質で，❸効率的な医療が求められています。

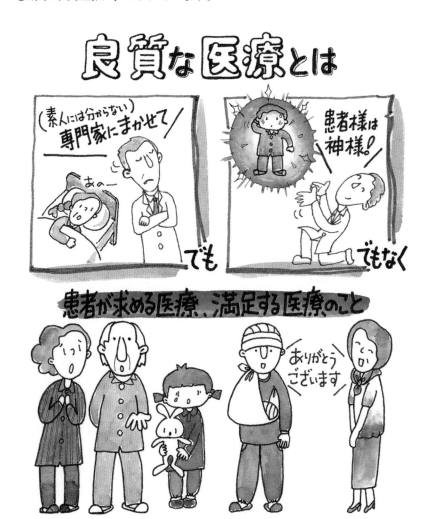

医療はサービス業
日本の医療はサービス業ではあるが，産業とは言えない。再生産が極めて困難である。再生産できない分野は産業とは言えない。保険診療では，医療機関に価格決定権がない。価格決定権がない分野は他にもあるが，原価を保証している。原価を保証しなければ再生産はできない。

質を保証
信頼性の担保。

患者の求める良質な医療の要求
顧客要求事項。

医療行為(業務)の特性
業務機能。

品質機能展開 QFD
顧客の顕在要求だけではなく，潜在要求を抽出し，それに応えるように業務を構築する手法である。

患者の立場で考える
顧客思考・顧客志向。

役割
割り当てられた役(仕事)。

顕在要求
明らかにされた要求。表現された要求。顕在要求を満たせばよいのではない。患者が希望しない場合でも，医学的に必要であれば，治療を受けるように説得するのが専門家の役割である。真の要求とは何かを見極める力が専門能力である。

潜在要求
目に見えない，隠れた要求。表現されていない要求。QFD は，潜在要求を知る良い方法である。要求が明確であることは少なく，真の要求を見つけることが重要である。
情報システム構築においては，要求定義という。
要求を抽出する，探し

02　良質な医療を提供する仕組み

　良質な医療を提供するには，個々の努力だけではなく，組織的な仕組みづくりが必要です。

　以下，質（質の管理）の観点から医療を考えます。

患者の満足を医療技術に結びつける（質と機能の関係を定義）

　患者が満足する医療とは何かを設定し，医療の質を保証（QA）することを目指して，重点的かつ具体的に医療行為を検討し，その医療行為（業務）の要素を目的・手段の観点から，部門別・担当別・機能別に細部に展開します。**患者の求める良質な医療の要求**を，その**医療行為（業務）の特性**から，機能そして医療技術へと具体化する方法です（**品質機能展開 Quality Function Deployment：QFD** と呼びます）。

医療行為の分析

❶良質な医療の検討

　「患者の言葉」を使って患者が求める良質な医療を具体的に書き出します。そして共通する内容ごとにグループにまとめて，一つひとつの項目としてその内容を明確にします。アンケート調査や，患者や家族の苦情，現場の職員の体験やその他の情報も参考にします。**患者の立場で考える**ことが重要です。シーン（シナリオ）展開，ロールプレイやブレーンストーミングも有効です。

❷自院で提供できる医療の検討

　患者が求める，あるいは，期待する「良質な医療」の内容をすべては実現できません。医療従事者には，患者の要求をすべてかなえたいと考える傾向があります。しかし，大事なことは，それらの要求に対して，病院と自分（たち）は何をすべきか，何ができるかを考えることです。自分（たち）の**役割**を具体的に業務の中で絞り込む必要があります。

　患者の苦情や声（**顕在要求**）等の頻度は，重要な判断基準ですが，それだけでは患者の「声なき声」（**潜在要求**）を知るには不十分です。アンケート調査は有効ですが，その結果の判断には注意が必要です。母集団の選定や質問方法によって偏った結果が出ます。すでに得ている患者の（不満）情報や現場の職員が得た情報を加えて総合的に判断します。

❸役割の具体化

　具体的な業務の要素を抽出します。各項目がどの業務と関連するかを網羅します。縄張り意識の傾向が強い医療界ではこの作業は特に重要です。職種横断的に行ないます。これを質の要素と呼び，質を評価する尺度となる要素です。さらに具体的な業務に落とし込んで測定可能な形にします。これを質の**特性**と呼びます。

❹医療行為の設計図（品質表）の作成と業務内容（設計品質）の設定

　こうして得られた❶の要求される質（要求品質）の達成に必要な医療技術（**機能品質**）を検討します。

出すという意味で，要
求開発，さらに，要求
を創造するという意味
で要求創造という。

特性

そのものを識別するた
めの性質。特有の性質。
直接測定できない場合
には，それに代わる代
用特性を用いる。
品質を構成する要素
（特性）を品質特性と
いう。

機能

ある物事に備わってい
る働き。
それぞれの業務の単位
ごとに，それぞれの機
能・働き・目的がある。

AHP

Analytic Hierarchy
Process
意思決定において，複
数の代替案を一対比較
して選択する手法。相
対的かつ定性的情報も
扱える。

試行錯誤

PDCA（Plan・Do・
Check・Act）サイク
ルをまわすこと。デミ
ングサイクル，管理サ
イクルともいう。質管
理の重要かつ基本的な
考え方である。

質とは（不）満足

Quality is fitness for
use とジュランが定義
した。

魅力的な要素

魅力品質。
動機づけ要因ともいう。
狩野理論参照。

充足比例的な要素

一元的要素ともいう。

以上の項目を具体的な業務に関連づけ，重要度順に分析します（Analytic Hierarchy Process：**AHP** 階層分析法）。患者の要求（潜在要求・顕在要求）に対して，具体的にどのような医療を提供すればよいかが分かります。

こうして得た具体的な医療のあるべき姿は，その後の具体化の過程や実施の段階で**試行錯誤**して修正します。継続的な質向上が必要です（Continuous Quality Improvement：CQI）。❶〜❹の手順が品質機能展開（QFD）です。真の顧客志向の考え方です。

このような，患者の要求や意向を実現するために，事実とデータに基づいて総合的に良質の医療の提供を目指す経営があります。これを総合的質経営といいます（TQM，MQI 等，186 頁参照）。

03　患者の満足・不満足

患者（顧客）の立場からは，**質とは（不）満足**です。（不）満足とは事前の期待と現実との差（食い違い）です（170 頁参照）。個人の価値観が多様であり，しかもその考えは常に変わります。したがって，サービスは特注品（個別対応）でなければなりません。

顧客の要求水準は限りなくどこまでも上がり続けます。したがって，満足は一時的なものです（要求水準逓増の法則・満足度逓減の法則）。

つまり，サービスの質は常に向上させなければなりません（CQI）。

患者の満足・不満足は重要な要素です。以下のように大別できます。

❶魅力的な要素

充足すれば満足を与えるが，不十分でも仕方ないと思われる要素です。患者が期待していなかった，あるいは期待した以上のものを提供した場合の要素です。魅力的な要素は→充足比例的な要素→当たり前の要素へと変化すると言われています。要求水準は限りなく上がるからです。常に魅力ある医療を心がけることが必要です。

❷充足比例的な要素

充足すれば満足，不足すれば不足の度合いに比例して不満足と思われる要

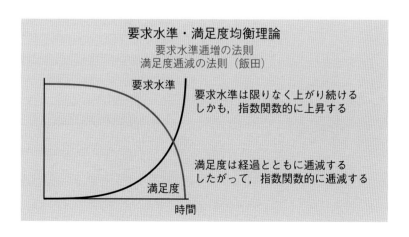

素です。

❸当たり前の要素

　充足すれば当然，不足であれば重大な不満と思われる要素です。安全な**出産**（妊産婦からは❸ですが，医療者からは❶または❷です）等が該当します。医療における基本的な要素です。

❹無関心な要素

　充足しても不足しても，特に満足も与えず不満も引き起こさない要素です。

❺逆説的な要素

　充足しても不満を引き起こしたり，不足しても満足を与えたりする要素です。

04　患者志向の医療

　患者満足という（質的）結果を数量的に評価することは非常に困難です。患者の様々な意見を分析して，部分的に満足度を検証することは可能です。またその努力が必要でしょう。**医療の質向上**という実践的な問題であり，真理の検証ではないので，厳密性よりも，妥当性，納得性が重視されます。種々の手法が開発・検証されて，患者満足度調査が行なわれています。患者の満足度を測るアンケート，患者の苦情や要望，患者との電話対応の記録等を参

当たり前の要素
衛生要因ともいう。
出産
かつて，出産は命がけであった。現在でも，極めてリスクが高いが，妊産婦や家族は，安全に出産して当たり前と考えている。一方，神社仏閣で，安産のお守りを求めている。

医療の質向上
職員研修，自己啓発により達成する。

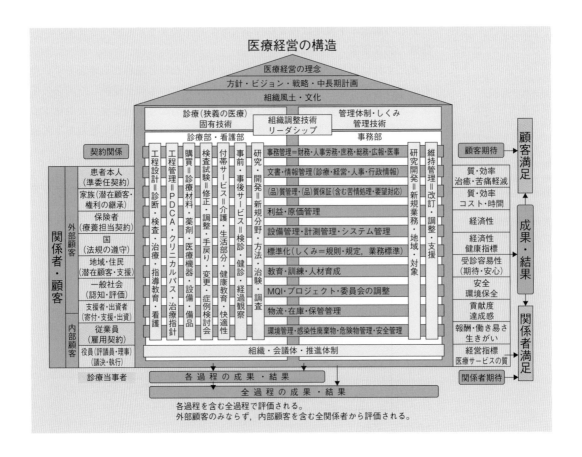

考にして，そこから重要な問題点を探し出すことも必要です。

　医療の質を考えるとき，**患者にとって決定的に重要な問題の改善**，つまり，患者の要望や不満の大きい点，重要な点から改善することが先決です。これを重点思考といいます。シックス・シグマ（6σ）では，**CTQ（Critical to Quality）** といいます。

　医療をサービス業の範疇に入れ，患者を顧客と呼ぶことに抵抗を感じる方も多いです。サービス業には，接客業，もてなし業，**お世話業**，役務代行業等があります。サービス提供の対象を顧客といいます。その考え方からすれば，すべての産業は顧客満足業であり，サービス業といえます。医療は健康に関するお世話（ヘルスケア）業です。顧客には内部顧客と外部顧客があります（171頁参照）。職員は内部顧客であり，患者は外部顧客です。

　重要なことは，患者満足の対象は，診療の結果だけではなく，病院における業務あるいはその後の経過観察も含めたすべてであることです。**患者志向**の医療とは，「医療における信頼の創造」への道です。

医療の質
医療従事者の質である。医療機関の総合的質である。

患者（顧客）にとって決定的に重要な問題
CTQ（Critical to Quality）である。

6σ（シックス・シグマ）
モトローラ社で開発された経営管理の概念。

CTQ（Critical to Quality）
経営品質に決定的に影響を与える要因。その中で影響の大きな数個の要因を vital few と呼ぶ。

お世話業
サービス業のこと。ヘルスケアは健康に関するお世話である。

産業
日本標準産業分類では，2007年改訂で，医療・福祉はサービス業から独立して分類された。
日本標準産業分類の大分類P医療，福祉の総説では，「医療，保健衛生，社会保険，社会福祉及び介護に関するサービスを提供する事業所が分類される。医療業とは，医師又は歯科医師等が患者に対して医業又は医業類似行為を行なう事業所及びこれに直接関連するサービスを提供する事業所をいう。」と定義している。医業類似行為も含むことに留意。

患者志向（233頁参照）
医療の対象は患者であるという，忘れがちではあるが，当然の事実の確認である。
患者の方を向く，患者の立場になるという意味。
患者本位，患者中心とは異なる。

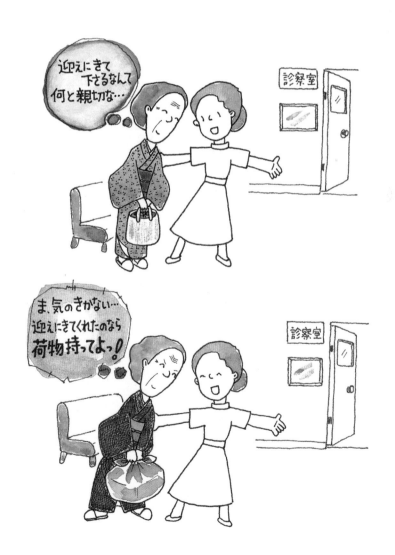

3

質管理

01　質管理の基本的考え方

質管理
Quality Management あるいは Quality Control の訳語。
両者とも，品質管理と訳していた。モノやサービスの質だけではなく，業務の質・組織の質も含んで考えるようになり，Control ではなく Management が，品質ではなく質が用いられるようになった。また，非製造業や製造業の非製造部門に受け入れられるように，品質管理ではなく質管理が使われている。

質管理の基本的考え方は，以下のごとくです。

❶質重視：質向上なくして，組織の存続はありえません
❷顧客志向：質とは顧客要求への適合です（ジュラン）。役に立ってこそ意味があります
❸後工程はお客様，前工程もお客様：内部顧客の重視・業務の継続性の重視を意味します
❹五ゲン主義：原理・原則に基づいて，現場・現実・現物に即して業務を遂行することが必要です
❺標準化：標準を決めて，できばえのばらつきを減らすことが重要です
❻継続的改善：たゆまぬ質向上の努力が必要です
❼プロセス志向：工程で質を造り込むことです

02　質重視の経営

社会の変化として，個の尊重，価値観の多様化，顧客の要求水準の向上・限りない期待の上昇があります。社会の変化は変革といえます。量から質への転換であり，組織自体の変革，対応方法の変革は避けられません。医療に限らず，すべての組織は，質を機軸にした経営，総合的質経営（Total Quality Management：TQM）を導入することが近道です（183頁参照）。TQMを目指して，組織の責任者が率先垂範し，組織の構成員が一丸となり，継続的に質向上の努力をする以外には対応できません。

先行きが不透明で，意思決定が困難な時期にこそ，目先の餌に右往左往せず，原理原則に基づいて考え・行動することが必要です。その場しのぎの受け身ではなく，積極的に考える必要があります。組織の基盤整備，体質改善，強化を目的に取り組むことが必要です。

03　顧客志向

質とは顧客要求への適合です（ジュランの定義）。したがって，顧客が誰かを認識することは極めて重要です。製品やサービスの購入者や利用者以外の関係者も顧客であるという認識が必要です。利害関係者ともいいます。

口先で，患者様，患者中心，患者本位というだけでは意味がありません。患者志向・患者指向の観点が重要です。

また，提供側の**自己満足**ではいけません。物理的性能はよくても，使いにくい，あるいは，使えなければ，質が高いとはいえません。使用者・利用者が使ってあるいは利用してよかったといえることが重要です。顧客満足です。

自己満足
"患者本位"を"表明"する病院で，運用が大変という理由で，3診療科以上の外来の同日予約はさせない事例がある。言葉の意味を理解しないことの表れであり，本末転倒である。

内部顧客の重視
職員満足の重視。

責任も引き継いでいる
夜間の患者の状態を，日勤リーダー看護師が私は日勤なので分かりません，と答える場合がある。交代勤務では，責任・義務も引き継ぐことを理解しないからである。

04　後工程はお客様，前工程もお客様

（品）質管理の世界では，**内部顧客の重視**を，「後工程はお客様」と表現します。すなわち，前工程は，後工程の職員が仕事をしやすいように申し送らなければなりません。それとともに，「後工程は**責任も引き継いでいる**」すなわち，「前工程が引き渡しやすいように準備する」と認識するべきです。筆者は，これを「前工程もお客様」と表現し，提案しています。医療では，ヒューマンエラーに起因する事故が多く，とくに，業務の引継ぎ時に問題が発生しがちです。すなわち業務の連続性・継続性が重要です（178頁参照）。業務の途中の一部署あるいは一人でも失敗すれば，業務に支障が出ます。患者満足には至りません。苦情だけではなく，医療事故に繋がりかねません。

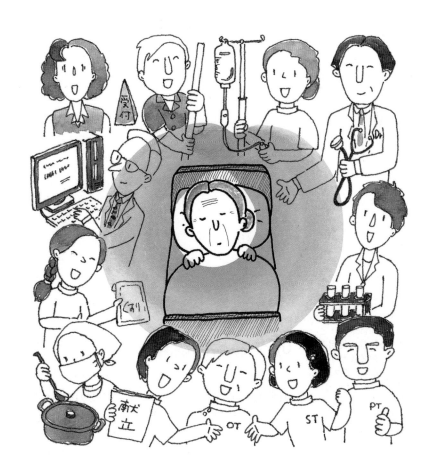

やり直しがきかないので，各自の業務を確実に遂行することの重要性を再認識してください。

05　三現主義と五ゲン主義

三現主義とは，❶現場・❷現実・❸現物に基づくことを重視することです。❶現場とは，製造あるいはサービス提供の現場を意味します。サービス業，とくに医療では，最終的な結果だけではなく，ほとんどすべての経過において，顧客（患者）との接点があります。つまり，ほとんどすべての段階で，その場でサービスが提供されます。それが現場です。また，購入者，使用者あるいは利用者が使う現場という意味も重要です。
❷現実とは，机上の演習，空理空論や仮定の話ではなく，実際の様々な制約条件の中で**実践する**ことです。
❸現物とは，実験や，試行ではなく，実際にあるそのもので業務を行ない，顧客に提供することやモノです。

物事を考えるときには，合理的で理論構築がしっかりしていなければなりません。三現主義に加えて，原理・原則に従うという意味を含めて，**五ゲン主義**といいます。

06　標準化

標準化とは，標準を設け，標準に合わせること，また，それに従って統一することです。**ばらつきを減らす**ことになります。そのためには，理念・方針・考え方の理解度，しくみ，工程，作業レベル等の標準化が必要です。その結果として，成果や結果のばらつきが小さくなります。

悪さ加減を検討し，原因を究明し，改善して，ばらつきをできる限り少なくし，これを標準化（歯止め）することが基本的な手法です。ただし，手法や道具は目的を達成するための手段であることを忘れて，手段の目的化が起こる傾向があります。折に触れて，組織の理念・目的と方針に基づいているか，目標がそれていないかを確認してください。QC 活動のよい面は，QC 七つ道具，QC 新七つ道具といわれる，確立された標準的な手法があることです。医療の標準化は第 7 章（195 頁）で解説します。

07　継続的改善

継続的改善とは，**質向上のたゆまぬ努力**をいいます。環境は変化し，顧客の要求は絶えず変化し，上がり続けるので，現状維持では要求水準に適合しなくなります。改善の仕組みをつくり，それを継続的にまわすことが必要です。これを，管理サイクル（**PDCA** サイクル・デミングサイクル）をまわ

実践する
理論だけではなく，現場の運用に留意して検討すること。現場の職員が働きやすいことが重要である。

五ゲン主義
順序は，当然，原理・原則が先である。

ばらつきを減らす
ばらつきはゼロにはできない。一定の範囲内に収めることはできる。人が変わっても，時間が異なっても，同じように業務をすること。手順・業務工程表作成やパス法が典型である。

悪さ加減
不具合の程度。質の評価基準の一つ。善し悪しの程度。良さ加減は分かりにくいが，悪さ加減は分かりやすい。

質向上のたゆまぬ努力
常に，小さな工夫，改善の努力をすることが重要。革新は簡単にはできない。

PDCA
Plan Do Check Act と循環する改善の仕組みをいう。PDCA サイクル，デミングサイクル，管理サイクルともいう。PDCA を正しく理解せず，PCDA が正しいという者がいる。PDCA に関する怪しげな書籍が多い。

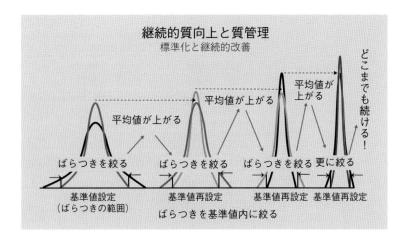

すといいます。デミングはこれを Spiral Up と表現しました。愚直に続けることが重要です。

08　プロセス志向

プロセス志向とは，製品検査の段階で，善し悪しを評価するのではなく，不良品を造らないように，製品の質を工程で造り込むという考え方です。質を設計の段階で造り込むという考え方もあります。その品質管理手法が，それぞれ，工程 FMEA（Failure Mode and Effects Analysis：故障モード影響解析），設計 FMEA です。ISO9001 では，プロセスを，インプットをアウトプットに変換する，相互に関連するまたは相互に作用する一連の活動，と定義しています。

組織内において，**プロセスを明確**にし，その相互関係を把握し，運営管理することと合わせて，一連のプロセスをシステムとして適用することを，"プロセスアプローチ" と呼びます（169 頁参照）。

工程
業務フローをいう。
パス法はこの観点で作成するものである。

プロセスを明確に
業務フローを分析することである。業務フロー図として記載すること。
業務を見える化すること。

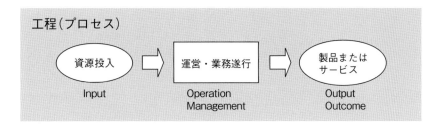

工程（プロセス）

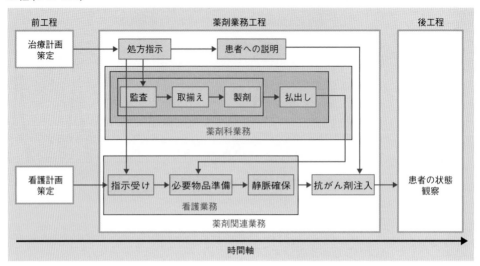

薬剤業務フロー　注射薬実施工程

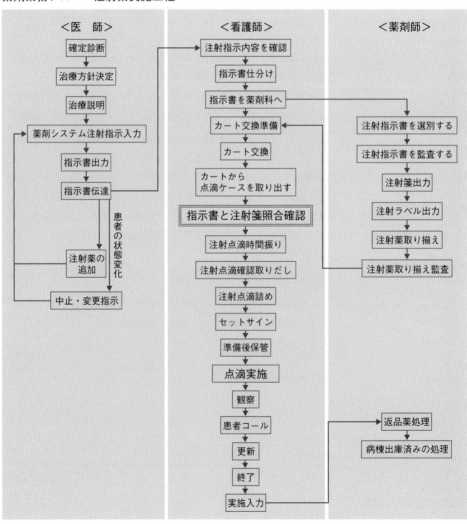

4

第 4 章
医療の質管理

01 医療への質管理の導入

　医療と経営とは別であるとして，経営を考えることを忌避する傾向があり
ました。したがって，一部の病院を除いて，他産業や一般企業の経営の考え
方や手法を学び，技術的な交流をする柔軟な活動はありませんでした。良い
医療を提供しようとすれば，後追いの改善にとどまらず，積極的な質向上，
すなわち，質管理（Quality Control：QC，Quality Management：QM）の導
入が必要です。前述の質管理の基本的考え方に基づいて，**QC 七つ道具**，**新
QC 七つ道具**，**医療の TQM 七つ道具**等の，確立された手法を用いて，自院
にあった質向上活動を展開することが必要です。

02 医療における質管理

　診療・看護技術等の専門（固有）技術の範囲では，質向上，質管理が実践
されています。しかし，個人の努力や部分的に QC サークル活動として展開
しているにとどまり，TQM（総合的質経営）として実施する病院はほとん
どありません。

　医療の質向上の具体的取り組みとしては，クリニカル・パス（CP），EBM
〔Evidence-Based Medicine（200 頁参照）：根拠に基づいた医療〕，診療指針
（Clinical Guideline），国際疾病分類（ICD），診断群分類（DRG・Casemix・
DPC），委員会活動（診療録管理・感染管理・安全確保・薬剤管理・環境整備・
物品管理・収益管理・治療成績等），プロジェクト活動，患者満足度調査，
症例検討等があります。

03 医療の質向上と効率化

　質(q：Small q)向上と経済効率は二律背反の関係にあるとされていました。
すなわち，質を向上するためには相応の経営資源を投入しなければならず，
経済効率は悪くなるという考え方です。効果（effect）と効率（efficiency）
は両立しえないという考え方です。しかし，科学技術，とくに，情報技術お
よび管理技術の進歩により，効率化しなければ質（q：Small q）の向上はな
いという状況になり，効率化は質（Q：Large Q）の重要な要素となりまし
た（166 頁参照）。

七つ道具
弁慶の七つ道具に代表
されるもので，主要な
道具一式という意味で
ある。必ずしも七つで
ある必要はないが，名
称に合わせて七つにし
ている場合が多い。

QC 七つ道具
数値データの解析法。
チェックシート，パ
レート図,特性要因図,
層別,散布図,グラフ・
管理図，ヒストグラム
をいう。

新 QC 七つ道具
言語データの解析法。
親和図（KJ 法），連関
図，糸統図，マトリッ
クス図，PDPC，アロー
ダイヤグラム，マト
リックス・データ解析
をいう。

医療の TQM 七つ道具
日本品質管理学会の医
療経営の総合的質研究
会が開発。
業務工程図，FMEA(故
障モード影響解析)，
RCA（根本原因分析），
QFD（品質機能展開），
対策発想チェックリス
ト,対策分析表(メリッ
ト・デメリット分析
表)，まぁいいか防止
メソッド
最後の"まぁいいか防
止メソッド"は，不遵
守防止対策であり，全
産業界，全世界的な解
決困難な課題である。

04　結果と成果

　結果（Output）とは，活動によって生じたこと，その事実です。価値判断は含みません。成果（Outcome）とは，活動したことによる結果の目的への適合度合です。成果物とは，生産あるいは作業の結果生み出された製品あるいはサービスです。

　有効性とは，予定した目標が達成された程度です。すなわち，成果を目標（Target）で割ったもの（Effectiveness＝Outcome/Target）です。効率とは，達成された結果と投入した資源〔費用・時間・手間（人）・モノ〕との比です。すなわち，効果あるいは成果（Outcome）を投入資源すなわちInputで割ったもの（Efficiency＝Outcome/Input）です。費用対効果を意味します。

　評価される対象，すなわち，個人，企業・組織，特定の組織あるいは団体，社会の区別により，評価に用いる指標が異なります。目的の達成度か，経済的効率かにより，用いる指標が異なります。

05　医療の質の評価

　医療の質を事後的に検証するアウトカム指標として臨床指標があります。臨床指標とは，医療機関の質の評価指標であり，各疾患の診療結果（アウトカム）を表す指標をいいます。具体的には治療内容，生存率，生存期間，合

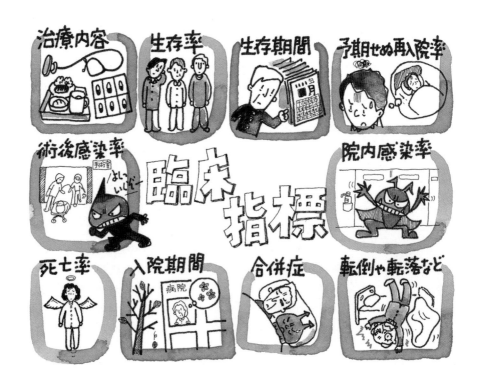

併症発生率，術後感染率，院内感染率，死亡率，入院期間，予期せぬ再入院率等を示します。臨床指標を用いる目的は，各医療機関の成果を比較することにより，どこに，どの程度，改善の余地があるのかを明らかにすることにあります。標準化された臨床指標の意義は，❶個別の医療機関が経時的にデータを収集して，改善の成果を容易に判断できる，❷特定の集団のデータと比較することにより，自組織を位置づけられる，❸ベンチマークすべき，優良な医療機関のデータと比較できること，です。

全日本病院協会がアウトカム評価事業を実施しています。病院団体によるアウトカム評価事業の意義は，多数の病院から得られたデータを集計・解析し，参加病院および一般に対して統計データを開示することにより医療の質向上を図ることにあります。

病院組織全体の評価は日本医療機能評価機構の病院機能評価があります〔第 6 章（188 頁）参照〕。

臨床指標の他に，効率性や公平性等の経営指標を組み合わせて，多面的な評価をする指標として，パフォーマンス・インディケーター（Performance Indicator）があります。パフォーマンスとは，アウトカムに近い概念であり，組織活動全体に関していいます。

また，医療の質をプロセス面から向上させる代表的な手法として，診療ガイドライン，EBM があります。

06　総合的質経営

質重視の組織的運営を，総合的質経営（Total Quality Management：TQM）といいます。“総合的”とは，トップや一部の職員や部署だけではなく，組織をあげた取り組みであるという意味です。また，製品やサービスの質だけではなく，組織の質，体制の質，職員の質，社会的質，までを包含するという意味です。質の概念が拡大して，診療の質だけではなく，医療機関における組織活動すべての質をいいます。医療の質向上のためには，バランスの取れた総合的な活動でなければなりません。

❶学習・成長→❷内部プロセス→❸顧客→❹財務の 4 つの視点を有機的に結び，計画を策定・実施・評価する，方針管理と目標管理を合わせた経営管理手法が BSC（バランスト・スコアカード）です。パフォーマンス・ドライバーという先行指標を用いて，結果が出る前の段階で，活動の妥当性を把握します。クリニカル・パスは同様の考え方を適用して，標準化，情報共有による継続的質向上を図る手法です。

これらの手法は，TQM の要素の一つであり，それぞれの組織の考え方や特性に合わせて用いることが重要です。

パフォーマンス・ドライバー
重要成功要因。
制御可能なものである。
主要な指標を業績評価指標 KPI（Key Performance Indicator）という。

5

医療の質向上活動

01　病院理念の共有

　組織の運営には，まず，組織の理念を共有しなければなりません。病院の経営理念は病院（企業）の社会的責任を果たすために，客観的で内外に認められる明確なものでなければなりません。職員満足を通して，社会的使命を果たすと宣言する病院もあります。病院理念を実現すべく，毎年具体的な経営方針を立てます。経営方針を実現するために，各部署が方針を理解して，より具体的な戦略を立て，さらに具体的な戦術に落とし込みます。現場では，部門や部署の方針や目的に基づいて目標を設定して業務を行ないます。方針を実現するために，目標は具体的で達成可能な内容でなければなりません。これを**方針展開**（管理）といいます。これらの活動を通して，組織風土を醸成できます。一般常識を基礎とした専門技術，管理技術，調整技術を発揮することによって，組織を運営します（技術均衡理論）。

　各人が，自分の役割や責任を認識しなければなりません。それを当事者意識といいます。第三者的な評論では具体的成果が期待できません。自分が優秀な人材であると思っても，病院理念（組織の意思）の実現を通して実力を発揮しなければ意味がありません。

方針展開
理念や目的を確認し，組織に徹底させること。
理念・方針に基づいて，役割に応じて，創意工夫して業務を遂行すること。
医療従事者は個人の理念や価値観を優先しがちである。

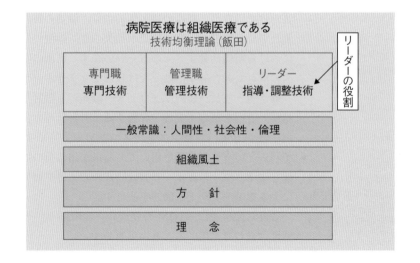

02　チーム医療と情報共有

　近年，チーム医療（113頁参照）の重要性が認識されています。職種や職場等の縦割り・横割りではなく，組織横断的なプロジェクトチーム型の組織活動です。この活動を支えるのが価値観の共有です。共通の目的・目標をもち，ベストプラクティス（成功体験）を参考にし，共通言語をもつことです。

　医療の現場における情報を共有する必要があります。共有するためには，個人の主観的知識ではなく客観的な存在として，誰にでも理解できるように，事実や数値データで示すことが必要です。

　情報共有とは，情報を物理的に共有するだけではなく，"認識"や"価値観"を共有することです。まず，組織の理念を共有し，方針を理解し，組織風土を醸成します。技術均衡理論に基づく組織運営が真の情報共有です。

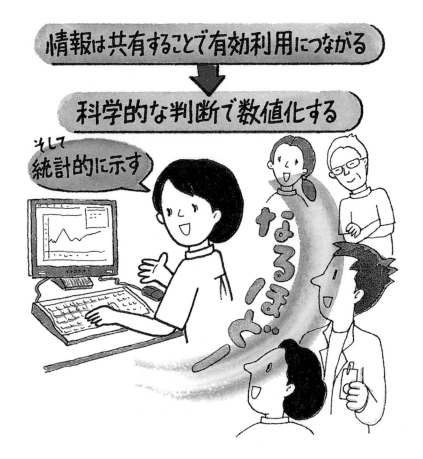

03　科学的な判断

　共通の理解を得るためには，合理的，科学的でなければなりません。できるだけ数値化し，統計的に示す必要があります。しかし，統計理論は理解しなくても，道具と考えて，その使い方を理解するだけで十分です。統計計算はパソコンで簡単に処理できます。

　改善の前後で効果の有無を判断するためにも，また，アンケート調査をする場合にも，統計処理が必要です。思い込みや偏見を排除し，データに基づいて科学的に判断できます。病院内では事実や統計を前提として，議論できる風土づくりが必要です。

> **シックス・シグマ（6σ）の思想**
> ❶知っていても数字で表さなければ意味がない
> ❷数字を理解しなければ意味がない
> ❸数字で表されていても，管理されていなければ意味がない

04　過程と結果の評価

　業務は過程と結果の両面の評価が必要です。いかに過程が適切であっても，それが客観的な結果の評価に結びつかない業務では意味がありません。同様に，結果のみを評価すると，偶然に依存することになります。また，失敗した場合の過程の検証ができません。過程を評価して，結果との因果関係を客観的に分析すること〔故障の木解析（Fault Tree Analysis：**FTA**），根本原因分析（Root Cause Analysis：RCA），故障モード影響解析（Failure Mode and Effects Analysis：**FMEA**）〕が必要です。

05　組織管理としての質向上

　業務改善の小サークル活動を QCC（QC Circle）活動といいます。個人や個々のチームによる改善の努力だけではなく，組織管理として発展させて日本で体系化したものが，全社的品質管理（Company Wide Quality Control：CWQC，Total Quality Control：**TQC**）です。

　TQC の総本山である日本科学技術連盟（日科技連）は，経営の総合的「質」という概念を掲げて，その呼び名を **TQM**（Total Quality Management：総合的質経営）に変えて，組織をあげての経営戦略として，**経営者の旗振り**の大切さを強調しています。

　デミング博士のセミナーを記念して，デミング賞が創設され，**品質管理**に貢献した企業と経営者を表彰しています。

　2000 年には，日科技連創立 50 周年記念として，品質向上活動と TQM を

FTA
故障の木解析
故障（事故）という結果（頂上事象）から，その原因を分析する手法。

FMEA
故障モード影響解析。品質管理の一手法であり，故障や失敗の様式を抽出して，分類し，その頻度と影響と検知難易度等を勘案し，対策を打つべき順序を検討すること。その結果に基づき，対策を立て，実施を検討する。第9章，安全確保で解説（212 頁参照）。

TQC
組織をあげての改善活動。全員参加の自主的活動ではない。仲良しクラブ活動ではない。

TQM
総合的質経営
TQC をさらに進め，経営管理を重視した活動。

経営者の旗振り
トップ（経営者）のコミットメント（参画）が必須である。

品質管理
かつては，国家機密技術であった。日本では，第2次大戦後，デミング博士によって普及。Quality Control と Quality Management は同意であるが，近年，区別が必要になった。ばらつきを少なくし，継続的改善をすること。

中心として一層幅広く，また一段と質の高いものにするために，品質奨励賞が創設されました。

類似の活動として，日本社会経済生産性本部による，日本経営品質賞があります。アメリカの**MB賞**（マルコム・ボルドリッジ国家品質賞）を参考にしたものです。卓越した経営品質を発揮する経営システムをもち，優れた成果を上げる企業を毎年1回表彰します。

医療界でも**医療の質向上（MQI）活動**を実施している病院がありますが，その多くは，医療の周辺部分の改善活動にとどまり，医療の本質的な向上にまで進んでいませんでした。1997年には，日本品質管理学会に「TQMの医療への展開研究会」が発足しました。1999年1月に，質の向上活動を実施している病院が集まり，「医療のTQM推進協議会」を設立し，ワークショップやセミナーを開催しています。2000年に日本品質管理学会に「医療経営の総合的質研究会」を設置し医療界と品質管理界が協力して活動を展開しています。

2001年，全日本病院協会に「医療の質向上委員会」を設置し，病院経営者・管理者に向けて，TQMの医療への展開を行なっています。

06　一般産業界との連携

医療も社会活動の一つであると述べました（13頁参照）。医療界だけではなく，一般産業界との連携も進んでいます。他産業・他企業や他分野の成功や失敗から学ぶためと，相互の情報交換，協力関係を構築するためです。

日科技連のサービスクオリティ推進協議会に「医療部門」，日本品質管理学会に「医療経営の総合的質研究会」，**日本ものづくり・人づくり質革新機構**に「医療の質向上部会」が設置されました。日科技連が2000年から実施している，Quality Forumでは医療をサービスの大きな部門と位置づけています。これらの研究会・委員会には，質管理研究者，質管理実務者，医療管理研究者，病院経営者等が参画して，議論を重ねています。

全日本病院協会では，前述の研究会や委員会等の品質管理関係者等と連携して，講演会，研修会，委員会を開催しています。"質管理"の考え方や手法を学び，医療の質向上と安全確保を目指しています。

これらの連携の成果として，医療安全管理者養成講習会を開催し，『医療安全管理テキスト』（2006・2010・2015・2019日本規格協会），『医療の質用語事典』（2005日本規格協会），『医療のTQM七つ道具』（2012日本規格協会），『医療信頼性工学』（2013日本規格協会）等の書籍を**出版**しました。

MB賞
日本のデミング賞を参考にして，アメリカのボルドリッジ商務長官の名を冠して，日本の高品質に対抗するために，1987年に制定したもの。医療の分野もある。

医療の質向上（Medical Quality Improvement：MQI）活動
練馬総合病院における独自のCQI/TQM。継続的な医療の質向上を目指す組織的活動。

日本ものづくり・人づくり質革新機構
2003年，予定の3年間の活動を終了した。

出版
筆者が病院管理者となり，運営に途方に暮れたとき，医療は特殊ではない，他産業と変わりはないということに，ハタと気付いた。一般産業界で用いられている"品質管理"が最適であることが分かり，練馬総合病院にTQMを導入し，医療界に展開している。以来，一般産業界・質管理界・医療界（病院団体・職能団体・医療機関・研究施設）等と協調・連携して活動を継続した。その成果を出版した（参考文献に提示）。

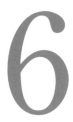

第 6 章

医療機能評価

01　日本医療機能評価機構

医療機関が，地域，患者の要望に応え，質の高い医療を提供するためには，組織の機能の充実と向上が求められます。

受診を希望する医療機関の情報を知りたいという国民の要求が高まっています。国民の信頼を得るためには，医療機関が積極的，継続的に改善し，自らの質を評価する必要があります。さらに公正性，客観性を保証するためには，第三者評価が必要です。第三者評価を目的として，1995 年に財団法人**日本医療機能評価機構**が設立されました。2 年間の運用調査を経て，1997 年から本格的に**病院機能評価**が実施され，2020 年 12 月現在，2,123 病院に認定証が交付されています。2001 年，医療法改正により，認定を受けたことを広告できるようになりました。また，2002 年 9 月から，認定病院の承諾を受けて，審査内容を機構のホームページで公開しています。

審査は，書面審査と訪問調査により行なわれます。訪問調査には診療・看護・事務管理担当の評価調査者（サーベイヤー）が 4 ないし 7 名訪問します。評価調査者には，院長，看護部長，事務長等の病院の管理職，または，医療管理等の研究者で一定の経験のある人から，日本医療機能評価機構が実施する研修を経て委託されます。第三者による医療機能評価には次の効果が期待できます。

日本医療機能評価機構
Japan Council for
Quality Health Care
info@jcqhc.or.jp
病院機能評価のみならず，医療事故情報収集・分析，産科医療補償制度の事務局機能を務めている。
病院機能評価
機能の評価はまだ不十分。
質の評価基準の確立が困難であることによる。

❶医療機関が自らの位置づけを客観的に把握でき，改善すべき目標がより具体的，現実的になります

❷医療機能について，幅広い視点から，また蓄積された情報を踏まえて，具体的な改善策の相談，助言を受けられます

❸地域住民・患者，就職を希望する人材，連携をしようとする他の医療機関等への提供情報の内容が保証されます

❹職員の自覚と意欲の一層の向上が図られるとともに，経営の効率化が推進されます

❺患者が安心して受診できる医療機関を増やすことになり，地域における医療の信頼を高めることができます

評価の流れ

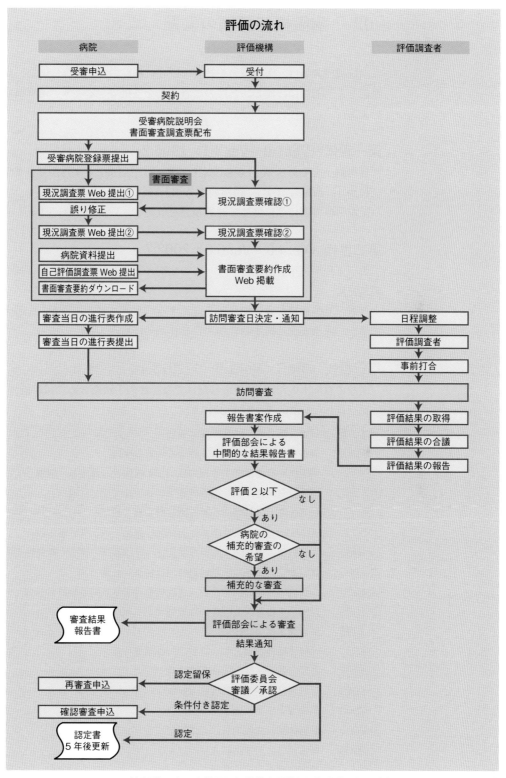

〔(公財)日本医療機能評価機構病院機能評価事業の概要資料を許可を得て一部改変〕

02 病院機能評価の変遷

病院機能評価は，医療環境や社会の変化，病院のニーズ等に応じ，病院の機能をより適切に評価し，病院の改善活動を支援できるよう，適宜改定しています。

第一世代（Ver.1.0～Ver.3.1）1996.2-

運用調査版である Ver.1.0 を改定し，Ver.2.0 で 1997 年 4 月から事業開始。

種別「一般病院 A・B」「精神病院 A・B」「長期療養病院」を設定。

医療情勢の変化等に併せて評価項目を改定し，Ver.3.0，Ver.3.1 とした。

第二世代（Ver4.0～Ver.6.0）2002.7-

第一世代の運用を踏まえ，すべての病院に同じ評価項目を適用（統合版評価項目）。

診療・看護領域が合同で病院を評価する「ケアプロセス審査」を導入。

また，医療安全に関する評価項目を体系的に組み入れ。

第三世代（3rdG：Ver.1.0～）2013.4-

医療の質向上のため，評価項目だけでなく評価手法を含めて抜本的に改定。

第三世代（3rdG：Ver.2.0）2018.4-

1976	日本医師会内に病院委員会設置
1982	同委員会報告：病院機能評価の手法の検討
1985	病院機能評価に関する研究会（日本医師会・厚生省）設置
1987	同委員会報告：病院機能評価マニュアル
	日本医師会内に病院機能評価検討委員会設置
	JCAH 研究会（東京都私立病院会）発足：第三者評価の試み
1990	病院医療の質に関する研究会発足：評価基準の改定・審査方式の検討
1993	病院機能評価基本問題検討会（厚生省）設置
1994	病院機能評価検討委員会，病院機能評価基本問題検討会報告
1995	財団法人日本医療機能評価機構発足：運用調査開始
1996	同機構本事業開始
1997	一般と精神が複合した病院の評価基準作成
1998	長期療養型病院の評価基準作成
1999	評価項目と判定指針改定 Ver 2.0
2000	予備審査事業開始
2002	評価体制，評価項目，判定指針改定 Ver 3.0
2004	評価項目，判定指針改定 Ver 4.0
	評価認定運用要項施行
2005	評価項目，判定指針改定 Ver 5.0
2008	評価項目，判定指針改定 Ver 6.0

2012	評価項目，判定指針改定 3rdG：Ver 1.0
2014	評価項目，判定指針改定 3rdG：Ver 1.1（2015.4 からの訪問審査に適用）
2017	評価項目，判定指針改定 3rdG：Ver 2.0（2018.4 からの訪問審査に適用） 一般病院 3 新設

03　評価対象領域（機能種別版評価項目）

以下の事項を評価します。

1. 患者の視点に立った医療の推進
　患者の視点に立った良質な医療の実践に必要な，安全確保や感染制御の病院組織の検討内容，意思決定
2. 良質な医療の実践1
　病院組織として決定された事項が，診療・ケアにおいて確実で安全に実践されていること
3. 良質な医療の実践2
　確実で安全な医療を実践するうえで必要な機能が各部門で発揮されていること
4. 理念達成に向けた組織運営
　良質な医療を実践するうえで基盤となる病院組織の運営・管理状況

機能種別名	種別の説明	規模
一般病院 1	・主として，日常生活圏域等の比較的狭い地域において地域医療を支える中小規模病院	〜199 床
一般病院 2	・主として，二次医療圏等の比較的広い地域において急性期医療を中心に地域医療を支える基幹的病院	200 床〜
一般病院 3	・主として，高度の医療の提供，高度の医療技術の開発・評価，高度の医療に関する研修を実施する病院または準ずる病院（特定機能病院，大学病院本院等）	
リハビリテーション病院	・主として，リハビリテーション医療を担う病院	
慢性期病院	・主として，療養病床等により慢性期医療を担う病院	
精神科病院	・主として，精神科医療を担う病院	
緩和ケア病院	・主として，緩和ケア病棟もしくはホスピスを有する病院	

04　機能種別版評価項目（3rdG：Ver 2.0）

　2017年10月，機能種別版評価項目3rdG：Ver.2.0が公表され，2018年4月の訪問審査から適用されました。大項目（全種別共に20項目），中項目（一般1と一般2は88項目），一般3は89項目，リハビリと慢性期は91項目，精神は93項目です。

　機能種別版評価項目＜3rdG：Ver2.0＞では，各中項目の下に中項目を評価するための視点（評価の視点）と，評価の際に参考とする要素（評価の要素）を記載しています。

　一般病院1，2の他に，一般病院3が新設されました。共通する改定の内容は，管理者との連携，多職種連携体制，継続的改善の取り組みです。

　改定への主要な検討テーマと施策は以下の3項目と2施策です。

1. 理念・基本方針：理念・基本方針の浸透および達成に向けた取り組みを確認する
2. 質改善活動の取り組み実績：病院の継続的な質改善活動の実績を取り入れて評価する
3. ガバナンス：理念達成に向け価値・行動規範を共有した組織運営の仕組みを確認する

施策1　ガバナンス機能を重視した新たな機能種別の設定
施策2　病院の役割・機能に応じた評価の重視など，評価方法の見直し
一般病院3の評価項目の特徴
❶ガバナンスの仕組みと実践
❷高度の医療の提供
❸高度の医療技術の開発および評価
❹高度の医療に関する研修および人材育成
❺医療安全確保の取り組み
❻医療関連感染制御の取り組み

病院の特性に応じた機能種別の選択
　すべての病院共通の評価項目から，病院の役割・機能に最も適した機能種別（一般病院1，一般病院2，リハビリテーション病院，慢性期病院，精神科病院）を自主的に選択し，選択した機能種別に応じた評価項目を適用する方法に変更。

評価内容の重点化
プロセス重視の審査
　訪問審査の「双方向性」を強化し，病院とサーベイヤーが活発に意見交換する場を設定。

継続的な質改善活動の支援（認定期間中における確認の実施）
　医療法上の病床種別にかかわらず，機能の実態で判断します。
　主たる機能種別以外に重要な機能（副機能）がある場合には，病院の希望で，複数の機能種別を同時に受審できます。

05　付加機能評価

　救急医療機能，リハビリテーション機能（回復期）に特化した項目について，本体審査の実施後に訪問審査を行ないます。

　審査日数は1日（9：00～16：00）で，救急医療機能は2名，リハビリテーション機能（回復期）は3名のサーベイヤーが病院を訪問します。

　認定有効期間は発行日から5年間ですが，本体審査の認定が有効である場合に限ります。

　付加機能の評価は，本体審査の認定後随時受け付けています。認定証有効期限は本体の認定証有効期限としています。

> **救急医療機能**
> 　地域における高次救急（3次救急医療，もしくはそれに準ずる救急医療）を担うことを役割としている病院が対象です
> **リハビリテーション機能（回復期）**
> 　本体審査の主たる機能種別または副機能にて「機能種別　リハビリテーション病院」を受審した病院で回復期リハビリテーション病棟入院料の施設基準を取得している病院が対象です

06　受審における留意点

　受審における重要な事項を理解していない病院が多くみられます。下記に留意する必要があります。詳細は，**日本医療機能評価機構のホームページ**と解説書を参照ください。

❶受審を契機として，医療の質向上に取り組むこと

❷受審にむけて，組織として取り組むこと

❸自己評価の基準を理解すること

　基準とは物差しです。自分勝手な物差しで評価しては意味がありません。

・中項目の評価（S.A.B.Cの4段階評価）では，Sは秀でている，Aは適切に行なわれている，Bは一定の水準に達している，Cは一定の水準に達しているとはいえない，NAは非該当の評価です。重要項目がCの評価であると，場合によって認定されません。

❶関係書類を分野別に整理して，準備すること

❷機能の有無が重要

　評価表の質問と同一名称でなくても，同様の機能があり，実態があれば，評価されます。

❸最後まで改善の努力が必要

　審査前日に達成した事項でも評価できます。重要なことは，病院全体で，業務改善に前向きに取り組み，「効率的で」「良質な医療の提供」に努力することです。

日本医療機能評価機構のホームページ
https://jcqhc.or.jp/

07　日本医療機能評価機構のその他の事業

　日本医療機能評価機構はその他に以下の事業を行なっています（各項目を参照）。

医療事故情報収集等事業（216頁）
薬局ヒヤリ・ハット事例収集・分析事業（217頁）
産科医療補償制度（223頁）
EBM医療情報サービス事業（Minds）（201頁）

7 | 第7章 医療の標準化

01　疾患名の標準化

　評価するには基準（Standard）が必要です。基準とは物差しであり，共通の言語です。基準とは，対象となるモノ，システム，運用等の最低限守るべき要求を定めたものです。測定すべき対象項目を指標といいます。その指標を物差しで計ったデータの善し悪しを判断します。

　医療における基準とは，第一に疾患名・診断名です。WHOでは，国際疾病分類（International Classification of Diseases：ICD）を定め，加盟各国に対して，その使用を勧告しています。10年に1度改訂され，現在は第10版（ICD-10）を使用しています。

　30年ぶりにICD-11が2019年WHO世界保健総会（WHA）で採択され，2022年に発効予定です。電子カルテやDPC，DRGでの運用を前提とした体系に変更され，分類項目も現在の14,000から18,000になりました。

　WHOは，電子環境での活用を前提に，多言語対応であるICD-11ウェブサイトを提供しています。

　ICD-11では，分類コードだけでなく，URI（Uniform Resource Identifier）を用いてより詳細な情報管理が可能となりました。詳細度に応じ，ICDコー

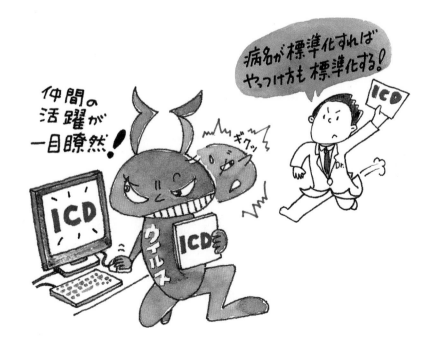

ド，ファウンデーション ID，用語 ID を使用できます。

　日本における疾病構造の変化，ICD-11 の変更点を踏まえて疾病分類表及び死因分類表の見直しを検討し，ICD-11 の和訳を作成し，当該ウェブサイトに登録し，オンライン上で使用できるよう検討中です。

02　ICD-11 の基本構造

ICD-11 のコード体系は表の通りです。

1 桁目	2 桁目	3 桁目	4 桁目	5 桁目	6 桁目	7 桁目
章を表す英数字	英字	数字	英数字	英数字	英数字	英数字
E	D	1	E	E	E	(E)

※2 桁目は必ず英字（ICD-10 コードと混同しないように）
※英字には，O，I（オーとアイ）は使用されない
※ICD-10 の「その他」と「詳細不明」すなわち「.8」「.9」は，ICD-11 では，「.Y」「.Z」
例：パーキンソン病（8A00.0Z）
　　原発性側索硬化症（8B60.4）

03　Casemix

　病院ごとに，規模，診療科，患者の重症度等が異なります。質向上のためには，他の組織と比較することや，自院の時系列データの検討が重要です。診療の質を比較・検討するために考えられた手法が Casemix です。

　Casemix とは，目的に合わせて選択された指標と，それに関する一定の基準でまとめられた患者群をいいます。指標は，疾病の重症度，予後，処置の困難性，治療の必要性，医療資源の使用度等が考えられます。

　以下に述べる **DRG**（Diagnosis Related Groups）や DPC（Diagnosis Procedure Combination）は Casemix の一つです。DRG や DPC では医療資源の使用度が重要です。重症者では資源を多く使用し，また，資源の利用量は入院期間と相関するので，重症度と入院期間が重要な指標です。

DRG
Casemix の 1 種。
利用資源量による区分であり，制度の異なる国では必ずしも同じではない。
各国独自のデータ収集・分析・設計が必須である。

04　DRG（診断関連群）

　DRG（Diagnosis Related Groups）とは，ICD で 1 万以上ある病名を人，医薬品，医療材料等の医療資源を利用する量で統計上意味のある約 500 の病名群に整理する分類法です。

　エール大学の Fetter 教授が，病院運営の生産性向上の管理手法を開発し

ました。診療に使用した❶人，❷薬剤，❸医療材料，❹入院日数，❺経費等のデータを多くの病院から集め，一定の疾患ごとに比較し分析し，各病院の改善点を明確にしました。

05　DRG/PPS

DRG を支払い方式に用いたものが，DRG/PPS（PPS：Prospective Payment System）（診断群別包括支払制度）です。急性期入院医療における一定範囲の疾病をその診療に要する医療資源（人員の人件費・入院基本コスト・検査費用・薬剤費・医療材料費等）の同質性に基づいて診断群に分類し，診断群分類ごとに入院診療費を定額にする方法です。

包括支払い方式は，医師の自由裁量権が診療報酬額に左右されやすく，粗診粗療の可能性が高いという欠点が挙げられています。そこで，診療を標準化し，医療の効率化や有効性が評価できる診療報酬が検討されました。

DRG/PPS 導入後，米国の病院経営管理が，「多くの患者を集め，請求漏れを防止する」という収益管理的発想から，「一定の費用で診療成績を向上し，患者の満足度を高める」という費用管理中心に変わりました。米国の**国民医療費**は極めて高く，医療費抑制の目的で DRG を支払い方式に用いたにもかかわらず，医療費は上昇を続けて，2018 年は国内総生産の 16.9％です。米国は全世界の医療費の約半分を使っています。米国では，営利企業も非営利企業も病院を経営しています。病院は，経営効率化をはかり利益を上げ，組織を継続することを真剣に考えなければなりません。

国民医療費
医療費の定義・範囲は国により異なる。

06　ICD と DRG/PPS

わが国でも，包括支払い方式の導入が検討され，1998 年 11 月から「急性期入院医療の定額払い方式の試行」として，日本版 DRG/PPS が試行調査されました。試行調査で得られたデータを基に，診断分類の相対係数に基礎償還点数を掛けて割り出した診療報酬点数（推計）や平均入院期間が，前述のDPC の基礎データとなりました〔第 1 部 第 8 章 04 定額（包括）支払い方式の意義（85 頁参照）〕。

支払い方式に用いるか否かではなく，医療の質の標準化・質の向上と効率的な医療のためには，共通言語としての ICD 分類が必要です。

07　パス法

クリティカル・パス
流れが淀む経路。律速経路。

医療の質向上と効率化の手法として，**クリティカル・パス**（臨界経路）という手法が取り入れられています。

クリティカル・パスはもともと米国で発展したオペレーションリサーチの

工程管理の手法です。米国のカレン・ザンダーが医療に導入し，「ケアマップ」として商標登録しました。したがって，**クリニカル・パス**，クリニカル・プログレション，ケア・ガイド等様々な名称で呼ばれています。米国ではDRG/PPSへの対応として，入院期間短縮を目的に採用されました。米国では医師が病院の勤務医ではないので，レジデント医や主に病院の看護師が患者をみる体制であり，医療チームの誰にでも治療計画が一目で分かるものが必要です。したがって，米国の手法をそのまま機械的に，わが国に適用することはできません。日本の状況に合わせた方法を検討する意図で，「パス法」と呼んでいます。1999年，日本クリニカルパス学会が設立されました。

パス法の効果として次のような点が挙げられます。

❶患者満足の向上　　　（患者・家族との情報共有，ばらつきの縮小）
❷症例管理の改善　　　（標準化）
❸職員教育　　　　　　（標準的作業手順として）
❹診療情報の２次利用　（標準化によるデータベース構築）
❺チーム医療の推進　　（内部での情報共有と連携）
❻コストの削減　　　　（効率化）
❼在院日数の短縮　　　（工程表）

パス法の導入当初は，平均在院日数の短縮や医療従事者の業務の効率化が主な目的でした。しかし，近年，本来の目的である質向上や患者満足の視点から，パスの開発と，原価管理手法の確立が検討されています。

わが国においても，DPCの導入により，標準化が進むとともに，DPCレセプトデータが精緻化し，**分析ソフト**が開発され，パス分析が容易になりました。パス運用が，病院機能評価や診療報酬の評価項目である等によりパスの活用が進んでいます。

電子カルテの導入が，必ずしも予定通りには進んでいません。その理由は，紙媒体のような一覧性がないこと，また，パス法を円滑に運用できるシステムが開発されていないことが挙げられます。**厚生労働科研費研究**として，e-path（Patient Condition Adaptive Path System：**PCAPS** 患者状態適応型パス）が検討されましたが，コンテンツの整備の課題があり，普及しませんでした。

08　臨床指標（Clinical Indicator：CI）

臨床指標（Clinical Indicator：CI）は，医療の経過や結果を指標として設定し，医療の質を評価するものです。医療機関の質の評価指標であり，各疾患の診療結果（アウトカム）を表す指標をいいます。臨床指標を用いる目的は，各医療機関の成果を比較することにより，どこに，どの程度，改善の余地があるのかを明らかにすることです。

一般的には，入院期間が短くなれば，効率的と評価されるので，入院期間が一つの指標です。疾患の程度（重症度）や併発症・合併症の有無により，入院期間に差が出るので，疾患ごとに指標を設ける必要があります。

クリニカル・パス
在院日数短縮が目的ではない。
医療行為の標準化に役立つ。

分析ソフト
全日本病院協会は，ASP型のDPC分析ソフト（MEDI-TARGET）を開発会社と共同開発し，全国的なDPC分析事業を実施している。質評価事業と一体化している。
外来・入院・外来を通したパス分析を可能としている。

厚生労働科研費研究
「医療安全と質を保証する患者状態適応型パス統合化システム開発研究」から患者状態適応型パスシステム研究会（PCAPS-IMT研究会：会長　飯塚悦功）が設立された。

PCAPS
患者状態適応型介入という医療の本質を反映した臨床知識の構造モデルを提示し，知識コンテンツを記述し，集積したコンテンツを関係者が利用できる条件を整え，あるべき医療社会システムを実現するためのコアツール，と開発者は規定している。概念は素晴らしいが，研究から実践段階に移行するにはコンテンツが少なく，進展はない。国家プロジェクトでなければ実用化できない。

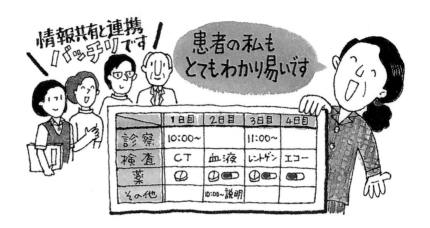

　客観的に把握でき，容易に評価できる指標でなければなりません。

　有用な臨床指標の条件は，❶医療機関の医療の質を評価する代表的な指標である，❷数値化あるいは層別が容易である，❸データの収集が比較的容易である，❹容易に評価できる，すなわち，標準化できる指標です。とくに，❸の条件が重要です。一時的なデータ収集ではなく，継続的にデータ収集するためには，その負荷が小さいことが必須です。このためには，病院の情報システムの構築が有用です。

　臨床指標の検討例として，下記があります。

❶Maryland Hospital Association：CI を急性期病院に適用
❷IMSystem（Indicator Measurement System）
❸HEDIS（Health Plan and Employer Data Information Set）
❹ACHS（Australian Council on Health Standards）

09　アウトカム評価事業

東京都病院協会
https://www.tmha.net/
全日本病院協会
https://www.ajha.or.jp/

　アウトカム評価事業は，筆者らが**東京都病院協会**診療録管理委員会で開始し（2002 年），**全日本病院協会**医療の質向上委員会で全国展開し（2004 年），並行して DPC 分析事業を開始し（2007 年），2008 年に DPC 分析事業とアウトカム評価事業を統合し，医療の質の評価・公表等推進事業を受託し（2010 年，2012～13 年），2013 年から医療の質評価・公表等推進事業とアウトカム評価事業を統合『医療の質評価・公表事業』として継続しています。

　参加病院の臨床指標と診療報酬の区分データを収集・分析し，統計的結果を全日本病院協会のホームページで公開しています。病院全体の統計的データと患者の個別データも集積していることが特徴です。平均在院日数，死亡率，予期しない再入院率，院内感染症発生率，抑制率，転倒・転落率，代表的な 24 疾患ごとの年齢・性別・死亡率・合併症率，診療報酬点数です。

ベンチマーク
測量の水準点，判断や判定の基準・尺度。物事を測る物差し。指標を設けて，目標値を定め，達成度を評価する手法。

　各病院に統計データとともに自院の詳細なデータを戻すので，参加病院における自院の位置（**ベンチマーク**）と経時的推移が分かり，改善と質向上の

指標が明確になります。希望する病院は参加できます。

　全日本病院協会は，臨床指標の国際比較のため，参加病院を取りまとめて2006 年から，IQIP（International Quality Indicator Project）に参加していましたが，米国の制度変更に伴い，2015 年に終了しました。

10　評価の標準化

　"医療の標準化"の目的は，継続的質向上であり，そのためには適切な評価が必要です。評価の 3 要件は，公正性，透明性，納得性です。評価には，評価項目（対象業務・行為），評価方法，評価基準（物差し，指標）の標準化が必要です。項目，視点，方法，基準が同じであれば，比較検討できます。

　評価の主体は，他者（外部組織・第三者）と自己（自組織・当事者）があります。さらに，両者を実施する相互評価があります。

　全国的あるいは広範囲の相互評価には，標準的な点検表が必須です。筆者らが実施している，アウトカム評価事業は標準化された DPC データと一部の標準化した追加指標を用います。筆者は，医療安全管理体制相互評価事業では，『標準的相互評価点検表』，電子カルテの監査では，『電子カルテ版診療記録監査点検表』を作成し出版しました。

　日本医療機能評価機構は病院機能評価の項目，視点，方法，基準を規定し公表しています。

11　EBM（Evidence-Based Medicine）

EBM（Evidence-Based Medicine）
単なる事実の集積は，EBM とはいわない。コンテキスト・物語性を重視して（16 頁参照），NBM（Narrative Based Medicine）が強調されている。

　EBM とは科学的根拠に基づいた医療です。1992 年にカナダのマックマスター大学の医師たちが初めて用いました。EBM は「診断や治療を長年の臨床経験に頼らず，臨床研究で得られた事実を根拠に判断する方法」と定義されています。患者の自己決定権を背景に，患者の理解と納得を得るには，過去の経験に頼るだけでなく，その治療の必要性を，明確な根拠を示して，患者に分かるように説明することが求められます。看護領域では，EBN（Evidence-Based Nursing）が提案されています。

12　診療ガイドライン

　診療ガイドライン（Clinical Practice Guideline）は，予防から診断，治療，リハビリテーションまで診療内容と様式について専門的に要約した指針です。指針とは参考であり，規則ではありません。

　世界各国の様々な機関から診療ガイドラインが公表されています。とくに，英国では NHS が，米国では Managed Care が作成し，利用しています。

　東京都病院協会診療録検討特別委員会が 1999 年に全国調査したときには，

日本では診療ガイドラインを策定している学会・研究会はわずかでした。その後，EBM が重視されるようになり，厚生労働省，学会や日本医療機能評価機構等がガイドラインを策定しています。

　しかし，ガイドラインに基づく医療が必ずしも EBM ではなく，ガイドラインや臨床研究の成果を参考にして，個々の患者の診療を行なうことが EBM であるという批判もあります。

13　医療情報サービス事業（Minds）

Minds
https://minds.jcqhc.
or.jp/

　日本医療機能評価機構は，厚生労働科学研究費補助金を受けて 2002 年度から準備を開始し，2003 年度から医療技術評価総合研究医療情報サービス事業（通称 **Minds**）を開始し，2004 年 5 月から一般公開しています。医療者と患者が，十分に科学的合理性が高いと考えられる診療方法の選択肢について情報を共有し，患者の希望・信条や，医療者としての倫理性，社会的な制約条件等も考慮して，医療者と患者の合意のうえで，最善の診療方法を選択できるように，情報面から支援します。

> **基本方針の 4 つの柱**
> ・可能な限り科学的根拠を明示する
> ・実践面を重視し，科学的根拠のみでは判断困難な状況もあることを十分に考慮する
> ・医療者と患者の双方に情報提供して合意形成を支援する
> ・診療ガイドラインの作成等を担当する専門家を情報面で支援する

　Minds でも，「診療ガイドラインは，医療従事者の経験を否定するものではありません。またガイドラインに示す治療方法は一般的な診療方法であるため，必ずしも個々の患者の状況によりあてはまるとは限りません。使用に当たっては上記の点を十分に注意してください。臨床の現場においての最終的な判断は，患者と主治医が協働して行なわなければならないことをご理解ください」と記載しています。

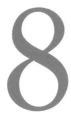

第 8 章
情報技術の活用

01　医療における情報技術（Information Technology：IT）

情報技術を活用
情報機器導入ではなく，活用が目的である。

HIS
電子カルテと同様に，明確な定義はない。

LAN
構内にあるコンピューターやプリンター等周辺機器を接続し，データをやり取りするネットワーク。構内通信網と訳される。

有線配線が主であるが，無線 LAN の併用が急速に進んでいる。

処置
処置オーダーは，まだ，診療報酬点数表のロジックに基づいており，医師の思考経路に沿っていない。結果として，診療記録としては，医師のロジックに沿って入力し，診療報酬点数表に合わせて指示入力しなければならない。転記や 2 度入力どころではなく，別々のロジックで入力しなければならない。システムに医師が使われる最たる例である。

PACS
CT, MRI, X 線等の医療用画像データのネットワークシステムをいう。

DICOM
医用デジタル画像と通信に関する標準規格を意味する。

外来
当日検査（X 線撮影・CT・MRI・内視鏡・眼底カメラ等）が終わり次第，患者に説明できる。

組織管理に必要な基本的考え方に，情報共有と標準化があります。情報共有と標準化を実現するためには，**情報技術を活用**することが近道です。医療においても IT 化，とくに **HIS**（Hospital Information System，病院情報システム）として統合化が進みつつあります。医療への IT の導入は，医事課のレセプト作成から始まりました。次いで，臨床検査，栄養科，薬剤，財務等の部門システムの構築に進み，各部門システムをネットワークで連携（Local Area Network：**LAN**）するようになりました。その後，オーダリング・システム，電子カルテシステム等を経て，統合病院情報システム（HIS）へと発展しています。

オーダリング・システムとは，注射，検査，処方，**処置**等の指示を，診察室や病棟等指示の発生源で入力するシステムです。転記しない（複数回入力しない）ことにより，指示内容を正確かつ迅速に，同時に関係部署に伝えられます。院内業務の迅速化，効率化と患者の待ち時間の短縮等が可能になります。たとえば，外来診療中に外来端末から，入院患者の検査結果を参照し，看護師に対して口頭ではなく，オーダリングシステムに入力して，治療変更あるいは追加を指示できます。言い違い，聞き違い，転記間違い等がなくなり，安全確保の観点からも期待できます。

02　画像システム

画像システムは，他の医療情報に比べて情報量が桁違いに多いです。RIS（Radiology Information System：放射線情報システム）や **PACS**（Picture Archiving and Communication Systems：放射線等の画像情報システム）と呼ばれ，情報をやりとりする規格・プロトコール（Digital Imaging and COmmunications in Medicine：**DICOM**）が決められています。

画像診断機器の性能向上に伴い，放射線科内のみならず**外来**や病棟でも，高精細画像の参照が必要です。コンピューター要素技術の格段の進歩により，情報量の多い画像システムも他部門と同様に，接続して運用に耐えるシステムができています。

情報システム構築において，費用対効果や運用を考えると大きな制約があります。しかし，近年，ハード，ソフトともに急速に機能が向上し，価格も下がっています。どこからでも，いつでも，テキストデータだけではなく，画像，波形を参照できます。外来，病棟での患者や家族への説明，**症例検討，**

症例検討
かつて，研修医の大き
な仕事のひとつが，症
例検討会に複数の患者
の診療記録，X線フィ
ルム，検査結果等々の
準備であった。看護師
らと診療記録を取り
合って揃えていた。現
在は，PCとプロジェ
クターを用意するだけ
でよい。
2次利用
蓄積したデータを参
照，比較，集計して，
症例検討会,研究報告,
経営判断等に利用。

手術室・検査室内でも容易に参照できます。

03　病院情報システム（HIS）構築

　情報システム構築の意義は，（診療）情報の**2次利用**にあります。しかし，実際には，システム構築自体が目的としか考えられない事例が多くみられます。せいぜい，請求事務を確実にする，待ち時間の短縮等です。電子カルテを，紙媒体から電子的に記録し保存したもの（ペーパーレス）と考えるだけで，入力した診療情報を利用する，という認識が不足しています。

　電子化の意義は，蓄積したデータ（データベース）の2次利用です。職種間・部署間・病院間での診療情報の共有，診療成績の分析・評価，臨床教育や研究，多施設共同調査・研究，第三者による監査等の資料として活用できます。

　情報技術が進歩しましたが，医療従事者に使いやすいシステムはいまだなく，システムに合わせて業務をさせられる段階です。医療従事者の運用に合うシステムの構築が急務です。

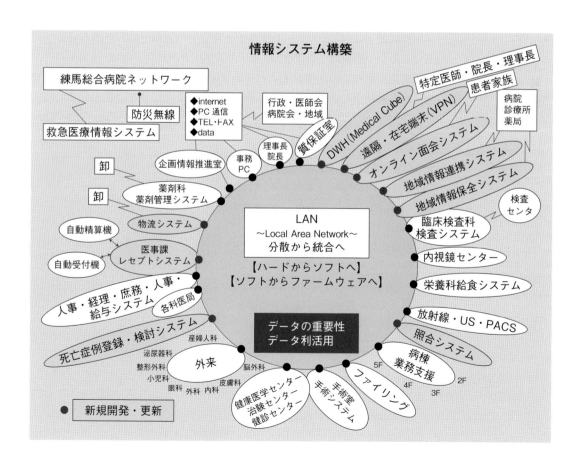

04　医療における ICT 戦略

e-Japan 構想

e-Japan 構想
5 年以内に世界最先端の IT 国家となる構想であったが，周回遅れの状態である。
https://www.kantei.go.jp/jp/singi/it2/

e-Japan 構想とは，森首相（当時）の所信表明演説（2000 年 9 月 21 日）で掲げた日本型 IT 社会の実現を目指す構想です。この構想に基づいて，保健医療分野における情報化推進として，厚生労働省は 2001 年に「情報化に向けてのグランドデザイン」を策定し，2006 年には全国の病床数 400 床以上の病院の 6 割以上に電子カルテを普及させる方針を公表しました。

u-Japan 構想

ユビキタス
どこにでも当たり前にある状態。遍在。
いつでもどこでもネットワーク端末を意識せずに活用できる環境。
u-Japan の u はユビキタスに加え，ユニバーサル，ユーザー・オリエンテッド，ユニークの 3 つの成果の u を表すとしている。
2010 年にユビキタス・ネットワーク社会の実現
2010 年を過ぎても，前述のどの意味においても，u には程遠い。掛け声倒れの典型である。戦略・資源投入の両者に問題があろう。
ICT
C&C を旗印に社運をかけて邁進した N 社の志を参考にしてほしい。
スマートプラチナ社会
掛け声倒れになりそうな用語である。
分かりやすい日本語で表現できないカタカナ用語には注意が必要である。
分かったつもりになってはいけない。

総務省が「2005 年度 ICT 政策大綱」で提示した，**2010 年にユビキタス・ネットワーク社会の実現**を目指す基本構想です。いつでも，どこでも，何でも，誰でも，ネットワークにつながる社会を実現し，安心・安全という社会問題を情報通信技術（Information and Communication Technology：**ICT**）を用いて解決するとしました。

スマート・ジャパン ICT 戦略

2013 年 7 月，『ICT 成長戦略』の第二弾となる『ICT 成長戦略Ⅱ』と，「ICT 国際競争力強化・国際展開に関する懇談会」における議論を踏まえた『スマート・ジャパン ICT 戦略』が公表されました。

医療に関しては，「**スマートプラチナ社会**」の実現─ICT で創る安心・元気なくらし─を掲げています。「スマートプラチナ社会」とは，「シルバー」を越えて，すべての世代がイノベーションの恩恵を受け，いきいきと活動できる超高齢社会という意味です。そのビジョンとして以下を提示しました。

> 1　健康を長く維持して自立的に暮らす
> ❶ICT 健康モデル（予防）の確立
> ❷医療情報連携基盤の全国展開
> ❸「ライフサポートビジネス」の創出
> 2　生きがいをもって働き，社会参加する
> ❹ICT リテラシーの向上
> ❺新たなワークスタイルの実現
> ❻ロボット×ICT の開発・実用化
> 3　超高齢社会に対応した新産業創出とグローバル展開
> ❼「スマートプラチナ産業」の創出
> ❽グローバル展開と国際連携

第 4 次産業革命
IoT，ビッグデータ，ロボット，人工知能（AI）等による技術革新。

第 4 次産業革命

　日本再興戦略 2016 の基本的な考え方の ICT に関して，「今後の生産性革命を主導する最大の鍵は，IoT（Internet of Things），ビッグデータ，人工知能，ロボット・センサーの技術的ブレークスルーを活用する『第 4 次産業革命』である」としました。

　https://www.kantei.go.jp/jp/singi/keizaisaisei/pdf/2016_hombun1.pdf

新産業構造ビジョン中間整理

　産業構造審議会の新産業構造部会は，第 4 次産業革命を踏まえて，医療・健康・介護分野における変革の姿を以下の通り提示しました（2016 年 4 月）。

　https://www.meti.go.jp/shingikai/sankoshin/shinsangyo_kozo/pdf/ch_01.pdf

足許で起きつつある変化

　ウェアラブルデバイス等によるデータ取得が進展し，継続的に健康データを記録・管理・分析することにより，一人一人の健康状態に応じた個別化したサービスを提供する動き。また，診断支援システムにおける人工知能活用など，最新技術の活用によって生産性向上も可能に。また，レセプト・特定健診情報等を統合的に解析し，効果的・効率的な保険事業等に活用する流れが進展。

今後の変革の方向性

　健康/医療関連データの収集と利活用等により，健康無関心層も取り込んだ予防・健康増進サービスといった新たな市場が拡大。各個人に合った健康サービスの提供の動きがさらに進展。また，人工知能により認識・制御機能を向上させた医療・介護ロボット等の最新技術の実装が進み，現場の負担を軽減。さらに，生体情報解析システムを構築・利用することで，各患者に合った，副作用が少なく，薬効の高い医薬品のデザインや疾患の早期発見が可能に。

　第 4 次産業革命のコア技術（IoT，ビッグデータ，AI，ロボット）は，すべての産業における革新の共通の基盤技術であり，様々な各分野における技術革新・ビジネスモデルと結びついて，全く新たなニーズを充足できる。

05　病院の情報システム構築の問題点

多くの組織が，様々な段階で，電子カルテの標準化を普及促進しています
が，e-Japan 構想や u-Japan 構想の通りには進捗しません。その理由は，費
用対効果が良くないからです。すなわち，投入した資金，時間，労力のわり
に，導入の利点が少ないからです。また，相互運用性の欠如が最大の欠陥で
す。行政，開発側と医療側の意思の疎通に問題があります。

　情報システムを構築する場合には，どの病院でも，何回か打ち合わせ，現
場を調査し，合意に基づいて**仕様書**を作成し，病院の考え方や業務の運用に
合わせるはずです。しかし，すべての病院が，仕様書通りにはできていない
と考え，開発会社は仕様書通りにつくったと考えます。同じ文章でも立場に
より，意味する内容が異なるからです。開発が円滑に進まない真の原因は，
相互の考え方・慣習・用語・業務を理解しない，あるいは，理解する努力を
しないからです。

　相互運用性に関連して，電子健康記録（Electronic Health Record：EHR）
と個人健康記録（Personal Health Record：PHR），電子医療記録（Electronic
Medical Record：EMR）が議論されています。これらの 3 者は，それぞれ
目的と特徴が異なります。明確に区別しない議論が多く，混乱しています。
筆者は，用語を明確に定義して議論すべきと提言しています。

　共通する事項は，相互運用性です。ハード，ソフトを同じにするという意
見もありますが，間違いです。データ様式（フォーマット）と通信規格を統
一することで解決します。

　EHR：患者の医療・健康に関する電子記録を必要なセキュリティを担保
して電子的に流通させる仕組みです。基本属性データや医療記録の他，検査
データ，放射線診断データ，薬剤データなどの臨床記録が含まれます。

　PHR：生涯にわたる個人の健康等情報をセキュリティが確保された Web
ポータル等を用いて電子記録として本人や家族が正確に把握するための仕組
みです。

　EMR：電子化した診療記録の仕組みです。いわゆる電子カルテです。紙
媒体の診療記録を単に電子化したものから，医師の診療記録（法令で定義す
る診療録），他職種の医療記録，検査システムをはじめとする部門システム，
画像データを含むものまであります。

仕様書
（機能）要求仕様を記
載したもの。
単に，○○の機能を有
するという程度の粒度
ではなく，具体的に作
業単位まで粒度を詳細
に記載しなければ，実
務に耐えられない。
運用を明確，すなわち，
業務フローを明確にす
る必要がある。要求定
義という。

06　データヘルス改革

　データヘルス改革に関して，「経済財政運営と改革の基本方針 2020」が閣議決定されました（2020 年 7 月）。その概要は以下の通りです。

・関係府省庁は，PHR の拡充を図るため，2021 年に必要な法制上の対応を行ない，2022 年を目途に，マイナンバーカードを活用して，生まれてから職場等，生涯にわたる健康データを一覧性をもって提供できるよう取り組むとともに，当該データの医療・介護研究等への活用の在り方について検討する。

・感染症，災害，救急等の対応に万全を期すためにも，医療・介護分野におけるデータ利活用やオンライン化を加速し，PHR の拡充も含めたデータヘルス改革を推進する。

・被保険者番号の個人単位化とオンライン資格確認の導入のための「保健医療データプラットフォーム」を 2020 年度に本格運用を開始するとともに，患者の保健医療情報を患者本人や全国の医療機関等で確認できる仕組みに関し，特定健診情報は 2020 年度中に，レセプトに基づく薬剤情報については 2021 年中に稼働させ，さらに手術等の情報についても 2022 年中に稼働させる。それ以外のデータ項目については，情報連携の必要性や費用対効果等を検証しつつ，技術動向等を踏まえ，2020 年中を目途にデータヘルス改革に関する工程を具体化する。医療分野の個人情報の保護と利活用の推進策を検討する。

・電子処方箋について，既存の仕組みを効率的に活用しつつ，2022 年夏を目途に運用を開始する。

07　病院情報システム基本要件と業務フローモデル

　情報システムを円滑に開発あるいは導入するためには，開発側と医療側との間の通訳機能が必要です。開発側と医療側の相互の意思疎通をはかり，情報システム開発における**基本要件**を検討することが，病院団体の急務であると考え，2000 年，全日本病院協会の医療の質向上委員会に「病院情報システム基本要件検討プロジェクト」を設置して，医療側からは，理事長・院長・事務長・情報システム担当者・病院管理研究者が，開発側からは，保健医療福祉情報システム工業会（JAHIS）の委員が参画して検討しました。その成果として，『病院情報システム導入の手引き』（じほう 2007）を出版しました。このプロジェクトが契機となり，2003 年・2004 年度の厚生科学研究費「電子カルテ導入における標準的な業務フローモデルに関する研究」（主任研究者：飯田）が始まり，標準的電子カルテ構築に向けて，ワークフローを検討しました。病院における情報システムの現状に関して調査し，業務プロセスを可視化し活用する方法を研究し，病院で使用できる**業務フローモデル**の雛型を開発し，提供しました。この研究をさらに発展させて，2009 年・2010 年度厚生労働科学研究費「手術室における多職種間の連携を担保する業務プロセスの再構築によるリスク軽減と評価方法の確立と質保証に基づく安全確保に関する研究」（研究代表者：飯田）を実施しました。

基本要件
要求定義。仕様書。
システム構築に必要な，基本的な機能要件。仕様書は機能の一般的な記載であり，運用レベルでは解釈の相違が多い。
運用の視点でまとめる，ユースケースがある。

業務フローモデル
業務フロー（図）に始まり業務フロー（図）に終わる，といっても過言ではない。
電子カルテと業務革新─医療情報システム構築における業務フローモデルの活用─，篠原出版新社，2005

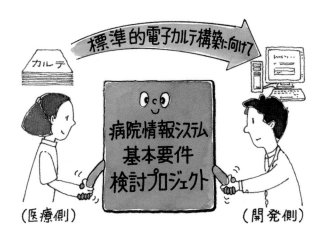

医療機関

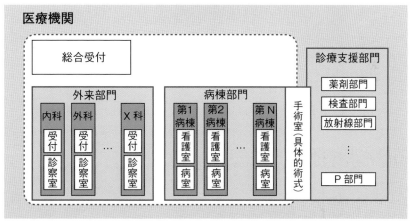

外来業務プロセス概要図

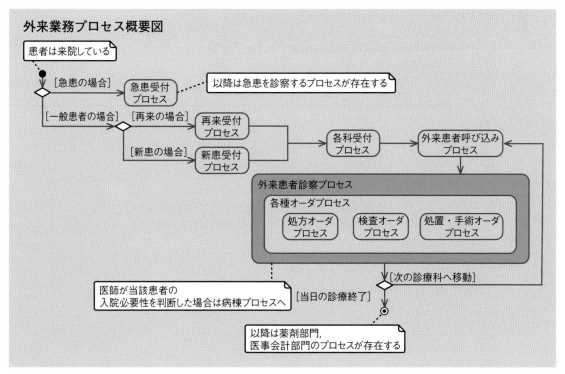

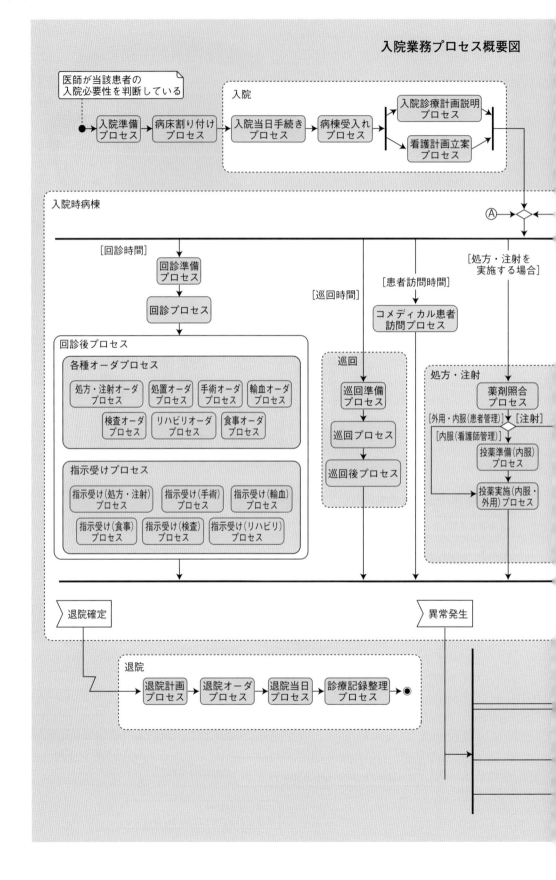

入院業務プロセス概要図

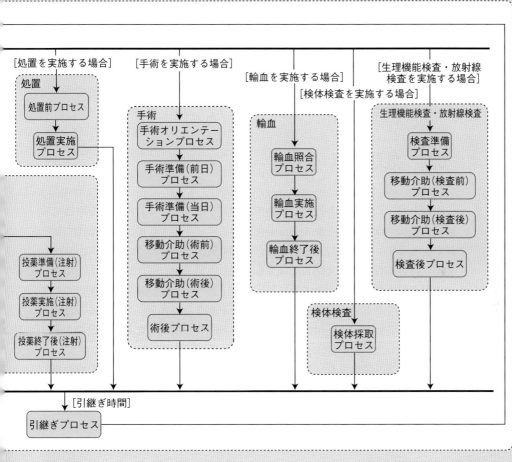

[処置を実施する場合]　[手術を実施する場合]　[輸血を実施する場合]　[生理機能検査・放射線
　　　　　　　　　　　　　　　　　　　　　　　　　　　　　　　　　　　　　　　検査を実施する場合]

[検体検査を実施する場合]

処置
　処置前プロセス
　処置実施プロセス

手術
　手術オリエンテーションプロセス
　手術準備（前日）プロセス
　手術準備（当日）プロセス
　移動介助（術前）プロセス
　移動介助（術後）プロセス
　術後プロセス

輸血
　輸血照合プロセス
　輸血実施プロセス
　輸血終了後プロセス

生理機能検査・放射線検査
　検査準備プロセス
　移動介助（検査前）プロセス
　移動介助（検査後）プロセス
　検査後プロセス

投薬準備（注射）プロセス
投薬実施（注射）プロセス
投薬終了後（注射）プロセス

検体検査
　検体採取プロセス

[引継ぎ時間]
引継ぎプロセス

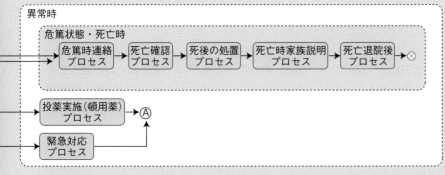

異常時
　危篤状態・死亡時
　　危篤時連絡プロセス → 死亡確認プロセス → 死後の処置プロセス → 死亡時家族説明プロセス → 死亡退院後プロセス ⊗

　投薬実施（頓用薬）プロセス → Ⓐ
　緊急対応プロセス

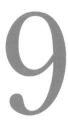

第9章
安全確保

01 安全と事故

安全
受け入れ不可能なリスクがないこと，すなわち，受容可能なリスクをいう（13頁参照）。したがって，誰にとってのリスクかにより，許容範囲が異なり，一義的ではない。

安心
不確実な事項に関して，リスクが許容範囲内であると予測できること。
誰の安心かが重要。
患者のみならず，医療人の安心・信頼も重要である。
安心して業務を遂行できなければ，安全な医療は提供できない。

危険
厳密には危険とリスクは異なる概念である。

リスク
リスクをなくすことはできない。
リスクを減少させる行為が，新たなリスクを増大させるというパラドクスがある。

　物事を考えるときに，反対語を考えると明確になります。**安全の反対語は事故ではありません**。安全とは事故がないことではなく，許容しがたい事故がなく，かつ，そのおそれ（リスク）がないことです。予測の範囲内で，**安心できること**です。恙（つつが）ないことです。

　医療事故（防止）対策ではなく，医療安全確保という考え方が必要です。各医療機関や病院団体でも，医療事故（防止）対策委員会から，医療安全対策（確保）委員会と改称する組織が多くなりました。

02 危険とは

　組織とは，自律的，有機的，継続的に活動するものです。向上心をもって活動することは，物事を変える，変化を起こすことです。周囲との摩擦や軋轢が生じます。現状維持，安定をはかれば**危険**がないということでもありません。自分や自組織が変化しなくても，望むと望まないにかかわらず，環境の変化が起こります。このときに予定外，予想外の事態が発生します。これを危険（性）あるいは**リスク**といいます。不都合な結果を，事故あるいは障害の発生といいます。いつ起きるか，特定の時期，場所，対象は確定できません。

　リスクとは「障害または健康障害の可能性（確率）とその障害の程度の組み合わせ」と定義されていました。しかし，ISO31000の2009年改定で，「目的に対する不確かさの影響」と改定されました。悪い方向も，良い方向も，目的からずれることをリスクと捉えます。

03 組織事故

組織事故
影響が組織全体に及ぶ事故をいう。
組織管理に問題がある事故ではない。

個人事故
影響が個人レベルで収まる事故。

　原発，鉄道，ロケット，食品，医療等の事故では，管理責任者が謝罪しました。報道は異口同音に，組織（管理）に問題があるとしています。事故数の急増ではなく，技術と機器の高度化・複雑化・広域化・高速化により，大事故（薬害・汚染等）や大災害の件数が増加したといえます。組織に影響する事態を**組織事故**といいます。複数の原因が複合することが多くみられます。不可能であったこと（宇宙開発，適応ではなかった状態の患者の治療等）を可能にしたからです。リスクが高くなったのです。

04 　事故は起こりうるものである

　不確実性が医療の特徴であると述べました。しかし，医療事故はあっては
ならない，起こしてはならないという考え方が強くあります。医療事故対策
といいながら，犯人探し，**責任追及**が行なわれており，原因究明，再発防止
の検討がおろそかになりがちです。

　未然防止の努力は必要ですが，事故をなくすことはできません。可能性（リ
スク）を少なくすることしかできません。過誤や事故が発生した場合には，
被害を最小限にする努力が必要です。

05 　安全確保は当たり前品質

　医療において，安全確保は必須の事項です。患者や国民が**安全は当たり前
品質**（174頁参照）と考えているからです。

　当たり前品質と考える理由は，

> ❶医療を受けることが贅沢であった時代から，当然の権利となり，
>
> ❷医学・医療が進歩し，高度先進的な医療を受ける権利があり，
>
> ❸診療の経過や結果においても最善を期待する権利がある。

と国民が期待するようになったからです。

　一方では，医療制度，医療保険制度等の中では，投入できる**資源**に限りが
あります。すべての患者に対し，常に，最高かつ最善の医療を提供すること
は困難です。この，期待と現実との食い違いが大きな問題です。この食い違
いを是正しない限り，患者のみならず医療従事者の不満や不安は解消しませ
ん。また，紛争の誘因でもあります。

　したがって，何が当たり前か，そのためには何をするべきか，誰が，何を，
どの程度負担するか等，を摺り合わせる必要があります。負担とはリスクを
引き受けることです。

06 　安全確保は経営の重要課題である

　安全確保は，あらゆる分野，産業，企業，組織にとって，リスクマネジメ
ントの最大かつ重要な課題です。**安全第一**（**Safety First**）といわれるゆえ
んです。安全確保は，医療機関の機能，規模に関係なく重要であり，医療機
関内のすべての部署にかかわる事項です。医療提供のあり方が問われます。
各医療機関の取り組みが評価され，医療機関が生き残るために重要で深刻な
問題です。

責任追及
原因追求を阻害する要因。
事故調・安全調の議論では，責任追及と原因追求が同じ枠組みで提案され，大きな問題であった。

未然防止
発生の確率を低下させる努力。完全に防止はできない。

安全は当たり前品質
リスクを許容内に抑えることが顧客から期待されている。安全の定義から導かれる。

高度先進的
その時代における最高。

最善
できる限り（Do our best）という意味であるが，最高と誤解されている。

期待する権利
患者や国民は何でも期待できると誤解している。
❶標準的医療を受けることを期待する権利。
❷良い結果ではなく，最善の行為を期待する権利。

資源
経営資源のこと。金・時間・人・物・情報・関係。

安全第一（Safety First）
安全を第一番目に考えなさいと，誤解を与える文言である。
第一に考えるべき事項は，継続的改善による質向上である。その結果として安全が確保できる。質重視（質第一とはあえて言わないが）の考え方，さらに，その基盤が情報システムの利活用である，という本書に一貫して流れる考え方である。
情報技術・管理技術を用い，情報を活用し，質を向上させ，信頼性を向上させ，安全を確保し，顧客満足に繋げて，経営の質を向上させる，という考え方である。

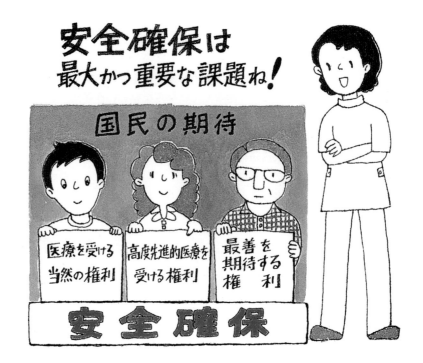

07　　安全確保の取り組み

　　各病院，各病院団体および医師会に，医療安全対策委員会が設置され，安全確保に向けて検討が進められています。

　　医療機関は，委員会を設置して，**事故報告**を収集していますが，詳細に分析して，改善にまで取り組む病院は少ないようです。

　　個人や部署ごとではなく，組織横断的に，改善・質向上の努力をしない限り，根本的な解決はできません。品質管理の考え方や手法を導入して，改善と質向上の努力をし，結果として事故の未然防止，安全の確保を達成できます。全職員が柔軟な対応，発想の転換をしない限り，未然防止はできません。

　　未然防止は，❶危険・事故の予測および予知（情報活動），❷危険・事故の防止または回避，❸危険・事故対処と拡大防止，❹危険・事故の再発防止，の4つの段階のすべてを検討することで達成できます。

　　制度や個人に起因する事態を組織の問題とされる場合が多くみられます。組織管理はもちろん重要ですが，個人の認識，態度，技能，注意力，問題対応力も重要な課題です。**ポカヨケ**の仕組みが必要ですが，高度化・自動化・機械化・分業化が進めば進むほど，人間の注意力が必要になります。**非定型**処理，例外処理は人間にしかできないからです。

事故報告
任意報告と強制報告がある。目的と対応方法が異なる。
後者では，免責の有無を明確にする必要がある。
医療において，過失責任を問えるかという根本的な問題がある。

ポカヨケ
ポカミス，ウッカリミスを防止（ヨケル）すること。人為的ミスを仕組みで防止すること。対比する用語は，"まぁ，いいか"防止である。

非定型
医療では，非定型が定型ともいえる。

08　安全確保と質管理の導入

　安全確保には，質管理の考え方，つまり，重点志向，三現主義，五ゲン主義等が有用です。

　事故報告の収集も重要ですが，収集したデータを活用することが重要です。しかし，多くの病院では，活用方法が分からず放置しています。そこで，病院団体として，講演会や講習会を開催しています。筆者が企画立案し，四病院団体協議会として2003年から医療安全管理者養成講習会を開催し，2007年からは全日本病院協会と日本医療法人協会が共催で医療安全管理者養成研修会を開催し，認定書を授与しています。この**プログラムの特徴**は，質管理の考え方と手法の理解と習得を主な目的とすることです。4日間の講義に基づいて，2日間の演習を行なう計6日間の**プログラム**です。受講後，自院に戻って，安全管理の仕組みを院内につくり，運営し，演習で習得した**RCA**（Root Cause Analysis，根本原因分析）と**FMEA**（Failure Mode and Effects Analysis，故障モード影響解析）を実際に自院で行ない，報告書を提出した方には，アドバンスト・コース（RCA・FMEA演習）の受講資格が与えられます。継続的な研修が重要です。

09　行政の取り組み

　厚生労働省は，**総合的な医療安全対策**を重視して，2001年，医政局に医療安全対策推進室を設置しました。厚生労働省における医療安全対策の取り組みの経緯は以下の通りです。

医療安全関連施策の経緯

年　　月	関連事項
2000	横浜市立大学事件（1月），都立広尾病院事件（2月）
9	リスクマネジメントマニュアル作成指針
2001　3	「患者安全推進年」とし，「患者の安全を守るための医療関係者の共同行動（PSA）」推進
4	医療安全推進室設置
5	医療安全対策検討会議設置
6	ヒューマンエラー部会及び医薬品・医療用具等対策部会の設置
10	医療安全対策ネットワーク整備事業（ヒヤリ・ハット事例収集等事業）開始
2002　4	「医療安全推進総合対策」策定（医療安全対策検討会議）
7	医療に係る事故事例情報の取扱いに関する検討部会設置
2003　4	「医療安全支援センター」設置
9	東京慈恵医大附属青戸病院事件
2004　4	都立広尾病院に関する最高裁判所判決
10	医療事故事例等の収集を開始
2005　4	ヒューマンエラー部会の改組（事例検討作業部会との再編）
9	「診療行為に関連した死亡の調査分析モデル事業」開始

2006	1	「集中治療室（ICU）における安全管理指針検討作業部会」設置（至2007年1月）
	6	「良質な医療を提供する体制の確立を図るための医療法等の一部を改正する法律」成立 ・第三者機関による医療事故の調査等について検討
	9	「医療安全管理者の質の向上に関する検討作業部会」設置（至2007年3月）
2007	2	「産科医療補償制度運営組織準備委員会」発足　（公財　日本医療機能評価機構）
	3	試案「診療行為に関連した死亡に係る死因究明等のあり方に関する課題と検討の方向性」公表 「集中治療室（ICU）における安全管理指針検討作業部会」より報告書提出 「医療安全管理者の質の向上に関する検討作業部会」において， 「医療安全管理者の業務指針および養成のための研修プログラム作成指針」報告
	4	医療機関における安全管理体制の確保 （医療法施行規則改正2007年4月1日施行） 厚労省「診療行為に関連した死亡に係る死因究明等の在り方に関する検討会」を設置
	5	「産科医補償制度の早期実現や，診療行為に係る死因究明制度（医療事故調査会）の構築等，医療リスクに対する支援体制を整備する」
	10	「診療行為に関連した死亡に係る死因究明等の在り方に関する試案 —第二次試案—」
2008	4	「医療の安全の確保に向けた医療事故による死亡の原因究明・再発防止等の在り方に関する試案—第三次試案—」
	6	「医療安全調査委員会設置法案（仮称）大綱案」
2009	1	「産科医療補償制度」運用開始
2010	6	「死因究明に資する死亡時画像診断の活用に関する検討会」設置
2011	8	「医療の質の向上に資する無過失補償制度等のあり方に関する検討会」設置
2012	2	「医療事故に係る調査の仕組み等のあり方に関する検討部会」設置
2014	6	「医療事故調査制度」制定（医療法の改正。施行は2015年10月1日）
	11	「医療事故調査制度の施行に係る検討会」設置
2015	5	医療事故調査制度の省令・通知発布
	10	医療事故調査制度施行
2016	6	医療事故調査制度の見直し（医療法施行規則改定）

10　日本医療機能評価機構の医療安全に関する取り組み

医療事故防止センター
https://www.med-safe.jp/

医療事故防止センター

　医療事故情報収集等事業として，医療事故の発生予防・再発防止のため，第三者機関である日本医療機能評価機構において，医療機関等から幅広く事故に関する情報を収集し，総合的に分析して，その結果を公表しています。

医療事故情報収集等事業

　医療法施行規則に定められている事故等分析事業を行なう登録分析機関として，医療機関からの医療事故情報及びヒヤリ・ハット事例の収集等を行な

う，医療事故情報収集等事業を 2004 年 10 月から運営しています。

5 年間の情報収集の実績をふまえ，報告体制の充実を図るため，❶報告における医療機関の作業負担を軽減する，❷重要な事例を重点的に収集する，❸医療事故情報とヒヤリ・ハット事例の収集・分析の整合を図る，ことを目的として，2010 年 1 月からは新しい報告体制になりました。

中立的第三者機関として，収集した医療事故等の情報やその集計・分析の結果を報告書として取りまとめ，医療従事者，国民，行政機関等広く社会に対して，定期的な報告書や年報，そしてファックスで月に一回程度情報提供を行ない，医療安全情報として公表しています。

薬局ヒヤリ・ハット事例収集・分析事業

薬局から報告されたヒヤリ・ハット事例等を，収集，分析し提供することにより，広く薬局が医療安全対策に有用な情報を共有するとともに，国民に対して情報を提供することを通じて，医療安全対策の一層の推進を図ることを目的とします。

収集した情報を分析，検討し，報告書，年報，事例データベースとして，医療提供施設，国民，関連団体，行政機関等に広く提供し公表します。

認定病院患者安全推進協議会

2003 年度よりスタートした，国民の医療に対する信頼を揺るぎないものとし，安心で安全な医療の提供を目指して，病院が抱える医療安全に関する様々な問題に取り組む事業です。

11　諸外国の取り組み

近年，急速に，世界各国が重要かつ戦略的課題として，医療の安全確保に取り組んでいます。米国の取り組みが大きな運動となり，世界各国に広まりつつあります。

米国
米国医学院（IOM）報告書

米国では 1970 年代から，医事紛争が増加し，医療過誤保険が危機に瀕しました。その反動として，防衛医療の傾向が進みました。しかし，医療事故は減少せず，医療事故に関する 2 つの研究報告が契機となり，大きな問題となりました。1998 年，医療の質を点検して，10 年間でその質を向上させるために，米国医学院（Institute of Medicine：IOM）に米国医療の質委員会（Committee on Quality of Health Care in America）が設置されました。1999 年 11 月，委員会は極めて衝撃的な報告書 "To Error is Human" を公表しました。

本報告発表の 1 週間後には，クリントン大統領が，QuIC（Quality Interagency Coordination Task Force）に 60 日以内に報告書提出を求めました。

　米国医師会は，1997 年に全米患者安全基金（NPSF）を設立し，政府機関もデータを収集分析，対策を実施しています。

　JCAHO（Joint Commission on Accreditation of Healthcare Organizations：現在の Joint Commission：JC）による，ニアミス（ヒヤリ・ハット）報告と警鐘事例報告（センチネル・レポート）があります。

　2001 年，IOM は報告書第 2 弾として，"Crossing the Quality Chasm"（質の谷間を越えて）を公表しました。21 世紀の医療システムが達成すべき目標は，❶安全性，❷有効性，❸患者志向性，❹適時性，❺効率性，❻公正性であり，それを達成するための課題は，

　　・最善の診療に基づく医療プロセスの再設計，
　　・臨床情報へのアクセスの改善と臨床上の意思決定支援における情報技術
　　　の活用，
　　・知識と技能の運営管理，
　　・有効なチーム医療体制の開発，
　　・患者の症状，提供するサービス，療養環境の変化を越え，連携のとれた
　　　一貫性のあるサービス供給の維持・継続，
　　・質改善と説明責任のための業績および成績評価の導入

であるとしています。その結論は，TQM が必要であるという内容です。

　2011 年，IOM は報告書 "Health IT and Patient Safety"（医療 IT と安全）を公表しました。医療 IT の効用は大きいが，医療 IT に起因する安全に関する問題も大きいとして，10 の勧告を提出しました。

オーストラリア

　オーストラリアでは，各州が病院の基礎データを収集しており，このデータから事故分析が可能です。また，民間のオーストラリア患者安全基金が事故事例を収集，分析しています。

英国

　英国でも，個々には，事故事例報告の収集，分析が行なわれていました。2000 年から，一貫したものとして，NHS（National Health Service）内に国立患者安全局が設置され，事例収集，分析が行なわれています。

10

第10章
組織としての問題への対応

01　危機管理と危険管理

　危機管理は，Crisis Management の訳語で，佐々淳行氏の造語といわれます。残念なことに，危険管理（Risk Management）と混同して用いられています。以下，危機管理に関しては，**"危険"** を **"危機"** に置き換えて考えてください。

　危機とは，「原因を問わず，組織の存続あるいは，組織構成員の生命・生活を左右する事態」と定義します。戦争や大災害は，当該地域のすべての組織にとって危機です。しかし，ある組織には危機であるが，他の組織にとっては危機ではない場合もあります。医療制度の改正，改革は対応や準備の仕方いかんで危機にもなり，機会にもなります（3頁参照）。

　一般社会では，リスクマネジメントとは，顧客（患者）ではなく，組織のリスクを対象とします。医療はその特質から，常に，危険管理が必要です。しかし，視野の狭い専門職の集団である病院職員は，危険を危険と認識する感性に欠ける場合が多いです。苦情処理等も危険管理の一つとして考慮しなければなりません。

　危険管理は，理念・戦略策定と並んで，組織の指導者の最も重要な役割です。危険管理の要諦は，危険の抑止，防止です。危険が起こってからの対応では，必要な時間，費用，労力は膨大になります。危険管理を情報管理と言い換えても遠くはありません。

　危険管理の段階を分けると以下のごとくです。

> ❶危険の予測および予知（情報活動）
> ❷危険の防止または回避
> ❸危険対処と拡大防止（Risk Control）
> ❹危険の再発防止

> **危険**
> リスクとハザードの意味で用いられるので，混乱がある。
> リスクとは，不具合の起こりやすさである。
> ハザードとは，潜在的な不具合である。

02　事業継続計画

　地震や火災などの大規模災害等の有事に，被害を最小限に留め，診療を継続，または早期に再開して，病院の運営を継続するために，事業継続計画（Business Continuity Plan：BCP）を策定して，病院組織として取り組みます。これを BCM（Business Continuity Management）と呼びます。以下の事象が発生した際，理事長・院長は危機管理検討会議を招集し，BCP の発動を決定します。

❶建物に大きな被害が出た場合

❷電気・ガス・水道等の供給が停止した場合

❸周辺道路や交通機関の停止等で交通網に支障がある，または途絶した場合

❹通信網に支障がある，または途絶した場合

❺感染症流行による勤務制限等，職員の参集が困難な場合

❻その他，BCP 発動の必要性が認められるような大きな被害が出た場合

　東日本大震災および熊本大地震，COVID-19 は想定外の規模の被害をもたらしました（3 頁参照）。資源は有限であり，各組織の考え方に基づいて対応すべき有害事象を規定し，BCP，BCM を検討します。

03　異状死の届出（医師法 21 条）

異状
異常ではないことに留意することが重要。

条文
医師法 21 条の条文の解釈に 2 つの問題がある。1 は検案の解釈であり，2 は異状の基準である。
刑罰を伴う法律における条文は厳格に適用しなければならない。拡大解釈をしてはならない。
とくに，適用する対象に不利益になることは避けなければならない。拡大するのであれば，改正が必須である。

　医師法 21 条は「医師は，死体又は妊娠 4 か月以上の死産児を検案して**異状**があると認めたときは，24 時間以内に所轄警察署に届け出なければならない」と定めています。

　この**条文**は，成立当時は刑事事件を想定しており，犯罪が起こった場合に，医療機関で犯罪を見逃さず協力することが目的でした。しかし，条文は状況を限定しないために，医療事故の場合の届出の是非が問題になりました。何をもって異状と考えるかに関して諸団体・学会が様々な基準を出しました。

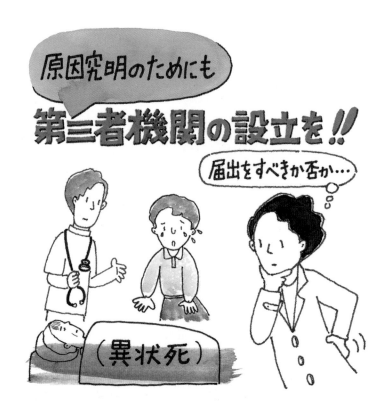

また，事故を起こした医師に届出を強制することは**自白の強要**に当たるのではないかという問題もあります。この点は，事故の事実を届け出る形に限定するとしたうえで，医師はそのような高度の義務が課されている職業であるから届け出なければならないという**最高裁判決**（都立広尾病院事件）が出ました。これは，基本的人権の侵害ではないでしょうか。

04　医療事故の警察への届出

医師法第 21 条に関連して，厚労省が「国立病院・療養所における医療安全管理のための**指針**」を出し，大きな問題が提起されました。すなわち，"医療過誤によって死亡または傷害が発生したことが明白な場合には，各国立病院・療養所および各国立高度専門医療センターの長は，速やかに所轄警察署に届出を行なう"と指導しました。指針では，「医療過誤は，医療事故の発生の原因に，医療機関・医療従事者に過失があるものをいう」と規定しています。しかし，病院管理者は，都立広尾病院の事例以降，処罰をおそれて，過失が**明白**か否かを問わず，警察に届け出る傾向になりました。

警察庁によると，1999 年までは 2 桁だった届出件数は 2000 年以降急増し，2004 年の 255 件を頂点とし，2008 年 218 件，2009 年 146 件，以降減少傾向で，2017 年 46 件，2018 年 65 件，2019 年 74 件です。

2008 年の大野病院事件の無罪判決をきっかけに，医療関係者から届出が少なくなった可能性があるとされています。また，検察が謙抑的になったと言われています。

どのような事故を届け出るべきかの問題が残りました。

届出に関し，患者の家族が反対しても，届出は第三者機関と医療機関との関係であり，医療機関と患者の間の問題ではないので，届出は家族の意思に左右されません。

極端な例ですが，殺人を犯した場合，遺族が許すといっても殺人罪による処罰がなくならないことを考えると分かりやすいと思います。

05　医療安全調査委員会・医療事故調査委員会

医療安全調査委員会・医療事故調査委員会に関する経緯
❶2007 年 3 月，厚労省が「診療行為に関連した死亡の死因究明等のあり方に関する課題と検討の方向性」を公表（いわゆる第一次試案）
❷同年 4 月「診療行為に関連した死亡に係る死因究明等の在り方に関する検討会」開催
❸同年 10 月「診療行為に関連した死亡に係る死因究明等の在り方に関する試案―第二次試案―」公表
❹2008 年 4 月「医療の安全の確保に向けた医療事故による死亡の原因究明・

自白の強要
自白の強要：憲法第38 条第 1 項に，何人も，自己に不利益な供述を強要されない，とある。

最高裁判決
都立広尾病院事件：医師に一定の不利益を負わせる可能性があるとしても，医師免許に付随する合理的根拠のある負担として許容される，とされた。医師の基本的人権侵害ではないか。

指針
指針とは，本来，推奨する内容や方法である。利用者の状況に合わせて用いることが期待されるものである。強制力はない。
しかし，混同して，指針を基準や規定と捉える人が多い。
指針・ガイドラインを法令で規定している場合は強制力をもつ。

明白
過失が明白であるか否かは，調査しなければ判明しない。調査には一定の時間が必要である。したがって，事故後即時の届出は困難である。

医療事故調査委員会
原因究明とそれに基づく再発防止が目的である。
責任追及，懲罰委員会ではない。

医療安全調査委員会
同上。
医療事故調査委員会と医療安全調査委員会は，別の枠組みで考えるべきである。

再発防止等の在り方に関する試案―第三次試案―」公表。
❺同年 6 月，「医療安全調査委員会設置法案（仮称）」の大綱案を公表。

　政府案に対して，問題があるとして，2008 年，民主党案，全日本病院協
会案等が公表され，議論されました。
　政府案の医療安全調査委員会の問題は，目的と内容に不整合があることで
す。医療事故（死亡事故）の原因究明，再発防止，医療の安全確保を目的と
していますが，責任追及の内容になっています。また，医療者の人権保護に
ついて十分に検討されておらず，医療の萎縮，医療崩壊を促進しかねません。
事故報告制度は，諸外国では再発防止を目的としています。責任追及では，
正確な情報が収集できず，再発を防止できないからです。諸外国では，航空
機事故でも同様です。原因究明・再発防止と有責判断・被害者補償を同一の
仕組みで行なうことは困難であり，別の仕組みで行なうことが必要です。
　故意や重大な過失，犯罪行為においては，告発や訴追をすることは当然で
す。
　本書第 4 版において，「異状死に関し，届出の有無を判断する権限をもつ
第三者機関の創設が望ましいと考えます（医療事故調査委員会）」と記載し，
「医療事故発生後の院内調査の在り方と方法に関する研究」（研究代表者　飯
田修平）およびその成果『院内医療事故調査の指針』でも，**診療に関連した**
予期し得ない死亡事例は，警察ではなく，第三者機関に届け出るべきである
と主張しました。
　「医療の質の向上に資する無過失補償制度等のあり方に関する検討会」の
下に設置された「医療事故に係る調査の仕組み等のあり方に関する検討部会」
において，医政局医療課長が広尾事件の最高裁判決を例示して，診療関連死
で外表に異状を認めない場合には，警察への届出が不要であることを明言し
ました。また，この検討会は，診療に関連した予期し得ない死亡事例は，警
察ではなく，第三者機関に届け出るべきであると報告しました。
　2014 年 6 月の医療法改正において，「医療事故調査制度」が制定され，
2015 年 10 月から施行されました。
　2014 年 7 月から「診療行為に関連した死亡の調査の手法に関する研究」（主
任研究者　西澤寛俊）において，院内医療事故調査委員会設置ガイドライン
が検討され，2015 年 3 月に報告書がまとめられました。
　2014 年 11 月に「医療事故調査制度の施行に係る検討会」が設置され，
2015 年 3 月に報告書がまとめられました。
　2015 年 5 月に上記 2 つの報告書に基づいて，運用ガイドラインとも言え
る省令・通知が発布されました。
　2015 年 10 月，医療事故調査制度が施行されました。
　2016 年 6 月，法成立時の参議院付帯決議に基づく 2 年後の見直しとして，
医療法施行規則が改定されました。当該病院等における死亡及び死産事例が
発生したことを病院等の管理者に遺漏なく速やかに報告する体制をいいます。

診療に関連した
医療に関連した。医療
とは，医の行為，医療
行為である。
作為と不作為がある
が，不作為の評価は困
難である。
この時点では「医療に
起因する」とは限定し
ていない。
予期し得ない
死亡するとは，予期し
ない。

06　　医療事故調査制度の運用上の問題

医療事故調査制度成立後 6 年半，施行後 5 年が経過しました。
以下の通り，問題が指摘されています。

❶報告事例が少ない
❷報告すべき事例が報告されていない
❸法令の趣旨とは異なる解釈の複数の医療事故調査制度の指針がある
❹支援団体に相談したが，法令の趣旨とは異なる回答がある

　上記問題の原因の大部分は，医療事故調査制度における医療事故の定義の解釈の間違いにあります。すなわち，❶提供した医療に起因する，❷予期しなかった，死亡または死産事例の判断の間違いです。法令に詳細かつ明確に記述された内容と異なる解釈をする団体や医療機関があります。**医療不信の基**になるので，早急に改善する必要があります。

医療不信
医療提供側の自律性に不信感をもつ患者団体等から，厚生労働省に遺族の医療事故調査請求を認めるように申し入れがある。医療提供側は真摯に受け止める必要がある。

原因分析・再発防止
「原因分析は，分娩機関の過失の有無を判断するものではありません」と明記しながら，「ただし，重大な過失が明らかであると思料されるケースについては，医療訴訟に精通した弁護士等から構成する調整委員会に諮って，法律的な観点から検討し，その結論を得て，当該分娩機関との間で負担の調整を行ないます」と矛盾する。さらに，原因分析報告書は家族に開示するので，訴訟に用いられる可能性がある。
原因分析・再発防止と責任追及・訴追を同じ枠組みで行なってはならない。諸外国においては，航空機事故においても，別の枠組みで対応しなければならないことが実証されている。

07　　産科医療補償制度

　日本医療機能評価機構が運営組織です。1999 年 1 月 1 日以降の分娩に関連して発症した重度脳性麻痺児に対する補償の機能と，脳性麻痺の**原因分析・再発防止**に資する情報提供の機能とを併せ持ち，これらにより，紛争の防止・早期解決および産科医療の質の向上を図る制度です。補償請求者（児またはその保護者）からの補償認定の依頼に基づき，分娩機関が運営組織（公益財団法人日本医療機能評価機構）に対して，補償認定を請求します。運営組織による審査の結果，補償対象と認定された場合，補償請求者は運営組織へ補償金請求書類を提出します。運営組織は損害保険会社に対し補償金（保険金）の請求を行ない，損害保険会社から補償請求者に補償金（保険金）が支払われます。

　本制度は，限られたデータをもとに設計されたので，「制度開始から 5 年後を目処に，適宜必要な見直しを行う」とされていました。その後の早産児を取り巻く周産期医療の進歩や在胎週数・出生体重ごとの脳性麻痺の発生率の傾向等をもとに，2015 年 1 月以降の出生児の「補償対象となる脳性麻痺の基準」および 1 分娩あたりの掛金水準等を改定しました。

　さらに，5 年後の 2020 年 12 月の社会保障審議会医療保険部会において，2022 年 1 月以降に出生した児より，「補償対象基準」について，児の低酸素状況要件が廃止され，一般審査に統合され，「在胎週数が 28 週以上であること」が基準になりました。また，1 分娩当たりの掛け金は 1.2 万円に決まりました。補償金総額は 3,000 万円で変わりません。

改定後の補償対象範囲
　以下の 3 つの基準すべてを満たすこと

> ❶補償対象基準：在胎週数が 28 週以上であること
> ❷除外基準：先天性や新生児期の要因によらない脳性麻痺であること
> ❸重症度基準：身体障碍者障害程度等級 1 級または 2 級相当の脳性麻痺であること

原因分析報告書の取り扱い
http://www.sanka-hp.jcqhc.or.jp/documents/analysis/index.html

原因分析報告書の取り扱い

　報告書は，分娩機関および児・保護者にフィードバックするとともに，再発防止や産科医療の質向上のため，個人情報および分娩機関情報の取り扱いに十分留意して，公表します。

原因分析の基本的な考え方

　報告書は，次の基本的な考え方に基づいて作成します。

> ❶原因分析は，責任追及を目的とするのではなく，「なぜ起こったか」等の原因を明らかにするとともに，同じような事例の再発防止を提言するためのものです
> ❷報告書は，児・家族，国民，法律家等に，分かりやすく，かつ信頼できる内容とします
> ❸原因分析にあたり，分娩経過中の要因とともに，既往歴や今回の妊娠経過等，分娩以外の要因についても検討します
> ❹医学的評価にあたり，検討すべき事象の発生時に視点を置き，その時点で妥当な分娩管理等は何かという観点で，事例を分析します
> ❺報告書は，産科医療の質向上に資するものであることが求められており，既知の結果から振り返る事後的検討も行ない，再発防止に向けて改善につながると考えられる課題が見つかれば，それを指摘します

08　公益通報者保護法

　医療行為はチーム医療が通常であり，一つの行為に複数人が関係するために，隠そうとしても隠せる状況にはありません。

　2017 年度の国，都道府県および市区町村を対象とした「行政機関における公益通報者保護法の施行状況調査」によると，外部の労働者から全行政機関が受け付けた公益通報者保護法に基づく公益通報は，受理件数が 7,884 件，調査に着手した件数が 7,296 件，措置を講じた件数は 5,076 件，市区町村における通報・相談窓口の設置率は，34.2％でした。また，2016 年に実施した「民間事業者における通報処理制度の実態調査」では，“内部通報制度を導入している”と回答した割合が 46.3％，「公益通報者保護制度に関する労働者向けインターネット調査」では，“法をよく知っている”は 4.0％，“ある程度知っている”は 14.2％でした。また，民間事業者向け調査では，法および民間事業者向けガイドラインを“いずれも知っている”と回答した事業者では 38.0％，“いずれも知らない”と回答した事業者では 37.7％が公益通報者

保護制度を導入していました。

　内部告発は個人の信条に従い今後も多発すると考えられます。事後的に真実が明らかになった場合の反動は，当初から事実関係を明らかにするよりも，強くなると考えます。

　2020年6月，「公益通報者保護法」が改正され，従業員301人以上の企業や医療法人，学校法人，その他公益法人等に内部通報制度の整備を義務付けられます（2022年6月までに施行予定）。

内部告発
海上保安官，米国政府内部機密情報の漏洩は，内部告発の意図があると考えられる。

09　裁判外紛争解決機能（ADR）

　紛争を最終的に解決するのは，裁判ですが，それ以前に医療機関・患者の双方が納得できる紛争解決の方法があることが望ましいです。裁判は費用も時間もかかり，患者・家族にとり，負担も大きいからです。2007年9月，東京の3弁護士会は**医療ADR**を立ち上げました。東京の3弁護士会の医療ADRは，原則として問題となっている医療行為の過失の有無に関する評価は行なわず，話し合いによる解決を基本としています。医療行為の評価は専門家でないと難しく，第三者の医療機関の協力なしにこれを行なうことは困難です。

　将来的には第三者機関が，異状死の判断をしたり，また，無過失賠償制度が創設された場合には，賠償対象等の選別の判断を行なう等，複合的な機能をもたせることが期待されます。

　2010年3月，厚労省は医療裁判外紛争解決（ADR）機関連絡調整会議を発足させました。医政局長は「医療ADR機関の設置が，今後増えることから，患者側や医療機関側の双方が利用しやすい環境を整えなければならない。現場で活躍している医療ADR機関の方々を中心に，ADRの活用の在り方等を幅広く検討したい」，座長は「ADRは，制度や法律を作ればうまくいくというものではなくて，実際に運用する手続き，あるいは運用する人が，非常に重要である。その意味で，実際にADRを実施する，あるいは関心をもっている者が率直に意見交換し，情報を共有し，問題点を認識し，それを解決するために取り組む作業が極めて重要である」という趣旨を述べています。

医療ADR
ADRの役割と定義を明確にする必要がある。患者の医療相談をじっくり聞くこと，事実関係の整理，評価，苦情やクレームとの線引きが重要といわれている。

10　院内暴力

　患者，患者家族あるいは外来者による，職員への暴力事件が多く発生しています。悪質な場合には警察に届け出ます。しかし，被害を受けた職員の多くは，患者が心身の障害をもち，弱い立場にあるという認識から，大抵は我慢している状況です。最近は，悪質な事例が多くなり，病院が組織的に取り組む必要があります。

　患者同士の暴力や，職員の患者に対する暴力も稀にあります。

　対策には，容易に外部から入りにくい病棟の仕組み，明るさ，監視カメラの設置，**不当要求防止責任者**の配置，警備員の配置等があります。また，患

不当要求防止責任者
暴力団対策法に基づく。「不当要求による事業者及び使用人等の被害を防止するために必要な業務」で，責任者が行なうべき業務は，
❶事業所における対応体制の整備に関する業務
❷従業員に対する指導教育の実施に関する業務
❸不当要求による被害発生時の被害状況等の調査および警察への連絡に関する業務
❹暴力団排除組織との連絡に関する業務
❺その他の不当要求による被害を防止するための業務

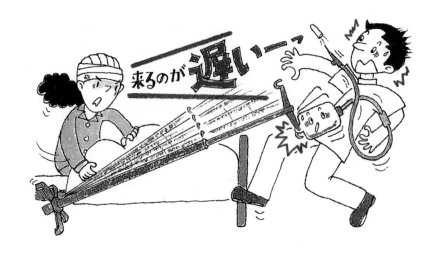

者にも権利と共に義務がある，暴力行為等があれば，退院や警察に通報することを明示して患者への注意喚起も重要です。

　また，患者教育だけでなく職員教育と支援が重要です。暴力があったときの対応方法，院内一斉放送と担当者がかけつける体制と手順の整備等です。暴力や暴言を受けた職員の精神的支援も極めて重要です。

　全日本病院協会では，全国アンケート調査を実施し，病院職員に対する研修会を開催しています。**全国暴力追放運動推進センター**の支援もあります。

全国暴力追放運動推進センター
https://www.zenbou
tsui.jp/index.html

11 | 第11章
職業人としての心得

01　社会人とは

　法律上は満20歳で成人ですが，社会人として一人前であることと同じではありません。未成年のときに受けた様々な制約からは解放されます。反面，未成年者としての法的な保護もなくなります。自分の行為に責任をもたなければなりません。自由には責任，権利には義務が伴うことに気づかず，自分に都合よく，一方だけを享受することは許されません。

02　相互の考え方を理解する努力

　社会生活とは，関係する人々と交流することです。家庭内や特定の仲間の中では，お互いの背景や考え方が分かります。しかし，社会に出ると，初対面やお付き合いのない人々，つまり，背景や考え方を知らない人々と交流します。自分の言動の背景を知らない人には，意図しない受け取られ方をされることがあります。また，自分の価値観や考え方と異なる価値観や考え方をもつ人も多くいます。

アサーション
適切な意思疎通・情報
伝達

　自分も相手も相互に分かってもらおう・分かろうとする努力が必要です。これを**アサーション**といいます。相互の考え方を理解して初めて，合意あるいは議論できます。相互理解とは，同じ考え方をもつことではなく，相互の考え方を知ることを意味します。単なる情報共有の意味ではありません。

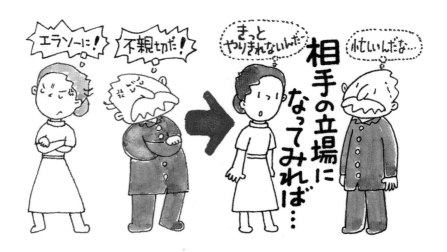

対人関係を円滑にするためには，自分の主張を通すだけではなく，相手の立場や気持ちを思いやって行動することも必要です。

03　職業とは何か

職業とは，生業（なりわい）としての仕事をいいます。"業"とは，継続するという意思をもって行なうことをいいます。どんなに知識があり優れていても，趣味は職業とはいえません。趣味は個人の考えや都合でどうにでもなります。しかし，職業として行なう以上，制約があり責任が伴います。

職業は，生きる糧を得るためだけではなく，生き甲斐，誇りでもあります。

職業分類にいう職業とは，個人が継続的に行ない，かつ，収入を伴う仕事をいいます。仕事の継続性とは，仕事が一時的ではなく，❶周期をもって行なう，❷季節的に行なう，❸周期をもたないが続けて行なう，❹現に従事している仕事を引き続きそのまま行なう意志と可能性がある等に該当するものをいいます。仕事をしなくても収入がある場合は，職業とはいわず，仕事をしていても収入を伴わない場合も職業としません。

また，法律違反行為，すなわち，窃盗・恐喝・とばく・売春・密輸等，および受刑者の仕事は職業とはみなしません。

職業分類
日本標準職業分類一般原則（2009年12月統計基準設定）第1項の職業の定義。

04　働く意義

働くとは，仕事をする，勤務する，精を出す，活動する，ものに力を及ぼすという意味です。人それぞれが分業して社会活動をすることです。働くとは，自分の問題であると同時に社会的な意義があります。自分の**役割**を果たし，持ち場を守ることで，企業や社会が発展し，その労働の対価として給与が支給され，自らの生活も維持できます。

常に社会環境の変化に目を向け，研修会等に積極的に参加して，自己の資質向上に努め，自己変革しなければなりません。そのためには，常に目標に向かって前進することが必要です。目標に向かって業務を遂行し，達成したときの**充実感**は，次の目標，新たな意欲の源泉となります。

社会活動は個々の分業が結集して成り立ちます。仕事を通して，組織や社会に貢献できたと実感することを自己実現といいます。社会の一員であることを忘れてはなりません。

働く
労働観は極めて主観的。苦（義務）か楽（権利）か。
ボランティアの考え方の違いにも通じる。
欧米では，神から課せられた罰としての労働ではなく，自発的に社会に役立つこととして，ボランティアを捉える。日本では，仕事を通じて世の役に立つことに生き甲斐を感じる。
仕事を楽しむ。Joy of work.
役割
割り当てられた役。
充実感
誇りに繋がる。

05　業務の繋がりと責任

病院では，多くの職種が，多くの部署で活動しています。仕事は繋がっています。前述したように，これを業務フローといいます。品質管理では**後工程はお客様**といいます。責任と権限を引き継ぎます。したがって，意思の疎

後工程はお客様
内部顧客（177頁参照）。

通と連携が必要です（234頁参照）。これをチーム医療と呼びます。チーム医療は，単なる集団作業ではありません。診断と治療（診療）においては，医師の指示のもと，各部署はその目的や意図をよく理解したうえでそれぞれの役割を果たします。診療報酬請求においては，医事課職員がリーダーシップを発揮します（114頁参照）。

　たった一人の小さなミスでも，業務過程で起きれば業務が円滑に進まないばかりでなく，最悪の場合には，人命の危険を招きます。それぞれの職種の専門的な技術や知識の向上をはかる努力とともに，部門間の役割分担，連携の認識が不可欠です。

06　自分を大切に

　他人を思いやる気持ちは大切です。しかし，自分を大切にすることもそれ以上に重要です。医療人には，自己犠牲の精神，献身的精神が必要であると強調する人がいます。果たしてそうでしょうか。職業は，継続することに意味があります。自分の気分で，好きなことを好きなときにやるのではなく，いやなこともしなければなりません。仕事では対価を得ます。この2つが趣味やボランティアと違う点です。

　自己犠牲や献身を求められ，あるいは，強制されては継続できません。辛いとき，苦しいとき，患者や相手が理解してくれない・わがままを言うとき，失敗したとき，等々があります。他人のために働くのであれば，そのようなときに嫌気がさします。自分の仕事だから，自分のために働くからこそ，耐え，頑張れます。**医療人としての誇り**，**職業倫理**があるからこそ，継続できます（258頁参照）。

　自分勝手でよくはありません。自分が大事だから，相手を大事にできます。自分を大事にできない人には，他人を大事にできません。自分のために一生懸命，生き生きと明るく働いてください。それが，患者さんによい医療を提供することになり，病院のためにもなります。

07　自分自身が満足する

　自己実現がマズローの最高の欲求です。自己実現とは，生きていてよかった，働いていてよかった，ここにいてよかった，と感じることです。自分自身が満足しなければ，他人を満足させることは困難です。その実現を理念とする組織があります。それを理念として掲げて運営している病院もあります。企業では，**スカンジナビア航空**等が有名です。

> **練馬総合病院の経営理念**
> 　職員が働きたい，働いてよかった，
> 　患者さんがかかりたい，かかってよかった，

医療人としての誇り
使命感。
職業倫理
自らの職業の役割や責任を果たすために行動を律する基準・規範。
自己実現
マズローの欲求段階の最上位の段階。
スカンジナビア航空
ヤン・カールソンが社長就任時に発した言葉が「真実の瞬間」。
最前線の従業員の15秒間の接客態度が，企業の成功を左右する。その15秒を"真実の瞬間"という。
練馬総合病院の経営理念
この趣旨は，職員，患者，地域が共に満足することであり，しかも，職員満足・患者満足・地域貢献の順番であることが重要。
これにより，自己実現が達成されるからである。
筆者（誰にでも）には，この前に重要な事項がある。自己満足である。自分のため，自分の家族のために，喜んで，誇りをもって働く事が重要である。利己主義では職員も患者も納得しない。他人のためでは，いやなこと，つらいことが長続きしない。

> 地域が在ってほしい，在るので安心，
>   といえる医療を行なう。

病院の理念を，マズローの欲求段階説に当てはめると，

「職員が働きたい，働いてよかった」は，親和（所属愛）の欲求から，自我（自尊）の欲求が達成され，「患者さんがかかりたい，かかってよかった」と「地域が在ってほしい，在るので安心」と言っていただく医療を行なうことにより，自我（自尊）の欲求（認知欲求）と自己実現の欲求が達成されることを意味します。

自分が満足できなければ，相手に満足していただける医療は提供することが困難です（258頁参照）。

08　感動が感動を呼ぶ

感動
物事に感じて，心が動くこと。心が震えること。

自分自身に**感動**しなければ，相手に感動を与えられません。感動とは，期待を大きく超える，あるいは，想像を超える経験をしたときに生まれるものです。狩野理論の魅力品質（173頁参照）の行き着くところです。

ディズニーは，「感動」を企業の理念として運営しているといわれます。その考え方を分かりやすくしたものが7つの法則です。

ディズニー7つの法則
トム・コネラン 著，仁平和夫 訳/日経BP社刊，1997
コンサルタントが5人を引率して，ディズニーワールドを巡るルポルタージュ物語。

> **ディズニー7つの法則**
> ❶顧客が比べるすべての企業が競争相手
> ❷細部にこだわる
> ❸すべての人が，語りかけ，歩み寄る
> ❹すべてのものが，語りかけ，歩み寄る
> ❺耳が多いほど，顧客の声はよく聞こえる
> ❻報い，認め，讃える
> ❼誰もがキーパーソン，全員がゴミを拾う

09　常識を大切に

常識
コモン・センス。
常識という枠に縛られる危険性がある。保守と混同されやすい。
立場により"常識"が異なる。
○○の常識は，××の非常識といわれる。

専門知識や規則・規定は熟知しなければなりません。しかし，規定に書かれていないことが起きる等，様々な状況の変化に迅速かつ柔軟に対応しなければなりません。**常識**は客観的かつ適切な判断をするためのよい基準です。

専門職は専門技術の修得に熱心ですが，常識を疑わざるをえないことがあります。社会生活は，社会人には常識があることを前提に成り立ちます。ある状況で，普通の人なら，こう考え，多分こうするという期待，信頼です。自分の専門の殻に閉じこもりがちです。常に目を専門外へも向けてください。

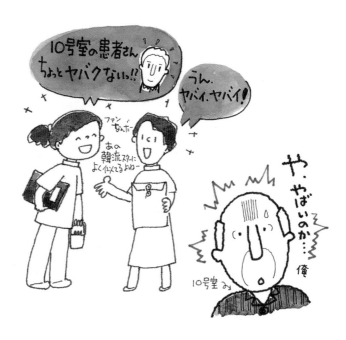

10　言葉を大切に

横文字
カタカナで書くことで，分かった気になる。
言い換えただけで，理解を放棄することに繋がる。
小泉純一郎氏が厚生大臣当時，横文字禁止令を出した。
自分の言葉（頭）で考えさせたいからである。
他職種や患者さんには理解できない
同じ用語でも，立場により解釈が異なるからである。
『医療の質用語事典』出版の理由でもある。
本書出版の理由でもある。
5W1H
順番が重要である。
Why・What・Who・When・Where・How である。
何のためか，目的意識が最重要である。
How を最初にしがちである。実施するときには，How が重要であることは当然である。

　最近，病院職員（業務中）の日本語とは思えない会話をよく聞きます。同じ用語でも背景，文化の違いにより異なった意味になります。言葉は文化そのものです。状況，時代，あるいは，経験により，意味が異なることに留意ください。流行語，**横文字**の用語は十分注意して使ってください。また，専門用語は，同じ職種間では通じても，**他職種や患者さんには理解できない**場合があります。言葉は，相手に自分の意思・思考を伝える手段です。正しい言葉，分かりやすい言葉，丁寧な言葉を使うよう心がけてください。

　親しみを込めて話しているつもりでも，相手には失礼な表現になる場合があります。たとえば，親しみを込めて"おばあさん"と呼ぶと，"あなたのおばあさんではない"，"年寄り扱いしないで欲しい"と思われるかもしれません。名前を呼ぶことが適切でしょう。高齢者や認知症の患者さんにも，相手を尊重した丁寧な言葉で会話しなければなりません。

　また，忙しいときほど，相手に誤解されないように，簡潔かつ明確に話してください。自分が分かっていても，相手には分からない場合があります。**5W1H** が分かるように話すことが重要です。

11　勤務態度

基本的な心得

　病院では多くの職員が共通の目的で仕事をしています。以下にあげた勤務態度に留意してください。

❶始業時

・ゆとりをもって出勤し，更衣して始業時間には仕事を開始できる体勢をとりましょう。

❷勤務中

・動作や会話は静かに簡潔に。大声や笑い声は慎みましょう。

・返事は「はい」とはっきりと応えましょう。

・声をかけるときは，相手の仕事に支障をきたさないよう，名前を呼び，「仕事を中断して，失礼ですが」と断りを入れましょう。

・私語や私用電話はやめましょう。

・時間や物を大切にしましょう。とくに，会議には必ず定刻の五分前に集合して，他人の時間を大事にしましょう。

❸終業時

・業務が終了してから机の上を整理し，翌日の予定を立てて帰りましょう。

・「さようなら」「お先に失礼します」の挨拶を忘れずに。

・最後の人は必ず火の元，戸締りを確認して帰りましょう。

❹5S

　整理・整頓・清潔・清掃・躾を **5S** といいます。その意味は，見えるようにすることであり，無駄をなくすことに繋がります。前の 4 つと，最後の「躾」は異なる意味をもちます。躾という基盤に他の 4 つの「S」が乗っている，あるいは，4 つの「S」を習慣・標準にするという関係です。5S は，モノを片付ける，礼儀正しくするという表面的な意味ではありません。業務を整理し，見えるように（見える化）すること，頭の中を整理することです。

> **5S**
> 単に，躾の話ではない。5S の最後は，習慣の S とすべきである。業務改善の基本である。

12　指示の受け方

❶呼ばれたらすぐに「はい」と返事してその方向を向きましょう。

❷指示は最後まで聞きましょう。

❸メモは 5W1H（Why なぜ・What 何を・Who だれが・When いつ・Where どこで・How どのようにするのか）でとりましょう。

❹疑問点は質問して，説明を求めましょう。

❺意見は率直に述べ，指示を受けましょう。

❻必ず復唱しましょう。声に出すことで，自分自身で再確認することになります。とくに数字や固有名詞には注意しましょう。聞き間違いによる事故の防止にも重要です。

> **復唱**
> 自分自身の記憶の確認とともに，問題が起きたときに，言った，言わないという不毛の争い防止のためである。

13　報告の仕方

❶仕事の報告は，結果，状況，経過，感想，意見の順に要点を分かりやすく伝えましょう。

　事実と事実以外を明確に分けることが重要です。当事者の自分は状況も背景も分かっていますが，報告を受ける者は，予備知識がないことに留意しなければなりません。

❷長期にわたる仕事は必ず中間報告しましょう。

　初期，中間，最終報告に分けてもよいです。むしろ，迅速な概要報告が重要です。

❸悪い情報や結果ほど，より早く報告し，対応策の指示を受けましょう。

　よい知らせは遅れても障害はほとんどありません。しかし，悪い知らせは遅いことが問題になります。悪いことこそ，迅速な報告が必要です。とりあえず，文書でなくても口頭でも宜しいです。遅れれば遅れるほど対応が困難になり，回復できない場合があります。失敗を知られたくない，できれば自分で始末したい，少しでも火を小さくしてからにしよう，叱られるのが心配，報告するにしても原因と対策を考えてからにしよう，等々と考えるかもしれません。いずれも正しくない判断です。

❹報告書は簡潔に A4，1 枚にまとめ，必ず控えをとりましょう。必要に応じて添付資料をつけます。

　また，大量の情報の場合には，要約を 1 枚にまとめて添付します。

14　患者志向

患者志向
（175 頁参照）。

患者志向の意識〜誰のための病院か〜

　病院は患者を診療するための施設です。患者に満足していただける医療を提供するには，職員は常に患者の立場を理解し，患者の要望をできるだけ早く察知することが大切です。これを顧客志向，患者志向といいます。また，その結果に関して，十分に満足していただけたかを必ず確認しましょう。患者の表面的な言動（顕在要求）だけではなく，真の要求（潜在要求）が何かを把握することが重要です。

　患者志向と類似の用語として，患者中心，患者主体，患者参画，患者参加などが頻用されます。しかし，これらの意味の違いを考えて使う人は稀です。意味が異なれば，意思の疎通が図れません。"言葉を大切に"してください。

15　規律意識〜規範を重んじる〜

　多くの職員が円滑に仕事を進めるためには，規則や規定を無視した行動は

規範
のっとるべき規則。
手本。

許されません。病院には医療機関としての**規範**があります。

　一人一人が規範を重んじることによって初めて病院が組織としての機能を果たせます。

16　原価意識〜ムダをなくす〜

無頓着
自分の時間には頓着
し，他人の時間には無
頓着が多い。
会議開始時間・口演時
間の厳守は最低限の約
束事項である。

　物を大切に使うことは病院の経営の効率化に繋がります。また，それぞれの職場に割り当てられた資源は有効に使わなければなりません。物の節約は容易に気づきますが，時間の節約には**無頓着**な人が多いようです。

　時間を節約することは時間をつくることに繋がります。時間は自分だけのものではありません。決められた時間に遅れることは，関係者の時間を奪うことです。そして自分自身も原価であるという意識をもちましょう。無駄な仕事をしたり予定を守らなければ，病院にとって損失です。常に原価意識をもち，効率向上を研究し業務の改善をはかることを心がけたいものです。

コミュニケーション
分かり合おうとするこ
と。
意思の疎通。伝達では
ない。
相互の価値観や考えを
理解すること。
賛同するとは限らない。

17　意思疎通（コミュニケーション）

　意思疎通とは，一方向の意思の伝達ではなく，双方向の意思の疎通をいいます。相互の対話です。物理的に伝えた，聞いたということではなく，理解できるように伝えたか，理解できたかが重要です。その目的は自分の意思を相手に伝え理解してもらうこと，反対に相手の意思を受け止め理解することにあります。そしてそれがよい人間関係をつくる条件です。そのためには次の4つが大切です。

> ❶自分の考えや状況を相手によく理解してもらうこと
> ❷相手の考えや状況をよく知ること
> ❸相手と話し合う機会を多くもつこと
> ❹相手の仕事（立場・役割）をよく理解すること

意思疎通の円滑化

　病院は多くの職種が，多くの部署で活動しており，職員相互の意思疎通が徹底しにくい所です。意思疎通をよくするためには次のことが大切です。
❶挨拶から始まり挨拶で終わる
　人の出会いは挨拶から始まり挨拶で終わります。はじめの挨拶なしに意思疎通はとれません。

> あいさつは　　（1）明るく軽快に
> 　　　　　　　（2）自分から
> 　　　　　　　（3）分け隔てなく

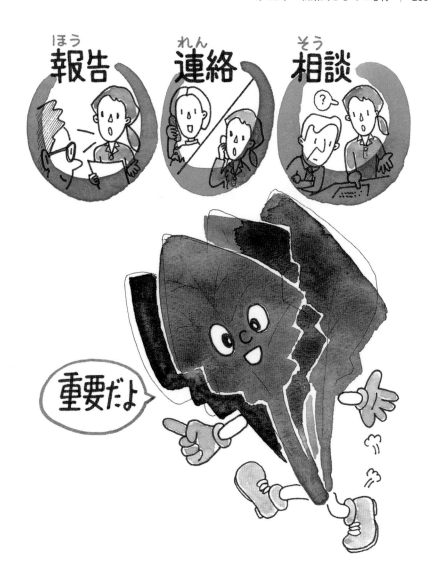

ホウ・レン・ソウ
3 つの区別，また，意
見との区別がつかない
人が多い。

❷報告・連絡・相談（ホウ・レン・ソウ）

報告……どんな小さなことでも報告する

連絡……即座に，こまめに，関係部署へ連絡する

相談……自分の殻に閉じこもらずに相談する

❸相手の立場を理解する

　意思疎通を円滑にするには，まず相手の立場や状況をよく知ることです。
相手の仕事内容や状況をよく理解し，協力を惜しまず，歩み寄りの姿勢が大
切です。同僚に対しても他の部署に対しても同じです。

❹信頼関係を大切にする

信頼関係
分かり合うこと。
安心できる関係。

　病院の仕事は，様々な職種のチームワークで成り立っています。それぞれ
の持ち場が，責任をもって仕事を進めるのですから信頼関係がないと医療を

提供できません。同僚や上司を信頼し，また他の部署との連携をはかることが大切です。

❺聞き上手になる

聞き上手は，話し上手でもあります。「聞く」ということは相手から情報収集する格好の機会です。話の腰を折らず，最後まで漏らさずきちんと聞くことが大切です。その中で大切なことはメモをとります。また分からないことは質問します。

18　応対の基本的な心構え

病院の評価を高めるには，患者の気持ちを理解し，誠意をもって接することが必要です。患者や家族に信頼される人間関係を築くことが大切です。挨拶，言葉遣い，明るい態度は，誠意ある気配りから自然に出てきます。**パフォーマンス**や**アサーション**も重要ですが，逆に日本文化の特色である「察する」気持ちが重要です。**察する**とは，推測して相手の立場で考えることです。ただし，以心伝心を相手に期待してはいけません。

パフォーマンス
演技・演出・表現。
アサーション
自分の考えを，相手に分かるように伝える技術。
察する
相手の隠された事情などを，外に表れた様子などから感じ取る。推測して了解する。他人の気持ちをおしはかって同情する。思いやる。
忖度（他人の心を推し量ること。推し量って相手に配慮すること）と同意。近年，悪い意味で頻用されている。

19　電話の応対

電話も病院の顔です。その応対も患者に「信頼と安心」を得ていただくためです。電話の応対いかんで，その病院全体が評価されます。

❶電話が鳴ったら待たせないですぐに出る
❷はっきり，分かりやすく，丁寧に名乗る
❸正しい言葉で，ゆっくりと話す
❹対面会話の気持ちで応対する
❺言葉に表情をつけ，事務的な言いまわしはやめる
❻受けた内容は復唱し，確認する

20　携帯端末やモバイルPCの利用

業務で携帯端末やモバイルPCの利用が当たり前になりました。廊下や病室に画面を開いたまま放置する人が多くみられます。個人情報保護の観点からは，必ず，常時身近に置くかシャットダウンすることが必要です。

許可なく個人のUSB等の記憶媒体を業務用端末に接続してはいけません。セキュリティチェックをかけたUSB以外は挿入しても作動しない仕組みを導入する病院が増えています。

私用で利用することは厳禁です。また，ウイルス混入や情報漏洩の原因となるので，許可された場合を除き，個人のPCや携帯電話（スマホ等）を業

務に使用してはなりません。患者や同僚の写真を撮影し，ネットに公開した
例があります。仮に相手の了解を得たとしても，業務中の院内の映像を外部
に流してはいけません。

21　身だしなみ

身だしなみ
不快感を与えないこと。
外観と雰囲気。

　私たち職員は，一人一人が病院の顔です。応対の良し悪しや身だしなみは，
患者にとっては自分の体験がすべてです。自分の体験が，そのまま病院の品
格や印象，評価につながります。ですから好感のもてる身だしなみは大切な
要素です。

> ❶髪はきちんとまとめる
> ❷化粧は薄めにし，強い香水やマニキュアはやめる
> ❸アクセサリー等は，はずす
> ❹名札は必ずつける
> ❺靴はきちんと履く
> ❻ボタンはきちんと留める
> ❼胸ポケットに物をたくさん入れるのはやめる
> ❽*不必要にマスクをつけるのはやめる。顎マスク・鼻出しマスクはやめる
> ❾常に清潔な衣服を身につける
> ＊COVID-19 蔓延により，2021 年 3 月現在では，マスク着用が正しい身だ
> 　しなみです。

22　同僚や部下・上司を信頼する

　少人数，とくに二，三人の職場の人間関係は難しいものです。職場で 1 日
の大半を他人である同僚と一緒に過ごすのですから，性格の違いや能力差か
らどうしてもお互いに不満が出てきます。また，どちらかが休日勤務しなけ
ればならない場合等，業務の利害が直接からむ相手でもあります。そのため，
断りなく物を移動したとか，自分を無視したという感情的な問題が起きやす
くなります。

　このような相互不信の職場では互いに不幸です。「相手を信頼する」，心か
らそう思う努力をすると，不思議なもので相手もあなたのことを信頼します。
信頼は相手に求めるものではありません。自分が信頼してこそ信頼を得られ
ます。また，相手から嫌われていると思うことがあります。それは，自分が
相手を嫌っているからではないでしょうか。これを**鏡の原理**といいます。「一
緒に苦労する」「一緒に努力して成功する」「一段高いところを目指す，相手
の立場から自分を見つめる」と考えることが必要です。

鏡の原理
以心伝心，目は口ほど
の物を言う，心を読む。
共感と反感。
サルにおけるミラー・
ニューロンが，ヒトに
当てはまること。

23 行動を変えて，考え方を変える

考え方を変える
意識変容。
考え方を変えるのは難しい。
考え方を変えることによって，行動も変わる。
行動を変える
行動変容。
行動は変えやすい。
プラス思考
前向きの思考。
発生した事実は変わらないが，捉え方により将来が変わる。
事実の受け止め方，対処法，活かし方。

　頭では考え方を変えたほうがよいと理解していても，自分の**考え方を変える**ことは大変困難です。今までの生き方，価値観を変えることだからです。考え方を変えるには，立場，観点を変えてみることが第一歩です。そうすると，客観的に見ることができます。自分自身を他者の立場で見ることになります。

　それができない場合でも，**行動を変える**ことが重要です。意識して行動を変えることで，自然と考え方が変わります。また，はじめは楽しくなくても，自分を楽しいと思わせて行動（仕事）するうちに，楽しくなり，好きになります。これを**プラス思考**といいます。

24 性格改善の努力をする（短気は損気）

性格を変える
意識して考え方を変えることによって，性格の変容が起こる。

　「これは性分だから直らない」という人がいます。本当に**性格を変えられ**ないでしょうか？　そんなことはありません。自分が未完成であり，完全でないという謙虚な気持ちを忘れなければ，他人からの忠告も素直に受け入れられます。魅力のある人とは，唯我独尊の自己完結型の人間ではありません。どんな人の意見も尊重し，その人のもつよい部分や発想を吸収して，自分の栄養分にする，そんな柔軟な人が好感をもたれます。

誠意
誠実に接すること。
一生懸命になること。
他人ではなく，自分に正直であること。
自分を正直に表現すること。

　常に**誠意**をもって相手に接しましょう。相手が子供だとか非力だと見下ろしていると，たとえ表面上は優しさを装っていても，必ず相手に悟られます。相手を尊重することは，相手の人格を認めることです。自分の決断の責任は，自分自身で負わなくてはなりません。言い訳をして何もしなければ望みは叶いません。結果として成功するかどうかは分かりませんが，必ず成就させるとの強い信念をもち，積極的に周囲に働きかけることで，初めて目的は達成できます。

　自分は短気と決めつけて周囲や自分自身に迷惑をかけていませんか？
　豊かな人生を送るために，ぜひとも自己啓発を心がけてください。

25 答えは現場にころがっている

現場
質管理の言葉である三現主義（現場・現実・現物）の一つである。故鶴岡一人（南海ホークス監督）の名言に「グラウンド（現場）には銭が落ちている」がある。現場で働いて稼げという意味である。

　不平不満はどんな社会や職場にもあります。不満（問題）をもたない人はいません。しかし，不満はエネルギーです。不満があるから何とかよくしようと考えます。「不満は問題解決の第一歩」です。

　不満の発生源は現場にあります。不満は**現場**の人間関係の中から不断に発生しています。したがって，不満を解決する答えは現場にあります。問題の原因は病院や他人にあるとしがちです。自己の正当化です。しかし，自分が問題に思うことと同様に，自分が病院や他人の問題の原因である場合もあり

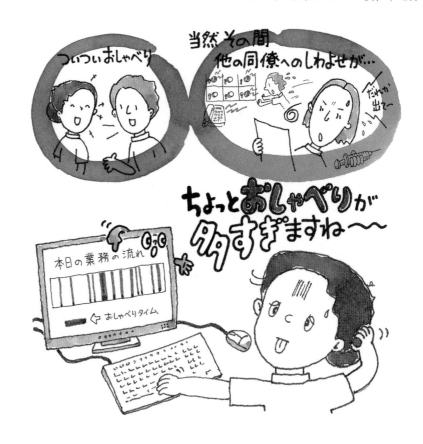

ます。一方的に，決めつけないで，冷静になり，相手の立場になって，客観
的に考えることが必要です。少なくとも，自分が問題の当事者である，自分
が解決できる，解決する，解決しなければならない，という意識が大切です
（4 頁参照）。

　退職という現実からの逃避も，一時的な答えですが，他の病院や他の仕事
のどこに逃げても，また同じ問題にぶつかります。「逃げ」の姿勢はやめて，
不満に正面からぶつかって解決し，好ましい環境をつくりましょう。

26　自己啓発の第一歩は自己評価

自己啓発
好奇心をもって行動す
ること。
自分の可能性を拡げる
こと。

　自己啓発の第一歩は自己評価です。自分の姿を客観的にもう一度見直しま
しょう。「忙しい，忙しい」という言葉をよく聞きます。不平を言っても何
も解決しません。忙しさをよしとするなら別ですが，困っているなら何とか
しなければなりません。

　コンピューターが発達し，特に「書く」と「計算する」という労苦から解
放されつつあります。かつてはコンピューターを利用できる能力は他の人に
差をつける有力な武器でしたが，「できて当たり前の時代」になりました（110
頁参照）。使い方・活用の仕方が重要になりました。時代の流れは目まぐる

しいものがあります。

　コンピューターで武装しても限度があります。人間関係は機械で解決できません。そこで，自己啓発の第一歩として１日の自分の業務の流れを見直しましょう。意外と無駄な時間が多いことに気づきます。時間を主体的に管理し有効に使って，充実した人生を送りたいものです。

　忙しいと嘆く人に限って，仕事の段取りが悪く，また，仕事を一人で抱え込んでいます。仕事を共有し連携しましょう。相互の信頼があれば，見違えるようなよい職場に変わります。

27　業務は自分中心の意識が重要

　患者志向と患者中心とは全く異なります。誤解を惧れずに言えば，患者志向はよいが，患者中心ではなく，**自分中心**でなければなりません。自分勝手という意味ではありません。

　S＋V＋O という英文法を想起してください。

S（主語）は仕事をする自分です。患者は受療者であり，仕事をする主体
　　ではありません。

V（述語）は作業をするので他動詞（Vt）です。能動的に仕事をし，機械
　　を動かすのは自分です。他動詞でも受け身では仕事をさせられている
　　ことになります。自動詞では，自然に業務が行なわれていることにな
　　ります。

O（目的語）は作業の対象であり，患者であり，薬剤であり，医療機器です。

　品質管理に，プロセス・オーナーという用語があります。仕事・業務をするのは職員，担当者です。組織の理念，目的，目標に従って業務を遂行し，

自分中心
自分が責任をもって業務をするという意味。
プロセス・オーナーという意味。
個人主義・利己主義とは異なる。

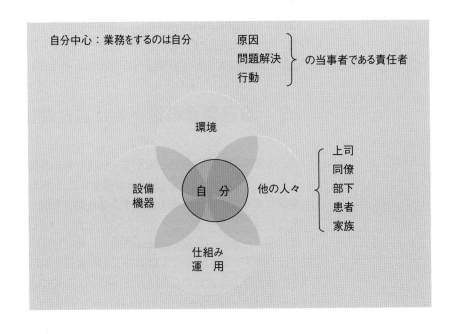

組織，上司の指示・命令で業務を行なうことは当然です。しかし，プロセス（業務）に責任をもつのは担当者の自分です。

　仕事・業務に責任をもつということは，問題が発生すれば責任は自分にある，たとえ，自分の失敗でない場合でも，問題解決の担当者・当事者である，という意識をもつことが必要です。仕事・業務の中心は自分であるという意識が重要です。患者（外部顧客）だけではなく，前工程および後工程の同僚（内部顧客）も自分のお客です（171頁参照）。

28　常に好奇心をもって仕事に臨む

　「私は上司の命令で動いているので，いろんなことを言われても困ります」「それは先生たちの問題だから先生に言ってください」。病院でよく聞く会話です。たしかに医療の多くは医師の指示を中心に展開されます。しかし，医療は医師一人が行なうものでもなければ，医師個人にすべての責任をかぶせるものでもありません。診療においては，医師が診断や治療の計画を立て，その指示に従って，看護師や薬剤師やその他の医療従事者が連携して看護計画，処方監査・服薬指導，採血，X線撮影，食事提供等，医療を提供します。上司や医師の命令だから知らないというのは，「私は機械やロボットであり，考える人間ではありません」と言っているのと同じです。そのような人に限って指示通りには動いていません。

問題意識
問題が問題であると認識すること。問題に気付かない，目をつぶる人が多い。
自分や自部署に原因や責任があると思うこと。自責。
批判ではなく，自分がそれを解決するという意識。

　どんな業務でも，**問題意識**をもって積極的に取り組む姿勢をもてば，改善すべき事柄は無限にあります。それを知っているのはその現場の職員自身です。医師以外の人がリーダーになって解決すべき課題も多くあります。リーダーは常に決まっているのではなく，業務の場面場面で代わるものです（113頁参照）。人間は本来，好奇心の塊です。「人間は考える葦である」とは有名な言葉ですが，好奇心は自分が生きて活動している証です。自分が現場にいるという自負と自覚をもてば，多くのやるべき仕事があることに気づきます。

創造的思考
見方，切り口を変えること。
従来の考え方・方法を破壊する考え方。

29　創造的思考のための訓練

　自己啓発するために，創造的な思考方法の訓練があります。

創造的思考のための訓練

要因
根本の原因とは限らない。
問題となる元。

　現在，一番困っている問題や悩みを思い出します。その問題や悩みを具体的に記述します。そして，その問題や悩みの背後にある「何か」（これを**要因**といいます）に想像力を働かします。これを変えるにはどうしたらよいか，これを変えるとどのような効果が生じるか，どのような新たな問題に発展するかと考えます。既成概念に捉われず，自由に描きます。むしろ，誰も考えつかないような着想や発想の転換が求められます。

現実的な思考の訓練

　現実的な思考の訓練も大切です。まず検討する業務を選定します。そして
その業務の目的を明確にします。そして，目的を達成するための目標を設定
します。目標に沿って情報を集めます。情報の量は多いほどよいとは限りま
せん。情報倒れになるのは好ましくありません。目標に対してどの情報が有
効で，どの情報が役に立たないかを見分けることが重要です。情報に主体的
に取り組む姿勢が必要です。集まった情報を分析したら，さらに具体的な企
画を立てますが，そのねらい（目的）が何かを明確にするのが重要です。

論理的思考訓練

論理的思考
筋道の通った考え方。
説明可能な考え。
積み上げた考え。
論理の飛躍がないこと。
新理論や革新には，"閃
き"，"直感"と呼ばれ
るものがあるが，結果
的には，新理論ではつ
ながりができる。

　最後は**論理的思考**のための訓練です。情報を体系づけたり，問題点を洗い
出します。たとえば，次のようなことです。

❶検討していることは，目的に合っているか
❷目標設定は適切か
❸その方法で実現可能か
❹もっと安い費用でできないか
❺もっと効率のよい方法はないか
❻どの程度の効果が見込めるか

　これらを単に見込みで考えるのではなく，できるだけ数値化して客観的に
考える訓練が大事です。

12 | 第12章
苦情は改善のための情報源である

01　苦情は期待の裏返し

　顧客（患者）を繋ぎ止める費用は，新規顧客（新患）を獲得する費用の6分の1といわれています。

苦情
改善要求のことである。可能性を期待されている証拠である。

　苦情の重要性を再認識しなければなりません。「苦情を処理」するとマイナスに考える組織が多くあります。しかし，苦情こそ，改善の重要な情報源です。苦情は，患者がその病院に，まだ改善を期待している証です。本当に，怒り，期待しなくなった患者は，苦情も言わずに，来院しなくなるだけです。

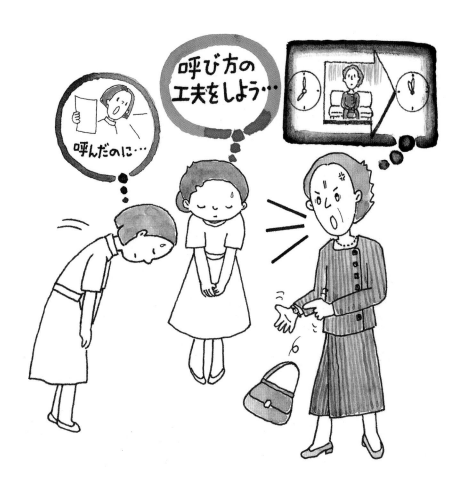

02　苦情の収集

　苦情という貴重な情報をいかに収集し，分析し，活用するかが重要です。

　苦情の収集には，投書，電話，ご意見箱，アンケート調査，相談室，職員からの聞き取り等多くの手段があります。

　苦情，要望，希望の区別がつかない場合もありますが，区別は，分析時に検討します。個人的あるいは個別ではなく，組織として，苦情に対応することが重要です。

03　苦情解消と満足

　苦情を解消しても，それだけでは満足には繋がりません。すなわち，マイナスを解消するだけでは，当たり前になるだけです。しかし，苦情への対応は意味がないのではありません。当たり前であっても，患者や家族の苦情に真摯に耳を傾け，対応して，改善の努力をする病院は，必ず患者からよい評価を受けます。患者満足に繋がります。そして，プラスを増やすという努力，継続的な質向上の努力が必要です。

　「信用」と「患者満足の追求」というマーケティングの原点は，「暖簾」（ブランド）を大切にする考え方として江戸時代の半ばにすでに確立していました。「三井家の商いの元祖」という三井商法があります。「売りて悦び，買いて悦ぶようにすべし」。これを病院にあてはめると「患者の治療をして悦び，患者はその病院で治療したことを悦ぶ」ということになります。病院経営の基本理念として「職員が働いてよかった，患者がかかってよかった」という，病院を目指しています〔おわりに　私たちの病院の目標（269頁）参照〕。

04　グッドマンの理論

グッドマン
合衆国消費者問題局による実態調査「アメリカにおける消費者苦情処理」の調査委託をTARP社のジョン・グッドマンが受けて報告した。

　グッドマンの消費者苦情処理報告書の一部を病院に合わせ変更すると，「医療に不満をもった患者のうち，苦情を申し立てその苦情の解決に満足した人がまたその病院に来院する確率は，不満をもちながら何の行動もとらない患者が再び受診する確率よりも極めて高い」といえます。苦情への対応の重要性を示唆します。

05　苦情への対応にあたってまず何をすべきか

　患者の苦情に対応する部署や担当者は自分が病院の人間であると同時に，病院の内部に対しては患者の代弁者であることを明確にしなければなりません。

　苦情への対応で最も大切なことは，処理の質の均一化です。患者の苦情対応を適切に行ない成功させるか否かの鍵は，担当者の質（患者に満足を与える能力）で決まります。それには継続的な自己啓発・研修を絶えず行ない，質向上と維持に努めなければなりません。ロールプレイ形式の研修もよいでしょう。

06　苦情への対応の心構え

　患者が苦情を申し出る心理の背景には，人と意思疎通を求める気持ちや自尊の気持ち，つまり「人と話したい」「自分以外の人に知ってもらいたい」「尊敬されたい」という潜在的な欲求があります。つまり「**認知欲求**」は万人に共通です。

認知欲求
マズローの欲求５段階説の第４段階の欲求。
自分の能力を認めてほしい。
自分が役立つと認めてほしい。

対応の心構え
❶弁解しない
❷責任転嫁しない
❸蔑視しない
❹感情的にならず，客観的に対応する
❺使う用語に配慮する
❻問題の核心をそらさない
❼申出者の年齢・理解度に配慮する

日頃の心構え
❶専門知識・法律に精通する
❷円満な常識とバランス感覚を養う
❸思い上がりや思い込み・独断を避ける
❹健康管理に留意する

07　苦情への対応の手順と実務

❶苦情対応担当者の任命
❷苦情対応担当者の統括・研修
❸苦情対応担当者の指揮系統
❹苦情電話等への対応方法の周知
❺受話器のベルは３回以内
❻まず，相手が何に対して苦情があるかを聞く（把握する）

　苦情は文句ではありません。

08　怒りを鎮める方法

❶患者の言い分を聞く。
❷患者の言った内容を把握し，理解しようとすることを示す。

　「申立者はひどく取り扱われたと感じている」ということを認識するべきです。最初の時点の患者との応接は論理の問題ではなく，感情の問題です。自分を患者の立場において，共感を示す効果的な方法もあります。直接の面談では眼差しによる表現，誠意ある真剣な表情，適切に時々うなずく等，話を真剣に聞いているという態度を表すことが重要です。

　電話の場合は視覚に訴える手段はとれません。したがって，使う言葉の抑揚，調子等で理解しようとする姿勢を示さなければなりません。姿勢を示す最大の方法は「相づち」です。
❸敬意をもって，平常心を失わない。
❹苦情を言う状況になったことに関して，おわびを言う。

　責任を引き受けることなしにわびる。注意しなければならないことはすぐに申立者の正当性を認めてわびるのではなく，怒りを招いた状況になったという事実をわびます。
❺患者に同意をする。
　・怒りを招いた状況があったという事実について
　・一般原則について
　・苦情申立者が自分の見解をもつ権利について

09　怒りを鎮めるときの注意事項

❶事実について議論しない
❷なぜかと質問しない
❸性急に結論を急がない（自分のひとりよがりの判断をしない）
❹ごまかさない

ステップ❶　問題を査定・評価する
ステップ❷　話し合いをする
ステップ❸　行動する

13

第 13 章
患者の権利

01　はじめに

患者の権利とは何でしょうか。六法全書のどこをみても『患者の権利』と書かれた章はありませんし，『患者の権利法』もありません（これを制定すべきであるという運動はあります）。それでは，患者の権利とは一体どこから導かれるものでしょうか。

憲法上の権利

国の基本法として**憲法**があります。憲法はあまり読まれないので，この機会に一度ご覧になってください。

憲法第 13 条にこのような規定があります。

「すべて国民は，個人として尊重される。生命，自由及び幸福追求に対する国民の権利については，公共の福祉に反しない限り，立法その他の国政の上で，最大の尊重を必要とする」

これは一般に幸福追求権といわれています。〜権という具体的な権利の名前が付いておらず（これは憲法が長く存続するもので科学技術の進歩等により当初予想しえない事態が発生し，新たな権利が発生することが大きな理由です），社会の発展に伴い，保証される必要のある権利について，新たな権利として考えられる場合には，この憲法第 13 条が根拠とされます。患者の自己決定権も，その根源はこの規定にあるといえます。

自分がよいと思うことを追求できなければ，人は幸福にはならない，つまり自分のことは自分で決定することが人間の幸福に必要であるということです。

民法上の権利

❶**民法**には様々な規定がありますが，『医療機関と患者』という形で明確に定めたものはありません。これは憲法同様，民法も社会のあらゆる対象に作用するため，あまり細かく規定すると適用できる場面が限定されるからです。民法の中では大きな原則として，**私的自治の原則**があります。これも正面から私的自治の原則とは……という規定はありませんが，民法を貫く大原則です。簡単にいうと，強行法規や**公序良俗**違反になるような例外的な場合を除いて，判断力ある大人は自らのことは自らが自由に決められるべきである，というものです。先に述べた患者の自己決定権そのものです。

❷さらに詳しくいいますと，患者と医療機関との間の契約は**準委任契約**と考えられています。準委任契約の"準"は準優勝等として使う場合と同じで，

憲法
国家存立の根本。
国家や公務員を規制するもの。国民の義務も規定している。
民法
私人間の紛争解決の最終手段。
私的自治の原則
私事に公は関与しないこと。
その私事の当事者が決めることができるという原則。
公序良俗
公の秩序と善良の風俗。
公の秩序は，国家，社会の秩序ないし一般的利益を指す。
善良の風俗は，社会の普遍的道徳観念を指す。全体として社会的妥当性を意味する。
普遍的道徳：7 つの普遍的な道徳規範
❶家族を助ける，❷所属している組織を助ける，❸他人に恩恵を与える，❹勇敢である，❺上司に敬意を表す，❻公平に資源を分かち合う，❼他人の財産を尊重する，である。
（Curry et al., Current Anthropology online Feb. 08, 2019）
準委任契約
民法に贈与から和解まで 13 種類の典型契約が規定されている。
実務では無数の契約形態があり，民法に規定があるものを典型契約，ないものを非典型契約という。
民法における委任（委任契約）は，法律行為

をなすことを他人に委託し，承諾することによって成立する諾成・不要式の契約である（民法643条）。信頼関係のうえに立つ契約で，いつでも解除が可能である。

法律行為とは，それを行なう者の意思表示の内容通りの法的効果が発生する行為をいう。典型的には契約である。法律行為ではない事務の委託がされた場合（事実行為）を準委任契約といい，委任の規定が準用される（民法656条）。

委任契約に準ずるものという意味です。委任契約で認められている報告義務等が受任者である医療機関に課されています。医療行為は基本となる医学が未完成の学問であり，対象が人間という極めて多様な性質をもつものである（血管がもろい老人もいれば弾力に富む若者もいる）ことから，同じ行為をしても同じ結果にはならず，そのため結果を保証することができません。医療水準に従った医療行為を行なうという「行為」を保証しているのです。

そのため，結果を保証してもらうことは患者の権利ではなく，医療水準に従った医療行為をしてもらうことが患者の権利です。

❸このように患者の権利は法律上の根拠をもちますが，それが具体的にどのように適用されるのかは難しい問題です。インフォームド・コンセント等について，次の項目の具体的な場面の中で考えてみましょう。

02　インフォームド・コンセント

インフォームド・コンセントとは？

医療を受ける患者が自らのことを自らが決める権利（患者の自己決定権）を認められることは重要なことです。その判断の基本的な情報となるのがインフォームド・コンセント（Informed Consent：IC）の考え方です。日本では「説明と同意」と訳されています。医療提供者が患者に説明して同意を求めるということではありません。患者が医療者から十分な説明を受け，理解したうえで患者がどのような治療方法をとるかを選択することです。この内容からすると当初の「説明と同意」という訳語よりも，「説明と選択」とする方が実態に合っているのかもしれません。

歴史

1960年代に患者の人権運動が盛んになり，米国では医療行為に対する不満から医療訴訟が多くなりました。医師が患者の人権をいかに尊重したかを重視し，患者の意思の尊重と人権の保護についての裁判上の基準として，第2次世界大戦中にドイツが行なった人体実験の反省から策定された「ニュールンベルグの倫理綱領」（1947）が注目されました。さらに，1948年には世界人権宣言，1964年には第18回世界医師会総会でヒトにおける，生化学・生物医学的な研究に携わる医師に対する勧告として「ヘルシンキ宣言」が採択されました。1973年には，米国病院協会が，患者が必要な情報を医師から受ける権利と，ICを与える権利等，患者の人権を明確にした「患者の権利章典」に関する米国病院協会声明を発表しました。1975年にはICの詳細な指針を加えた「ヘルシンキ宣言，1975年東京修正」が東京で開催された世界医師会の第29回総会において採択され，これが医師に対するICの指針として広く尊重されています。

インフォームド・コンセントの原理とは

　ICの原理とは，リスクを伴い，他の治療法があり，成功率が低い治療や処置についても，患者に情報を提供しなければならないということです。ジョージ・J・アナスは『患者の権利』の中でICには以下の情報が含まれる必要があると言っています。

❶医師が勧める治療または処置に関する概要の説明

❷勧める治療・処置の，リスクと便益の説明，特に，死亡や重大な身体障害のリスクについての説明

❸別の治療法や処置を含め，勧める治療・処置以外にどんな選択があるかの説明，およびそれらについてのリスクと便益の説明

❹治療を行なわない場合に想定される結果

❺成功する確率，および何をもって成功と考えているか

❻回復時に予想される主要な問題点と，患者が正常な日常活動を再開できるようになるまでの期間

❼信頼にたる医師たちが同じ状況の場合に通常提供している，上記以外の情報

〔ジョージ・アナス（上原鳴夫・赤津晴子訳）：患者の権利, 日本評論社, 1992, 35-36頁〕

　これらのすべての情報は，患者に理解できる言葉で説明し，それから治療を開始するべきです。そして，大事なことはその内容を，カルテおよび同意書に記載し，同意書に患者の署名・捺印を求めることです。これは将来，説明内容の有無につき食い違いが生じた場合に備えて，同意の内容を正確にしておくためです。ただ，個人情報保護委員会のガイダンスの中で黙示の同意という考え方を導入し，実際の取扱いについては，従来と変わらない形となりました。

　「一般的な原則としては，元来死亡や傷害をもたらす危険性があるのにそのことを患者が知らない場合，これに代わる別の方法がある場合，または成功する確率が小さい場合はつねに，その検査や治療の実施者に患者のイン

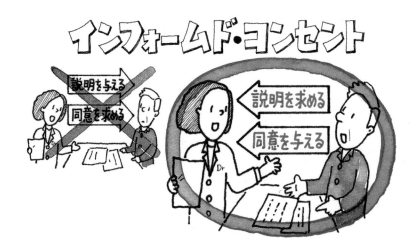

フォームド・コンセントをえることが求められる。……特別な説明はいらないと考えられる処置の例としては，採血処置が挙げられる。……ただし，HIV検査(HIVの感染を調べる血液検査)を実施する際にはインフォームド・コンセントが必要である。血管造影，骨髄穿刺，腰椎穿刺等の診断検査もインフォームド・コンセントが必要となる。インフォームド・コンセントが倫理上必要と考えられる範囲はもっと広く，医療従事者は，理由を説明しないで患者のからだに触ったり，治療を行なったり，患者を話題にとり上げたりしてはならない」とジョージ・J・アナスは述べています〔ジョージ・アナス（上原鳴夫・赤津晴子訳）：患者の権利，日本評論社，1992，39頁〕。

日本でのインフォームド・コンセントとは

　個人の人権と自由が最も尊重される米国と日本では，歴史的背景・文化も異なっています。したがって，米国のICの原理をそのまま日本に導入しても，しっくりいかないこともあります。日本においては医療提供者の側に「私にまかせておきなさい」式の父権主義（パターナリズム）の考え方があり，患者の側にも「難しいことはよく分からないので，全部お任せします」式の考え方があります。自分は分からないので先生にお任せしますというのも立派な選択であり，真意に出たものであればなんら問題はありません。また，日本では患者本人のみへの説明では家族が納得せず，患者と家族，または親族への説明と同意が求められる場合があります。

　しかし，患者本人が正常な判断力を有している場合には，患者本人に説明していれば家族の要求に応じる必要はありません。

03　医療紛争と医療過誤

「医療紛争」と「医療過誤」の定義

　「医療紛争」と「医療過誤」という2つの言葉は大変似ていますが，用語の意味を明らかにしておくほうが議論を進めていく場合に便利です。「医療紛争」とは患者側と医療機関側の意見が対立し，紛争となる状態であり，その中には医療機関側に過失がある場合もあるでしょうし，不可抗力であるにもかかわらず，それを患者側が理解せず，対立する場合もあります。ですから，医療紛争は十分な話し合いで解決できる余地のある問題です。このような場合，いたずらに法廷闘争に引き込むことは裁判にかかる時間的，経済的，心理的負担を考えますと，決して得策ではありません。したがって，粘り強い話し合いが結局は短時間で事態を収拾する最も良い方法となる場合があることを忘れてはなりません。医療紛争は不適切な対応をとると，病院の信用を落とし，裁判闘争と変わらない影響を医療機関に与えますので，十分な注意が必要です。

　一方，「医療過誤」とは医療機関側の過失の有無を専ら対象とするものであり，法的責任の有無が問題となる場面です。

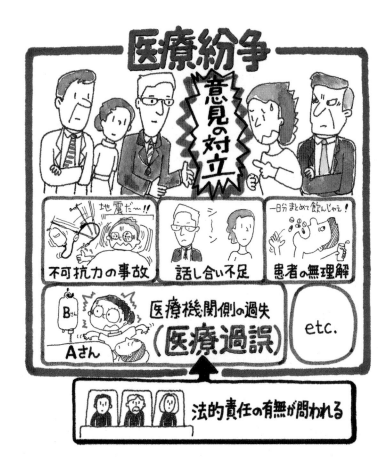

医療裁判の実態

　最高裁の発表によりますと，新規の医療事件として申し立てられた件数は，2004年の1,110件がピークであり，その後2006年は913件，2007年には944件，2008年には876件，2009年には732件とほぼ一貫して減少し，その後2011年に771件，2012年に792件，2013年に802件と800件程度で推移した後，2014年に865件，2019年に845件と近年は800件台中頃で安定しています。2004年のピークと比較しますと，最新の2019年に新しく起こった裁判は24%減少しています。

　このように医療裁判が減少した原因は必ずしも明確ではありませんが，医療機関による患者に対する説明等の質の向上が紛争そのものを減少させた，あるいは弁護士会等が行なっている医療ADR（裁判外紛争解決手続）の利用等により裁判が減少しているとも考えられます。

　ただ，下記に説明する，医療裁判が急増していた2004年までの要因は，現在も変化しておらず，その背景を知ることは，医療裁判が減少した現在においても必要です。

医療裁判が急増していた時代の背景

❶患者の権利意識の高揚

　戦後相当の期間が経過し，当初は馴染みがなかった個人の権利，人権というものが浸透し，患者の権利意識が高まってきたことが医療過誤訴訟急増の背景にあります。また，これらの権利意識を目覚めさせる契機はマスコミが医療事故の判決，特に患者側勝利の場合に大々的に取り上げることも影響していると思われます。その影響からか，医療裁判というものは大変に医療機関側に分の悪いもので，裁判にされるとだいたい負けると思っている人もいたようです。しかし，統計的には患者側が勝つのは約20％を切る程度にすぎません。

❷医療技術の高度化

　医療の進歩により高度な医療が導入されるに伴い，医療側も高度な技術の習熟を要求される場面も増えてきます。人間は神様ではありませんから，複雑な要素が絡めば絡むほど，ミスをする可能性が高くなります。科学技術の進歩が紛争を増大させる要因となることは皮肉ですが，否定できない事実と思われます。

❸核家族化

　現在の出生率は極めて低く，一つの家族の構成は両親と一人っ子という形が多くみられます。その子供に重大な結果が生ずると，その影響は計り知れないほど大きく，裁判の紛争へと後押しする要因となっていると思われます。

04　医療紛争対策（危機管理）

　このような医療過誤を防止するには一体どのような点に注意すればよいでしょうか。安全には第1次安全（危険回避）と第2次安全（危険発生時の安全対策）とがあるように，医療紛争対策（危機管理）にも事前の防止策と事後の対処策があります。

事前の防止策

　これは何といっても良質の医療を提供するという一語に尽きます。医療過誤の観点からみた良質の医療とは何でしょうか。それは，医療裁判急増の背景から考えるべきでしょう。

❶権利意識の高揚

　患者は自己決定権を重視し，自らの体のことは自ら決めたいと思うようになっています。しかし，医療は高度ですから患者に何の手助けもなく，それを行なえというのは無理です。

　そこで登場するのが，インフォームド・コンセントです。十分なインフォームド・コンセントが，患者の責任ある意思決定を促し，患者の自己充実感，満足度を高め，不満を減少させます。その結果当然，紛争は減少します。ただ，インフォームド・コンセントは単に説明だけではなく，情報の開示も含まれていると考えなければなりません。なぜならば，人間は判断する前提と

カルテの開示（133頁
参照）
法制化が検討され，苦
情処理機関として，病
院協会や医師会に，診
療情報提供推進委員会
が設置された。
個人情報保護法が実施
されて，開示の是非を
議論する段階ではない。

して，情報が必要だからです。それには，診療報酬明細書だけではなく，**カルテの開示も必要です**。

カルテ開示の必要性に関しては，個人情報保護法の制定により法律上解決されており，患者本人から開示請求があった場合には，原則として開示しなければなりません。

開示を事実上妨げるような手続や制度をとることも許されません。例えば開示を請求する理由を書いてもらうことは，開示の目的が訴訟の提起という場合に事実上患者による開示請求を抑制するおそれもあります。したがって，開示請求書類に，理由を書かせる欄を設けることは避けるべきです。また，カルテは，患者に対する情報としての分かり易さという観点からは，母国語で表記することが望ましいです。現在は電子カルテの普及を背景にこれが実現しつつあります（6，133頁参照）。

❷**情報提供と情報開示**

情報提供とは，日常の診療において，患者あるいは家族等に医療機関，医療あるいは治療に関する事項を説明し，分かっていただくことです。情報開示とは，患者等の求めに応じて情報を提供することです。患者の個人データを公開することは，プライバシーの問題から許されません。生存している患者の家族への開示は，本人の承諾を得ることが可能ですが，患者の遺族への開示は，相続問題等の利害関係もからみ，複雑です。日本医師会は，2002年，患者本人だけを対象としていた診療記録（カルテ）の開示対象を遺族にも広げることにしました。1999年に設けた指針の大きな方針転換です。さらに，これまでの「要約書を交付することができる」という項目も削除し，原則としてカルテそのものやその写しを開示することになりました。

個人情報保護法が実施された現在，開示の是非の議論は意味がなくなりました（254頁参照）。それにもかかわらず，開示を拒絶する医療機関が少なからず存在することが問題です。

❸**医療技術の高度化への対応**

日々進歩する医学にあっては常にその進歩に対応すべく研修が必要であり，その努力がミスを防止し，高度医療というよい果実を十分に患者に味わってもらえるようになります。

❹**情報を共有できるシステムの確立**

一人一人が日常の勤務の中で，陥りやすいミスは常にあります。しかし，それを外に出さずに一人の経験としてしまえば，その利益はその一人にしか及びません。また，重大な結果にならなかったからよいと納得しては，これまた蓄積されるべき経験とはなりません。これらの事柄を経験として全体の利益に結び付けるような**システム**づくりが大切です。それはニアミス委員会のように悪い結果（ミス）とはならなかったが，それに接近した事情を全体で話し合い，今後そのようなことが起こらないようにするためには，どのような体制，どのような書類の書き方をしたらよいか等を話し合う場を設けることが重要です。「ヒヤリハット報告」を集積している病院が多くなりました。

システム
仕組みのこと。コン
ピューター・システム
とは限らない。

事後の対応

最悪の対応はそれを隠そうとすることです。実態が分からなければ，絶対に適切な対応はできません。

❶事実を正確に把握する

❷情報伝達を迅速にする

誰にどういう順序で報告するか，報告すべき者に即座に連絡できない場合，第2順位，第3順位を誰にするのか等，明確な手順をつくることが大切です。

❸正確な記録

正確な記録
トレーサビリティ。追跡可能性。必ずしも，精緻である必要はない。

何が起こったのかを正確に記録することは，その後に考えうる医療紛争において，大変重要なものです。そして，その際に何よりも注意すべきことは**改竄**した等という誤解を受けるような記載をしないことです。下に何が書いてあるか分からないホワイト修正液を使用したことが，大問題に発展するきっかけとなった裁判もあります。このような場合は，先に何を書き込んだかが見えるように横線（1本ないし2本）で消したうえで，下に書き直すのがよいでしょう（見え消し）。

改竄
変更や訂正との区別が重要。

❹誠実な対応

そして何よりも大切なのは誠実な対応であると思います。医療機関側でなく，自分が患者だったらどうかという立場を変えた考え方をしてみることが大切です。

05 　個人情報保護法

個人情報保護法は，2003年5月に成立し，2005年4月に全面施行されました。この法律は，自己の個人情報を制御する権利を与えた法律（自己情報の制御権付与法）です。診療情報の開示（カルテ開示）請求も能動的な制御なので個人情報保護法の一形態です。

厚生労働省の「診療情報提供に関する検討会」は，患者と医療従事者が診療情報を共有し，患者の自己決定権を重視するインフォームド・コンセントの理念に基づく医療を推進するため，報告書を取りまとめ，「診療情報の提供等に関するガイドライン（案）」を併せて公表しました（2003年6月）。患者に診療情報を積極的に提供するとともに，患者の求めに応じて原則として診療記録を開示すべきという考え方です。

単に，"説明と同意""インフォームド・コンセント"という次元の話ではありません。各医療機関は，組織として，職員の一人一人の意識改革を求めることが必要です。院内整備をしなければ，社会の要求に対応できません。

全日本病院協会は，2005年，個人情報保護プロジェクトチームを設置し，会員病院のみならず全国の病院の参考に資するため，ホームページ（www.ajha.or.jp）に，対応チェックリスト，個人情報保護方針（掲示用），診療情報の提供・個人情報保護に関して（掲示用概要説明），医療情報利用目的（掲示用別表），個人情報保護規定サンプル，誓約書サンプル（取引業者用），誓約書サンプル（職員用），全日病 個人情報保護法 Q & A を掲載し，会員病

院に同文書を配布しました。Q & A への反響は大きく，会員病院のみならず，大学病院，独立行政法人，公立病院等，会員以外からも多くの質問が寄せられました。この実績が評価されて，医療提供側としては最初の，個人情報保護認定団体として厚生労働省に認可されました（2006 年 2 月）。

　全面実施前後の病院の多くは，バタバタした駆け込み的な対応でした。法律を拡大解釈して，患者名を呼称しない，掲示しないという過剰反応もありました。また，警察や消防署，家族からの問い合わせに関する解釈の疑義が社会問題となりました。全日病では，これらの問題を解説し，Q & A に掲載しました。その後も会員および非会員からの質問も多く，『医療現場からの疑問に答える　個人情報保護法 Q & A』（じほう・2006 年）を出版しました。

　相談の多くは，全日病のホームページや前記の書を読めば分かる事項です。そこで，個人情報保護担当者を対象とする実践研修会を毎年実施しています。

　社会情勢の変化，法改正，認定個人情報保護団体の活動に基づいて，新たな事例も加えて，『病院における個人情報保護　Q & A　第 2 版』（じほう・2015 年），2015 年個人情報保護法改正（2017 年施行）に対応し，『医療・介護における個人情報保護　Q & A』（じほう・2017 年），2020 年個人情報保護法改正（2022 年施行予定）に対応し，『医療・介護における個人情報保護 Q & A　第 2 版』（じほう・2020 年）を出版しました。

個人情報保護法改正およびマイナンバー法（番号利用法）改正

　情報通信技術の発展や事業活動のグローバル化等の急速な環境変化により，当初は想定されなかったパーソナルデータの利活用が可能となったことを踏まえ，定義の明確化，個人情報の適正な活用・流通の確保，グローバル化への対応等を目的として，2015 年 9 月，個人情報保護法とマイナンバー法（番号利用法）が改正されました。

　2016 年 1 月 1 日，個人情報保護法の所管が，消費者庁から個人情報保護委員会に移りました。公布から 2 年以内の全面施行時には，個人情報保護法に関する勧告・命令等の権限が，各主務大臣から個人情報保護委員会に一元化されました。

個人情報保護法基本方針策定の目的の改訂

　基本方針策定の目的は，「個人情報の保護に万全を期すため」から，改正後は「個人情報の適正かつ効果的な活用が新たな産業の創出並びに活力ある経済社会及び豊かな国民生活の実現に資するものであることその他の個人情報の有用性に配慮しつつ，個人の権利利益を保護する」に変わりました。

　特に重要な点は要配慮個人情報に関する取り扱いの新設です。要配慮個人情報とは「本人の人種・信条・社会的身分・病歴・犯罪の経歴・犯罪により害を被った事実その他本人に対する不当な差別，偏見その他の不利益が生じないようにその取扱に特に配慮を要するものとして政令で定める記述等が含まれる個人情報をいう」と定義されています。

　要配慮個人情報は❶本人の同意を得ない取得が原則禁止され，❷あらかじめ本人の同意を必要としない第三者提供の特例（オプトアウト手続）から除

外されています。

　従来，オプトアウト形式で行っていた病歴の提供は，事前に患者本人の同意がなければ行えない厳格な取扱になりました。説明に対する家族の立会いは患者本人が了承した場合に許容されますが，その時は患者の署名と共に家族の署名・捺印も求めた上，記録に残すことが重要です。

　自身の個人情報に対する意識の高まり，技術革新を踏まえた保護と利活用のバランス，越境データの流通増大に伴う新たなリスクへの対応等の観点から，2020 年，個人情報保護法が改正（2022 年までに施行）され，仮名加工情報，個人関連情報が新たに定義されました。個人の権利の在り方では，以下の 3 点が新たに定められました。❶保有個人データの開示は，書面交付が原則でしたが，電磁的記録を含め，本人が指示できるようにする。❷個人データの授受に関する第三者提供記録について，本人が開示請求できるようにする。❸6 か月以内に消去する短期保存データも，保有個人データに含めて，開示，利用停止等の対象とする。

マイナンバー法改正の目的

　特定個人情報（マイナンバー）の利用の推進に係る制度改正の目的は，金融分野，医療等分野等における利用範囲の拡充，すなわち，預貯金口座への付番，特定健診・保健指導に関する事務における利用，予防接種に関する事務における接種履歴の連携等です。

ガイドラインの改訂

　個人情報の保護に関する法律についてのガイドラインは各省庁が作成していましたが，全面施行後は統合されます。2016 年 11 月，通則編，外国にある第三者への提供編，第三者提供時の確認・記録義務編，匿名加工情報編の 4 編に関するガイドラインが公表されました。ただし，機微な情報を扱う医療・金融等においては，それぞれのガイドラインに基づくことになりました（2017 年 5 月施行）。医療・介護ではガイダンスといいます。

　2020 年改正は 2022 年施行予定であり，ガイドライン等は今後検討予定です。

14 | 第14章 信頼の創造

01 信頼の創造

　「医療における信頼の創造」の活動を実施しています。活動の発端は，AIDS問題をきっかけに医療不信が高まったことです。医療不信の原因の一つは，医療側と患者側の意思の疎通がよくないことです。医療不信を放置せず，医療側ができることをすることになりました。若手病院経営者・管理者の集まりである東京都私立病院会の青年部会（当時の代表幹事：河北総合病院理事長　河北博文氏）に，1993年，倫理委員会（当時の委員長：飯田修平）を設置し，「医療における信頼の創造」の活動を開始しました。医療従事者側から意識改革し，それを患者や国民に表明することになりました。倫理綱領を「わたくしたちの病院の目標」として40以上の病院のロビーなどに掲示しました。この**倫理綱領**（標語）の作成までに，十数回の委員会と数回の公開シンポジウムを開催し，患者，弁護士，報道，他の医療職などのご意見を伺いました。

倫理綱領
組織構成員の実践目標。行動指針。

　信頼の回復ではなく，創造であることが重要です。変化する状況や常に高まる要望に応えるには，回復を目指したのでは，結果として何もできません。常に，向上の努力を続けて，新しい関係を創造するという意識が必要です。信頼とは一方的ではなく，相互の関係です。「医療における信頼の創造」には，患者や国民の積極的な関与が必要です。また，信頼関係は患者だけではなく，医療にかかわるすべての人との関係が含まれます。医師（医療従事者の象徴として）と患者，病院と患者，病院と地域，病院と職員，病院と業者，病院内のすべての関係にも同じことがいえます。

　第2回東京都病院学会（2005年2月　学会長：飯田修平）では，12年間の活動を総括して，学会主題を「医療における信頼の創造—医療の質向上と安全確保—」として討議しました。同様の活動は，全日本病院協会の医療の質向上委員会（当時の委員長：飯田修平）でも全国展開しております。

02 医療に関する誤解

　医療に関する誤解が広く存在し，医療不信の一因になっています。医療不信をなくすためには，原因を分析し，解決の方策を考え，実施しなければなりません。誤解に基づく不信ほど残念なことはありません。誤解は，医療従事者と患者の双方にあります。

赤ひげ
仁術（17頁参照）。
白衣の天使
看護師の象徴である
が，近年，白衣廃止の
動向がある。欧米では，
私服勤務がある。

プロフェッショナル
誇りをもち仕事をする
人。
仕事に誇りをもつ人。
石村善は「プロフェッ
ションとは，学識（科
学または高度の知識）
に裏づけられ，それ自
身一定の基礎理論を
もった特殊な技能を，
特殊な教育または訓練
によって習得し，それ
に基づいて，不特定多
数の市民の中から任意
に呈示された個々の依
頼者の具体的奉仕活動
を行ない，よって社会
全体のために尽くす職
業である」と定義して
いる。
奉仕活動の意味が明確
ではないので，活動で
宜い。
自立と自律
独り立ちの意。
個人や組織の基本要件。
独立自尊の基本。

赤ひげ，白衣の天使とは何か

かつては，僧侶，教師，医師を聖職と呼びました。困っている人を助け，支援することから付けられた呼称です。また，自分の利益を度外視して，献身的に努力してくれるという期待もあるでしょう。医療を考えてみましょう。病院は，患者に提供する，施設，設備，医療機材，薬品，食事，衣料などすべてを購入しなければなりません。赤ひげも，ナイチンゲールも贅沢はしませんが，自分自身の衣食住も必要でした。その必要経費は，支払い能力に応じて患者や地域が負担しました。富者から寄付あるいは診療代として受け取り，貧困者からは取らなくてもすみました。利益を目的としなくても，医療の提供に必要な資源を購入あるいは整備する費用は必要です。

誰のために働くか

患者のため，社会のために働くという人がいます。本人はそう思いこんでいても長続きしないと思います。順調なときはそれでもよいでしょう。しかし，疲れた，苦しい，いやなとき，気分がすぐれない，仕事がうまくいかない，患者の状態がよくない等々の場合にも，永続的に，人のためだけでできるでしょうか。自分の思うようにいかないと，これだけ尽くしているのに，これだけやってあげたのに，という責任転嫁や押し付けの気持ちがでないでしょうか。一時的，感傷的な気持ちでは仕事は継続できません。負担感に押しつぶされます。

世のため人のためと思わず，自分のため，自分の家族のために働いてください。自分のため，家族のためだからこそ，つらいことも我慢できるし，乗り切れます。患者の感謝や賞賛の言葉を期待することを否定しません。結果として，患者が喜び感謝していただければ，うれしく，楽しいことは事実です（229頁参照）。

自分の生活のためだからこそ，自分の職業倫理に基づいて，自分の生きがいとして，誇りをもつからこそ，喜びも，苦しみも，責任も自分で引き受けられます。そう考えるだけで，気持ちが楽になり，仕事を楽しめます。

プロフェッショナル

僧侶，弁護士，医師を**プロフェッショナル**といいました。プロフェッショナルのプロフェスとは，宣言することです。職業倫理を堅持し，それを神に宣言し，**自立し自律**している職業をいいました。プロフェスには，告白するという意味があります。プロフェッショナルとは告白・相談される存在であり，依頼者から直接の依頼を受けて，その依頼者のもつ問題を処理し，その悩みを解決するという特徴があります。

派生して，専門職をプロフェッショナルと呼ぶようになりました。現在は，給料をもらって仕事する人，職業人をいいます。現在の意味においても，職業人でありたいと考えます。職業人は，自分の立場と役割を理解し，それを果たす人です。給料に見合ったあるいはそれ以上の仕事をする人です。

医療理念と経営理念（医療と経営）

医療は社会経済活動の一つであり，社会性の強い活動であると述べました。**公共性**が極めて強い活動でもあります。**公益性**は強いものの，医療そのものは公益事業とはいえません。公益法人の設立に関する疑義について，厚生省（当時）は「医業経営を直ちに民法34条のいわゆる公益を目的とするものとは言い難いが，その業務内容において別に積極的に公益を目的とする場合においては公益法人の設立も可能である」と回答しています。すなわち，医療法人は公益法人のような積極的な公益性は要求されていません。何をするにしても，人・物・金・情報・時間が必要です。これを社会資源，経営資源といいます。効率的な組織運営が必要です。組織の運営を経営といいます。医療機関も組織であり，事業所です。非営利組織であろうが営利組織であろうが，組織という意味では同じです。収益をあげなければ組織を継続できません。病院が良質の医療を提供するためには，経営が安定していなければできません。経営の安定とは，継続的に収支が合うことです。収益を上げることと，利益を目的とすることとは違います。

赤字でもよい医療を提供するべきである，よい医療を提供すれば赤字でも仕方がない，と考える人を多く見ます。それは経営意識以前の問題です。

経営を考えるとき，家計に置き換えて考えてください。赤字になれば，貯金をおろすか，借金するしか方法がありません。病院も同じです。一時的な赤字であれば乗り切れますが，恒久的な赤字であれば倒産します。近年，病院は会社や国家や自治体のように**債券の発行**ができるようになりました。赤

公共性
public，公衆。
公立とは異なる概念。
公益性（47頁参照）
医療法第7条に，営利を目的として開設しようとするものに対しては，前項の規定にかかわらず，第1項の許可を与えないことができる。
第54条に，医療法人は，剰余金を配当してはならない。
と規定している。
1993年の健政局総務・指導課長連名通知「医療機関の開設者の確認及び非営利性の確認について」で非営利性に関してはさらに明確になった。1987年通知は廃止された。

債券の発行
医療法第54条の2で社会医療法人債の発行が明記された。

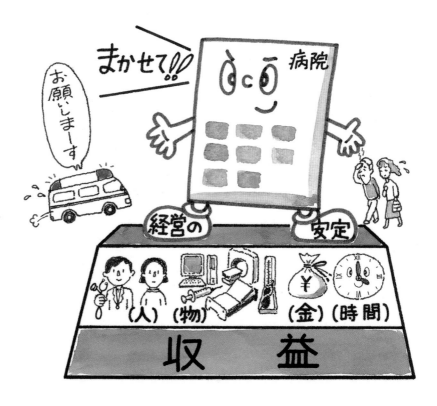

字の会社や病院の債券は誰も買いません。

　したがって，厳しい医療情勢，経済情勢の中では，病院の職員が前向きに働かなければなりません。良い医療を提供すれば，自ずと経営が順調にいった時代とは異なり，医療費抑制政策が推し進められた現在は，役職者に限らず一般職員も含めた全職員が経営意識をもって，一丸となって働かなければなりません。とくに，医師をはじめとする専門技術者の経営意識が重要です。なぜならば，専門技術者は，専門技術に関する興味は強いですが，経営意識が乏しく，管理技術にも関心がないことが多いからです（183頁参照）。

03　医の倫理

　倫理とは人のとるべき道であり，実践です。真理を追究する学問である哲学と異なります。実践ですから，状況によって何が正しいかは一定ではありません。

　広辞苑には，倫理とは，「人倫のみち，実際道徳の規範となる原理」とあります。人倫とは，「人と人との秩序関係，転じて人として守るべき道」とあります。すなわち，倫理は世界共通ではなく，国や地域によって異なります。人により，立場により異なります。宗教や価値観が異なるからです。

　とくに，医療では，出生から死亡まで，人生のあらゆる場面，段階に関与するので，宗教や価値観の影響を直接受けます。生命，健康が重要であることは共通でも，医の倫理は同じではなく，死などの定義，認識や対応が異なります。割礼の儀式を，非人道的であるとか残忍であるとかいう議論があります。『楢山節考』の姥捨て山の風習と，現在の介護（保険）の状況とどちらが人のみちに合うのでしょうか。自分の価値観を押しつけるのではなく，時間，空間的に同じ立場で考えることが必要です。

　医の倫理には4つの原則があるとされています。自律尊重，善行，無害性，正義です。医の倫理というと，**終末期医療**や安楽死，尊厳死の話題が出ます。医療は元来，終末期を扱っていました。どのような死にも，どのような人にも尊厳があります。いまさら，終末期医療，尊厳死を強調することがおかしいです。医療の本質は生と死（**四苦**：生・老・病・死）に対面することです。できるだけ苦しませず，楽に死なせてあげるのが，医療の基本でした。四苦を避けられないからです。治せなかったからです。ところが，科学技術の進歩により，多くの疾病は**制御**が可能になりました。

　科学技術の進歩は，生命の根元にまで人間の手を差し入れています。すなわち，遺伝子操作です。遺伝子組換えが，実験ではなく実用化の時代に入りました。種苗の世界だけではなく，クローン牛，クローン羊が生まれています。技術的にはクローン人間も可能です。SF小説の世界ではなく，現実の話です。

　科学は分析の学問です。実験の学問です。したがって，生命の根元である遺伝子にたどり着き，物質の根元である素粒子にたどり着くことは必然でした。分析する能力は大いに進みましたが，それを制御，統御する知識や技術

終末期医療
治療経過中（処置・手術など）死亡との区別が必要。
結果としての終末ではなく，予期としての終末である。

四苦
八苦は仏教で，生・老・病・死の四苦に，愛別離苦・怨憎会苦・求不得苦・五蘊盛苦の四苦を加えた言葉。
愛別離苦：愛する者と別離すること，怨憎会苦：怨み憎んでいる者に会うこと，求不得苦：求める物が得られないこと，五蘊盛苦：五蘊（人間の肉体と精神）が思うがままにならないこと

制御
行き過ぎ，誤った方向の是正。
すなわち，ベクトルの是正。
制御といっても，結局は四苦を先延ばしする一時的なものに過ぎないことを忘れている。
多くの問題の根底に，医療者のみならず受療者も，四苦を避けられるという勘違いがある。

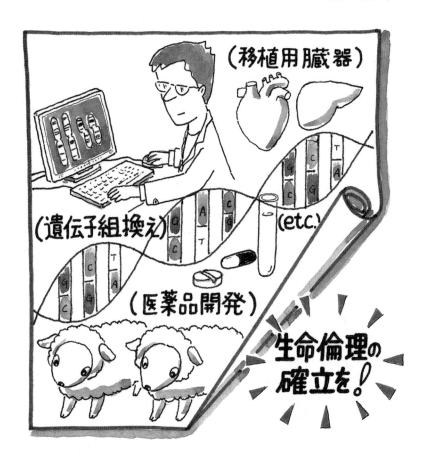

権利とともに義務がある
憲法第25条第1項：すべて国民は、健康で文化的な最低限度の生活を営む権利を有する。第2項：国は、すべての生活部面について、社会福祉、社会保障及び公衆衛生の向上及び増進に努めなければならない。
憲法第12条：この憲法が国民に保障する自由及び権利は、国民の不断の努力によってこれを保持しなければならない。又、国民は、これを濫用してはならないのであって、常に公共の福祉のためにこれを利用する責任を負う。
医療法第1条の2の第2項：医療は、国民自らの健康の保持のための努力を基礎として…（略）。
健康増進法第2条（国民の責務）：国民は、健康な生活習慣の重要性に対する関心と理解を深め、生涯にわたって、自らの健康状態を自覚するとともに、健康の増進に努めなければならない。

は遅れています。この食い違いが問題です。暴走を生みます。極めて危険な風潮です。生命倫理の確立が急務です（72頁参照）。

04　望ましい医療

　社会の変化は激動ともいえます。先に述べたように、医療は極めて社会性が強く、極めて重要な分野です。医療が生命に関係する理由だけではありません。むしろ、経済的理由が重要になりました。

　安心して生活するには、安全と健康、それを支える衣食住が必要です。歴史的には、これらのものは黙って与えられたのではなく、多くの先人たちが闘い、努力して勝ち取ったものです。しかし、私たちは恵まれた環境に暮らすうちに、それを忘れたようです。

　「自分たちには安全と健康を享受する権利があり、政府や医療機関はそれを提供する義務がある。自分たちは、努力しなくてもそれらを得ることができる」という誤解があります。国民には**権利とともに義務**があります。国家や地域社会に財政的な余裕があった時期には、努力しなくても安全と健康を維持できました。しかし、経済成長が停滞、あるいは、大きく後退している

今日，医療費の持続的な上昇が，相対的に国家財政を圧迫する事態になりました。この傾向は，日本のみならず，全世界的な問題であり，解決した国はなく，試行錯誤の状況です。むしろ，日本の国民医療費と健康指標が評価され，注目されています。

医療制度改革が進められていますが，議論の順序が逆です。財政（医療保険制度）の議論が前面に出過ぎることを危惧します。望ましい医療，医療の質（医療提供体制）を議論して，それを達成するための経済性（医療保険制度）を議論しなければなりません。それは，国民全体が考えるべきです。行政，専門家，医療従事者だけが考える問題ではありません。国民が望む医療を提供するために，医療にどの程度の金（国民医療費）を出せるかを決めなければなりません。黙っていては，誰も与えてはくれません。また，具体的に希望しなければ，どのような医療制度をつくり，どのような医療を提供してよいかを決められません。

健康投資
国民・患者は，医療消費者ではなく，利用者である。
健康でなければ，活動に制限がある。
健康は活動のための投資である。

望ましい医療
あるべき医療ではなく，実現可能な医療である。

医療を消費と捉えるか，**健康投資**と捉えるかで，大きく異なります。医療を消費と捉える限り，医療費抑制は正しい政策です。健康投資と考えれば，質の良い医療提供体制の構築を重視しなければなりません。医療法（第1条）に良質で効率的な医療を提供するとあります。質を上げるには，相応の人・物・金・時間・情報（経営資源）の投資が必要です。資源を投入しないで，質を高めることはできません。「**望ましい医療**」とは，「希望する医療」「理想の医療」ではなく，「国民が必要とし，相応の負担をして，達成すると決めた医療」です。

観念的ではなく，極めて現実的なことです。医療とは学問ではなく実践だからです。学問であれば，真理や理想を求め，観念的でもかまいません。

05　医療従事者にとっての医療

病院の職員は，社会の多様な要望に迅速かつ適切に応えて，良質かつ効率的に医療を提供することが求められています。

変革の時代では，迅速に対応しなければ，社会の変化に遅れます。また，サービス業の特徴として，患者に接する，第一線の職員が，その場で的確に判断しなければなりません。したがって，役職者だけではなく，職員のすべてが，病院の理念や方針に基づいて，自分の立場を理解し，役割を果たすことが必要です。部門，部署，現場と段階的に具体的な方針を展開（方針展開・方針管理）し，各段階で具体的な目標を設定して業務を遂行（目標管理）してください。建前ではなく，**本音**で，日常業務の中で実践してください。具体的な行動と成果が求められています。期末だけではなく，業務の各段階で，見直し，評価してください。上司や患者から評価されるだけではなく，常に自己評価してください。

本音で
自分を楽にして，能力を発揮すること。
とらわれないこと。自由になること。

06 信頼の創造に向けた 10 ケ条

　賢い患者になるための 10 ケ条（一部改訂）に対応して，信頼される医療者になるための 10 ケ条を策定しました。信頼の創造に向けた患者と医療従事者の両方の努力が必要です。

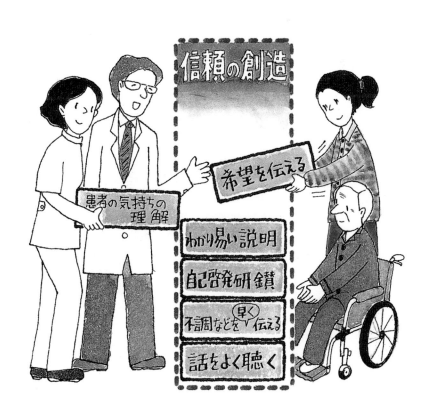

賢い患者・信頼される医療者になるための10ヶ条

賢い患者になるための10ヶ条	信頼される医療従事者になるための10ヶ条
1 健康増進，維持あるいは回復に心がける	1 自己の健康管理，啓発，研鑽に心がける
2 不調，異常に早く気づく	2 患者や業務の異常に早く気づき，対処する
3 定期的に健康診査をする	3 定期的に自己評価・第3者評価をする（組織と個人）
4 かかりつけ医をもつ	4 相談，協力，連携できる同僚や医療機関をもつ
5 異常に気づいたらかかりつけ医に相談する	5 異常に気づいたら原因を究明し，改善する
6 機能に応じた医療機関を受診する	6 患者の状態に適応した医療を行なう
7 医療機関では，既往，経過，現症，家族歴などを正直に話す	7 患者や家族に分かりやすい説明を心がける
8 希望をはっきり伝える	8 診断・治療の方針と経過をはっきり伝える
9 医療者の話を理解しようと努力する	9 患者の気持ちや話を理解しようと努力する
10 検査，治療に協力する	10 患者や家族の希望に応える努力をする

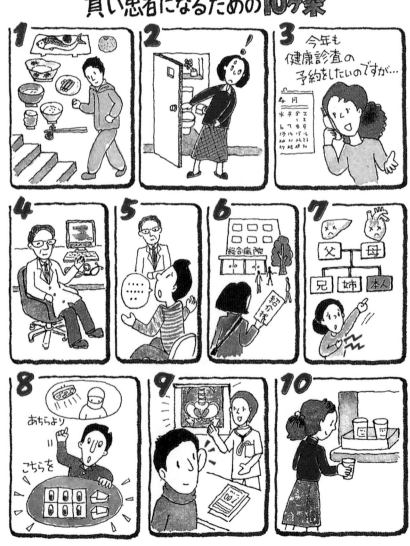

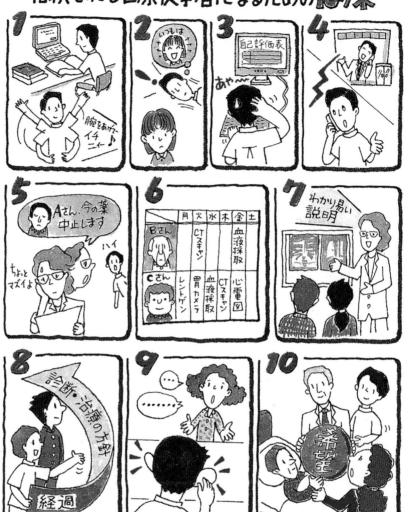

┃ おわりに

　本書をお読みいただいた方，あるいは，先に「おわりに」をお読みの方への設問です。

　❶医療とは何か，❷病院とは何か，❸なぜ，医療制度改革か，❹なぜ，医療の質向上か，❺なぜ，総合的質経営（Total Quality Management：TQM）か，が分かりましたか？

　❻医療における諸問題の根元は何か，❼医療に関する問題が山積する原因は何か，❽医療崩壊・病院崩壊と言われる原因は何か，という疑問が解けましたか？

　筆者の考えの概要は，以下の通りです。解説は，本文をお読みください。

　❶医療は健康に関するお世話業である，❷医療や病院は特殊ではなく，他産業や他組織と基本的には変わらない，❸社会の変化に対応するために頻回の医療制度改革が必要である，❹社会の要請（制度改革など）に対応するためには医療の質向上が必須である，❺質向上には総合的質経営（TQM）の導入が近道である。

　問題点は，❻関係者間の医療に対する認識が異なる，❼医療の特性を理解して，解決するという意思をもって対応しない，❽関係者間の認識の違いを把握しない，あるいは，把握しても，自分が解決する立場ではないと考える，ことです。

　筆者は，医療は極めて複雑かつ重要な社会基盤であり，問題解決が必要ですが，"王道"も"神の手"もなく，関係者の意識改革と地道な継続的な努力が必須と考えます。

　医学・医療技術・医療機器だけでなく，医の倫理，安全確保，質向上，患者と医療従事者の関係，医療制度，医療保険制度，医療経済等がめまぐるしく変化しています。変化は複雑，急激かつ不確実で，従来の考え方や経験からは予測できません。したがって，基本，すなわち，原理・原則に立ち返って考えることが重要です。

　変革の時代には，変革に対応した新しい考え方が必要です。意識改革，つまり，価値観を変える必要があります。自己啓発，教育研修が不可欠です。なぜなら，個々の職員の熱意や努力とともに，組織全体の活力を結集して，初めて大きな力となるからです。

　『病院職員のための病院早わかり読本』出版（1995年）から25年間で，医療従事者の考え方は大きく変わりました。かつては，多くの医療従事者が，「医療は特殊である」「医療は経営を考えてはいけない」「自分たちは一生懸命働いている」と考えていました。しかし，最近は，「医療は特殊ではない（社会の枠組みの中にある）」「医療でも経営（組織管理）を考えなければならない」「自分たちが変わらなければならない（自責）」と考える人が多くなりました。意識改革です。併せて，専門知識や専門技術だけではなく，管理技術や指導技術の習得に努力する人が増え，他の企業や産業から学ぶ姿勢も芽生

えています。自分の専門や担当だけではなく，他の職種の仕事を理解し，理事長・院長・事務長・看護部長等の幹部とともに，経営を考える職員が増えています。激動する社会を乗り切るためには，役職者はもとより一般職員も一丸となって経営を考えなければなりません。

種々の活動を継続して，医療の質を向上させ，信頼を得ることができます。そのような病院でこそ誇りをもって働くことができます。そのような病院こそが，患者さんに喜んでいただける医療を提供できます。

患者さんが求めるのは，診療を提供する職員の質向上であり，病院全体（医療）の質向上です。信頼でき，安心できる，活気のある，明るい病院です。

病院は意欲と向上心と行動力のある職員を求めています。皆さんがそのような職員であるように，また，そうなるように努力することを期待します。

私たち医療従事者が意識改革し，それを患者さんに意思表明しようと，「私たちの病院の目標」（倫理綱領）を病院のロビー等に掲示しています。全日本病院協会会員病院をはじめ全国各地でも，掲示する病院が増えています。自病院に合うように改訂する等，ご自由にご利用ください。

本書を病院職員や医療関連企業の新入職員研修・役職者研修の参考書として，医療関係の学校の教科書や教材として，使用していただきました。さらに，嬉しいことは，外来・入院患者や家族から，そして，一般産業界の方々から，「読みました。病院のことがよく分かりました」といわれたことです。

練馬総合病院における総合的質経営の中核である医療の質向上（Medical Quality Improvement：MQI）活動は，2020年に25年目を迎え，年間統一主題を“つなげる―自と他の関係を次の段階へ―”として，COVID-19に負けず活動しました。年末の病院講堂での少人数参加とZOOM配信を併用したHybrid形式の発表大会に，多くの方々にご参加いただきました。MQI推進委員をはじめとする職員の協力，また，院外の医療関係者，質管理界，行政等々，多くの方々のご支援・ご協力に感謝いたします。本書の改訂を継続できることが，成果の現れです。

序に述べたように，第6版も“社会の変化に対応”して，自らの言動を変えようという趣旨です。改訂の度に増大した紙幅の縮減と，分かりやすくする目標に近づけたでしょうか。

本書が，医療従事者や医療従事者を目指す方に参考になるだけではなく，多くの患者さんや一般の方が，病院や医療従事者を理解する一助になれば幸いです。

医療の問題を考え，医療を良くしようと考える一人でも多くの方にお読みいただきたいと願います。ご意見があればお寄せください。今後の医療の実践と，本書の“継続的な質向上”に反映させていただきます。

2021年3月

飯田修平

私たちの病院の目標

患者さんに公正な医療を提供します。
医師による説明と患者さんの選択に基づく医療を進めます。
患者さんのプライバシーを尊重します。
診療情報を患者さん自身にお伝えします。
よりよい医療が行なわれるよう，研修，研鑽いたします。
患者さんの人生が最後まで豊かであるように，その意思を尊重いたします。

以上のことをするためにも患者さんのご協力をお願いいたします。

（練馬総合病院）

参考図書

1) E・キューブラー＝ロス（川口正吉訳）：死ぬ瞬間，読売新聞社，1971

2) I・イリッチ（金子嗣郎訳）：脱病院化社会　医療の限界，晶文社，1979

3) 砂原茂一：医者と患者と病院と，岩波書店，1983

4) 西川一廉：職務満足の心理学的研究，勁草書房，1984

5) 厚生省健康政策局医事課編：生命と倫理について考える　生命と倫理に関する懇談報告，医学書院，1985

6) 山田雄一：ラインとスタッフ，講談社新書，1987

7) デビッド・アウグスバーガー（棚瀬多喜雄訳）：親身に聞く，すぐ書房，1988

8) 井上　茂：法の根底にあるもの　有斐閣，1989

9) 赤尾洋二：品質展開入門，日科技連出版社，1990

10) 新村　明・藤田真一：患者本位の病院改革，朝日新聞社，1990

11) 水野　肇：インフォームド・コンセント，中央公論社，1990

12) 沢瀉久敬：「自分で考える」ということ，第三文明社，1991

13) 星野一正：医療の倫理，岩波書店，1991

14) ジョージ・アナス（上原鳴夫・赤津晴子訳）：患者の権利，日本評論社，1992

15) 斎藤茂太：信頼関係のすすめ，佼成出版社，1992

16) 土居健郎：新訂　方法としての面接，医学書院，1992

17) 中村雄二郎：臨床の知とは何か，岩波書店，1992

18) 福島雅典：医療不信，同文書院，1993

19) M・メイヤロフ（田村真・向野宣之訳）：ケアの本質　ゆみる出版，1993

20) 野口吉昭：考える組織，ダイヤモンド社，1994

21) 米本昌平：地球環境問題とは何か，岩波書店，1994

22) 渡辺聡子：生きがい創造への組織変革，東洋経済新報社，1994

23) 飯田修平：病院とのつきあい方，東洋経済新報社，1995

24) E・キューブラー＝ロス（伊藤ちぐさ訳）：死後の真実，日本教文社，1995

25) 東京都私立病院会教育人事委員会編著：病院職員のための病院早わかり読本，日本医療企画，1995

26) 東京都私立病院会教育人事委員会・倫理委員会：病院早わかりビデオ　病院とはなにか（全2巻），メディアラボ・クラン，1995

27) 東京都私立病院会倫理委員会：「医療における信頼の創造」標語手引，東京都私立病院会，1995

28) 古畑友三：5ゲン主義　5S管理の実践，日科技連出版社，1995

29) 佐藤允一：問題構造学入門　第24版，ダイヤモンド社，1995

30) 青柳精一：診療報酬の歴史，思文閣出版，1996

31) 池上直己，J. C. キャンベル：日本の医療，中央公論社，1996

32) 塩見　弘：人間信頼性工学入門，日科技連出版社，1996

33) 東京都衛生局医療福祉部エイズ対策室：病院等における針刺し事故防止マニュアル，1996

34) R・カールソン（上遠恵子訳）：センス・オブ・ワンダー，新潮社，1996

35) 川渕孝一：医療保険改革と日本の選択，薬事日報社，1997

36) 小池和男：日本企業の人材形成，中央公論社，1997

37) 国立国際医療センターエイズ治療研究開発センター：針刺し事故後のHIV感染防止のための予防服用マニュアル，1997

38) 西村周三：医療と福祉の経済システム，筑摩書房，1997

39) 広井良典：ケアを問いなおす，筑摩書房，1997

40) 正村公宏：改革とは何か，筑摩書房，1997

41) 宮武　剛：「介護保険」のすべて，保健同人社，1997

42) 飯田修平編著：病院における人事考課制度　理論と実践，医療文化社，1998

43) 郡司篤晃：医療システム研究ノート，丸善プラネット，1998

44) TQM 委員会編著：TQM 21 世紀の総合「質」経営，日科技連出版社，1998

45) 東京都高齢者施策推進室高齢政策部企画課：介護保険制度のあらまし，1998

46) 東京都社会福祉協議会：介護保険とは，1998

47) 東京都病院協会教育倫理委員会：医師のための保険診療入門(全2巻)，メディアラボ・クラン制作協力，東京都病院協会，1998

48) 飯田修平編著：病院における職能資格制度　理論と実践，医療文化社，1999

49) AL・コクラン（森　亨訳）：効果と効率，サイエンティスト社，1999

50) 田村　誠：マネジドケアで医療はどう変わるのか，医学書院，1999

51) 棟近雅彦他：SQC 入門　QC 七つ道具，検定・推定編，日科技連出版社，1999

52) 岩舩展子・渋谷武子：アサーティブ　素直な自分表現，PHP 研究所，1999

53) 飯田修平編著：病院における退職金制度　理論と実践，医療文化社，2000

54) 医療の TQM 推進協議会編：病院の改善活動事例集，医療文化社，2000

55) 全日本病院協会あり方委員会：病院のあり方に関する報告書 2000 年版，全日本病院協会，2000

56) 米国医療の質委員会・医学研究所（医学ジャーナリスト協会訳）：人は誰でも間違える，日本評論社，2000

57) M・ガータイス他(信友浩一監訳)：ペイシェンツ・アイズ，日経 BP 社，2001

58) 全日本病院協会医療の質向上委員会：標準的診療録作成の手引き，じほう，2001

59) 東京都病院協会：医療安全対策ノート，東京都病院協会，2001

60) 米山高範：改訂版　品質管理のはなし，日科技連出版社，2001

61) R・ライリー編（池上直己監訳）：疾病管理，じほう，2001

62) 飯田修平：医療から学ぶ総合的質経営　医療の質向上活動(MQI)の実践，品質月間委員会（事務局：日本科学技術連盟），2002

63) 今井　澄：理想の医療を語れますか　患者のための制度改革を，東洋経済新報社，2002

64) 全日本病院協会あり方委員会：病院のあり方に関する報告書 2002 年版，全日本病院協会，2002

65) D・M・バーウィック他(立石春雄・竹内百重訳，上原鳴夫監訳)：キュアリング・ヘルスケア，中山書店，2002

66) 米国医療の質委員会/医学研究所(医学ジャーナリスト協会訳)：医療の質　谷間を越えて　21 世紀システムへ，日本評論社，2002

67) 飯田修平：医療における総合的質経営　練馬総合病院　組織革新への挑戦，日科技連出版社，2003

68) 斉藤善三郎：おはなし信頼性　改訂版，日本規格協会，2004

69) 全日本病院協会あり方委員会：病院のあり方に関する報告書 2004 年版，全日本病院協会，2004

70) Harvard Business Review 編（DIAMOND ハーバード・ビジネス・レビュー編集部訳）：組織変革のジレンマ，ダイヤモンド社，2004

71) J・ミンチントン著(弓場　隆訳)：心の持ち方，ディスカバー・トゥエンティワン，2004

72) 飯田修平・成松亮編著：電子カルテと業務革新　医療情報システム構築における業務フローモデルの活用，篠原出版新社，2005

73) 飯田修平・田村　誠・丸木一成編著：医療の質向上への革新　先進 6 病院の事例研究から，日科技連出版社，2005

74) 飯田修平・飯塚悦功・棟近雅彦監修：医療の質用語事典，日本規格協会，2005

75) 飯田修平・西村昭男編著：原点から考え直す医療　医療の質・医療経営の質を考える，品質月間テキスト 339，品質月間委員会（事務局：日本科学技術連盟・

日本規格協会），2005

76) 飯田修平：東京都病院協会における診療アウトカム評価事業. 臨床指標の実際, pp 71-83, じほう, 2005

77) 村上陽一郎：安全と安心の科学, 集英社, 2005

78) 吉田典生：なぜ,「できる人」は「できない人」を育てられないのか？, 日本実業出版社, 2005

79) 飯塚悦功監修：持続可能な成長を実現する質マネジメントシステム, 日本規格協会, 2006

80) 全日本病院協会個人情報保護担当委員会：個人情報保護法 Q&A, 全日本病院協会・全日病厚生会, 2006

81) 向殿政男監修・中嶋洋介著：安全とリスクのおはなし, 日本規格協会, 2006

82) 野口嘉則：鏡の法則, 総合法令出版, 2006

83) 飯田修平, 永井 肇, 長谷川友紀編著：病院情報システム導入の手引き, じほう, 2007

84) 全日本病院協会あり方委員会：病院のあり方に関する報告書 2007 年版, 全日本病院協会, 2007

85) 東田直樹：自閉症の僕が跳びはねる理由　エスコアール, 2007

86) P・ドラッカー(牧野　洋訳・解説)：ドラッカー20 世紀を生きて　私の履歴書 日本経済新聞社, 2005

87) Patrice・L・Spath（東京都病院協会診療情報管理委員会監訳)：よくわかる医療安全ガイドブック, 学研, 2008

88) W/A・コーン(有賀裕子訳)：ドラッカー先生の授業, ランダムハウス講談社, 2008

89) D・アリエリー（熊谷淳子訳)：予想通りに不合理, 早川書房, 2008

90) P・レンバーグ(山崎康司訳)：会社を変える不合理のマネジメント, ダイヤモンド社, 2008

91) D・マイヤー（島田楓子訳)：おもてなしの天才, ダイヤモンド社, 2008

92) 日本品質管理学会編　飯田修平(分担執筆)：新版　品質保証ガイドブック, 日科技連出版社, 2009

93) E・H・シャイン(金井真弓訳)：人を助けるとはどういうことか, 英治出版, 2009

94) 岸田民樹編著：組織論から組織学へ, 文眞堂, 2009

95) R・コナーズ, T・スミス, K・ヒックマン（伊藤　守監訳, 花塚　恵訳)：主体的に動く, ディスカヴァー・トゥエンティワン, 2009

96) 池上直己：ベーシック医療問題　第 4 版, 日本経済新聞出版社, 2010

97) 全日本病院協会・日本医療法人協会：新版　医療安全管理者養成課程講習会講義編（全 2 巻）, メディアラボ・クラン制作協力, 全日本病院協会, 2010

98) 全日本病院協会・日本医療法人協会：新版　医療安全管理者養成課程講習会演習編（RCA・FMEA）, メディアラボ・クラン制作協力, 全日本病院協会, 2010

99) 真壁　肇：新版　信頼性工学入門, 日本規格協会, 2010

100) 飯田修平・柳川達生：RCA の基礎知識と活用事例　第 2 版, 日本規格協会, 2011

101) 全日本病院協会あり方委員会：病院のあり方に関する報告書 2011 年版, 全日本病院協会, 2011

102) G ポリア（柿内賢信訳)：いかにして問題をとくか　第 11 版第 44 刷, 丸善出版, 2011

103) 郷原信郎：組織の思考が止まるとき「法令遵守」から「ルールの創造」へ, 毎日新聞社, 2011

104) 飯田修平・永井庸次編著：医療の TQM 七つ道具, 日本規格協会, 2012

105) 飯田修平：医療の TQM ハンドブック　運用・推進編　質重視の病院経営の実践, 日本規格協会, 2012

106）飯田修平：病院経営から見た施設・設備管理（Facility Management：FM）と施設・設備管理者（Facility Manager），病院設備 Vol 54 No 4 24-29, 2012

107）芳沢光雄：いかにして問題をとくか 実践活用編，丸善出版，2012

108）C・R・クリステンセン（櫻井祐子訳）：イノベーション・オブ・ライフ，翔泳社，2012

109）飯田修平：「医療基本法」制定に向けて 医療基本法案（全日病版）提案の経緯，病院 Vol 72 No 8 632-635, 2013

110）飯田修平編著：医療信頼性工学，日本規格協会，2013

111）飯田修平編著：診療記録監査の手引き，医学通信社，2013

112）P・F・ドラッカー著 J・A・マチャレロ編（上田惇生訳）：決断の条件，ダイヤモンド社，2013

113）高木晴夫：プロフェッショナル マネジャーの仕事はたった1つ，かんき出版，2013

114）中村桂子：科学者が人間であること，岩波新書，2013

115）飯田修平・柳川達生・金内幸子：FMEA の基礎知識と活用事例 第3版，日本規格協会，2014

116）米国医学研究所著（飯田修平・長谷川友紀監訳）：医療 IT と安全（Health IT and Patient Safety：IOM Report 2011），日本評論社，2014

117）S・アイエンガー（櫻井祐子訳）：選択の科学，文藝春秋，2014

118）斉須政雄：調理場という戦場 第9版，幻冬舎文庫，2014

119）全日本病院協会個人情報保護担当委員会：病院における個人情報保護 Q&A 第2版，じほう，2015

120）飯田修平編：医療安全管理テキスト 医療安全管理者必携，第3版，日本規格協会，2015

121）飯田修平編著：院内医療事故調査の指針 第2版，メディカ出版，2015

122）飯田修平：病院経営を改善する方法―総合的質経営（TQM）の展開―，日外会誌 Vol 117 No 3 213-218, 2016

123）全日本病院協会あり方委員会：病院のあり方に関する報告書 2015-2016 年版，全日本病院協会，2016

124）飯田修平編著：院内医療事故調査制度の考え方と進め方，じほう，2017

125）飯田修平：特集 2035 年に生き残る病院組織論 病院組織概論，病院 Vol 76 No 3 194-199, 2017

126）飯田修平：病院情報システムの開発・導入・更新の問題点と対策 ―病院経営者の立場から―，新医療，2017 年 7 月号 51-55

127）飯田修平・長谷川友紀編著：医療安全管理体制相互評価の考え方と実際，メディカ出版，2018

128）飯田修平編著：特性要因図作成の基礎知識と活用事例，日本規格協会，2018

129）飯田修平編：医療安全管理テキスト 第4版，日本規格協会，2019

130）飯田修平：特集 病院の生産性を向上させる人材育成 病院の生産性を踏まえて人材育成とは，病院 Vol 78 No 10 722-728, 2019

131）全日本病院協会 医療の質向上委員会 医療 IT の今後検討プロジェクト：医療 IT の今後に関する提言―特に相互運用性に関して―，全日病ニュース No 948, 2019.9.15

132）飯田修平，永井庸次，長谷川英重：鼎談 「医療 IT の今後に関する提言」をめぐって，全日病ニュース No 949, 2019.10.1

133）飯田修平，柳川達生編著：医療の質向上＆指導監査・第三者機能評価のための 電子カルテ版 診療記録監査の手引き，医学通信社，2020

134）飯田修平編著：医療・介護における個人情報保護 Q&A 改正法の正しい理解と適切な判断のために 第2版，じほう，2020

135）飯田修平編著：業務工程（フロー）図作成の基礎知識と活用事例 第2版，日本規格協会，2021

用語一覧

索引

太字のページ番号は主要説明箇所を示す。